세포가 살면 당신도 산다

세포교정과 호전반응

저자 | 셀메드세포교정의약학회 · 장봉근

초이스북

세포가 살면
당신도 산다
세포교정과 호전반응

저자　셀메드세포교정의약학회 · 장봉근

발행 | 2020년 10월 5일
인쇄 | 2020년 9월 25일

펴낸곳　초이스북
펴낸이　최혜정
주소　서울 성북구 한천로 594
전화　02-720-7773　**팩스**　02-720-7760
이메일　choisbook@gmail.com
디자인　이희철 hichabppa@empal.com
일러스트　이가연 yeonga2@naver.com
인쇄　올인피앤비

등록번호　제307-2012-19호
등록일자　2009년 12월 9일

저작권자　ⓒ2020 by 셀메드세포교정의약학회 · 장봉근
이 책의 저작권은 셀메드세포교정의약학회와 장봉근에게 있습니다.
저자와 출판사의 허락 없이 내용의 일부를 인용하거나 발췌하는 것을 금합니다.

ISBN 979-11-86204-30-6 03510

값 20,000원

CellMed®

인사말

세포교정 통한 면역력 증진과
체질개선만이 만성질환 치료법

　의약학의 비약적인 발전으로 평균수명이 늘었음에도 불구하고 만성질환은 계속 증가하고 있습니다. '만성질환에 대한 접근법이 잘못되지 않았는가'라는 생각이 듭니다. 증상에 대한 치료법은 분자수준으로 발달했지만 그 원인을 개선하는 치료법은 거의 전무한 실정입니다. 만성질환의 주원인은 스트레스와 독소이지 증상이 아니기 때문입니다.
　뇌졸중, 고혈압, 당뇨, 자가면역질환 등의 만성질환은 장기적인 스트레스와 약물, 농약, 미세먼지, 가공식품 등에서 축적된 독소가 주범으로 밝혀지고 있습니다.

　《약이 만성질환을 유발한다》,《약을 버려야 오래 산다》는 내용의 책들이 베스트셀러가 되고 있는 것을 흔하게 볼 수 있습니다. 실제 항생제, 진통제, 소염제, 항암제, 항고지혈제, 면역억제제 등은 일시적인 효과에 비해 모르고 넘어가는 부작용이 적지 않습니다.
　합성약으로 만성질환을 치료하는 것은 사실 불가능합니다. 약사들도 합성약으로는 질병을 예방할 수 없으며 만성질환도 개선시킬 수 없다는 사실을 깨달아야 합니다. 처방약의 일시적인 증상억제 효과에 의지하지 말고 세포교정을 통한 면역력 증진과 체질개선만이 만성염증을 예방하고 회복시키는 유일한 방법이라는 것을 알려주고 싶습니다.

만성질환에 대한 처방전을 매일 받아야 하는 딜레마에 빠진 개국약사들에게 이번 약사처방 건기식 브랜드 셀메드의 출시는 사막의 오아시스처럼 갈증을 해소해줄 뿐 아니라 감개무량하기까지 합니다.

지난 20년 동안 만성질환에 대한 근본적인 치료법의 연구와 개발에 힘써온 장봉근 약사님께 이 자리를 빌려 존경심을 표합니다. 세포교정이론의 확립과 셀메드 개발에 소요된 막대한 연구자금과 시간을 생각하면 그 어느 누구도 엄두조차 내기 힘든 일입니다. 약사들이 가야 할 길을 먼저 개척한 장봉근 약사님께 다시 한 번 경의와 감사의 마음을 전합니다.

셀메드세포교정의약학회 학회장
약학박사 백경신 드림

셀메드세포교정의약학회 학회장

약학박사 **백경신**

現) 셀메드세포교정의약학회 학회장
現) 셀메드주오약국 대표약사
前) 대한약사회 부회장

셀메드세포교정의약학회 학술위원장

의학박사/약사 **장봉근**

경희대학교 대학원 의학과 임상약리학 전공
現) 셀메드세포교정의약학회 학술위원장
現) 한방세포교정학회 학술위원장
現) 헬시에이징학회 R&D위원장
前) 대한약사회 건강기능식품특별위원회 위원장

셀메드세포교정의약학회 편집위원장

경희대학교 **김형민** 교수

한의학과

아주대학교 **이범진** 교수

약학대학 학장

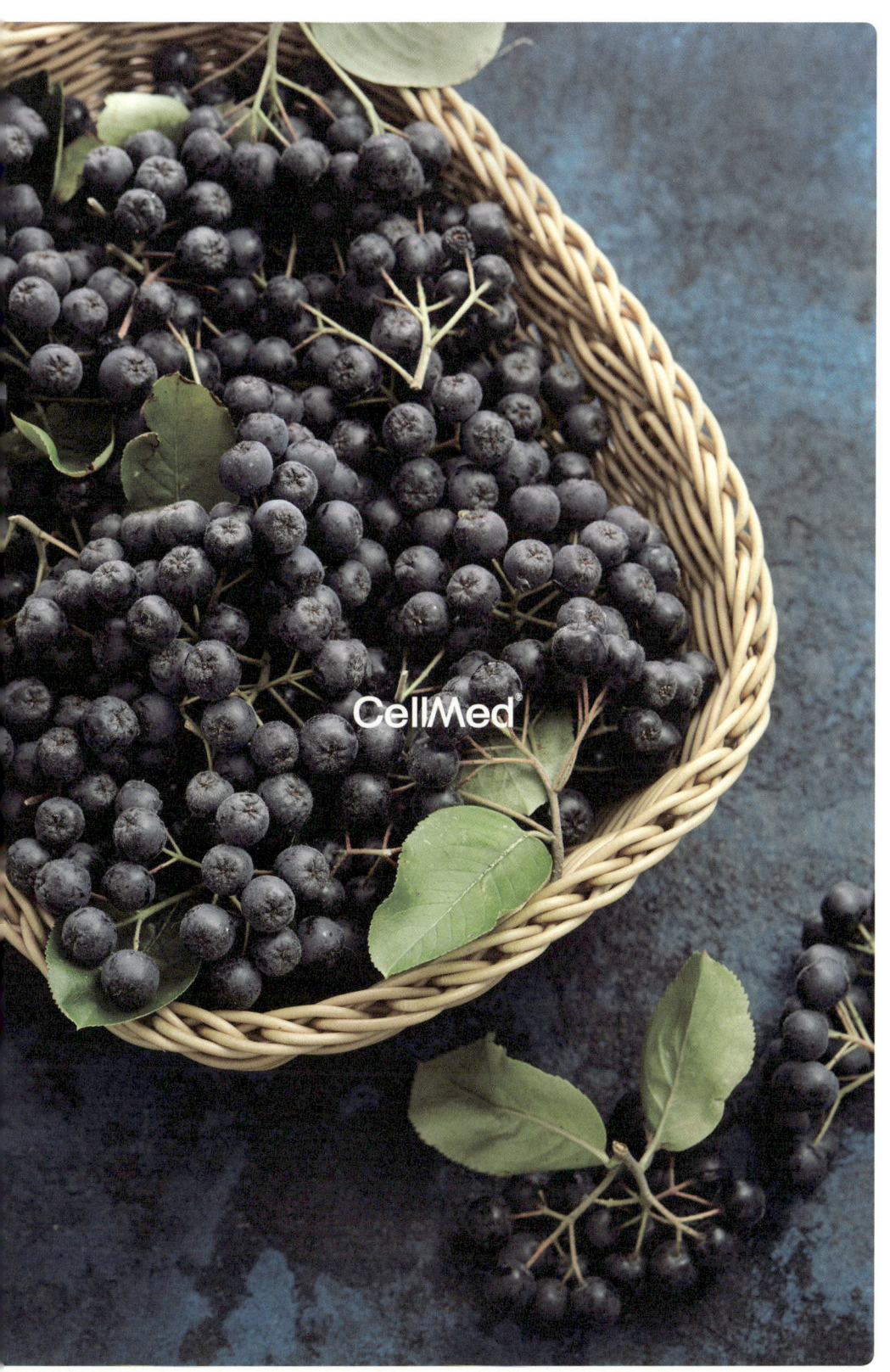

들어가는 글

자연치유력이 건강과 장수의 관건

최근 100년 동안 현대의학은 응급질환과 세균성질환 분야에서는 비약적인 발달을 이루었지만 암을 비롯한 만성질환에 대해서는 아직까지 뚜렷한 치료법을 제시하지 못하고 있다. 왜냐하면 만성질환의 원인은 응급사고와 병원균이 아닌 스트레스와 독소로 인해 발생하는 세포 손상이므로 수술요법과 약물요법으로는 근본적인 치유를 할 수 없기 때문이다.

사람은 누구나 자연치유력을 가지고 태어난다. 어떤 사람은 병에 걸려 일찍 죽고 어떤 사람은 백 살을 훌쩍 넘어 장수하기도 한다. 이런 차이가 나는 이유는 자연치유력이 다르기 때문이다. 장수하는 사람은 자연치유력이 강하여 병에 걸리지 않고 오래 산다.

자연치유력이란 '외부의 도움 없이 스스로 병을 치료하는 힘'을 말하며 건강을 유지하고 오래 사는 데 가장 중요한 힘이다. 이는 선천적으로 타고나기도 하지만 대부분 후천적으로 만들어진다. 자연치유력은 크게 면역력, 해독력, 혈류력, 재생력으로 이루어진다. 인체를 전방위적으로 방어하는 면역력은 백혈구가, 각종 노폐물과 독소를 해독하는 해독력은 간이, 영양소와 산소를 공급하는 혈류력은 심장과 혈관, 마지막으로 낡고 병든 세포를 대체하는 재생력은 줄기세포가 주로 담당한다.

따라서 선천적으로 또는 후천적으로 관리를 잘하지 못해 자연치유력이 저하된 경우 그대로 방치하면 반드시 병에 걸리게 된다. 그러므로 병에 걸리지 않으려면 자연치유력을 끌어올려야 한다. 자연치유력을 증진시키는 방법은 오직 자연을 통해서만 가능하며 합성물질이나 의지로는 불가능하다.

> 66
> 자연을 통해서만 자연치유력 증진이 가능하다는 생각을 가진 사람들이 모여 2016년 출범한 세포교정학회는 세포교정영양요법을 연구 개발했다.
> 99

세포교정학회에서는 모든 세포는 세포막, 유전자, 항산화 해독시스템으로 구성되어 있으며 세포막이 손상된 상태를 염증, 미토콘드리아가 고장 난 상태를 부전, 핵이 변이된 상태를 암이라고 본다.

세포교정요법은 과학으로 검증된 천연 영양소와 자연을 통해서 손상된 세포를 회복시키는 혁신적인 세포치유법으로 OCNT[1]를 정식으로 수료한 셀메드 가맹 약국을 통해서만 상담과 처방이 가능하다.

스트레스와 독소로 인하여 세포의 항산화능력과 해독능력이 약해지면 모든 병의 근원이 된다. 따라서 병을 고치려면 항산화능력과 해독

---

[1] 맞춤형 세포교정영양요법, 즉 Ortho Cellular Nutrition Therapy의 약자. OCNT는 활성형 뉴트라슈티컬을 활용하여 만성질환 세포유전자와 세포막을 바로잡는 맞춤형 영양요법이다.

능력을 회복시키는 일이 최우선이다.

　세포교정요법의 핵심은 고장 난 세포막과 손상된 유전자, 그리고 항산화 해독시스템을 온전하게 회복시키는 것이며, 이는 3가지 핵심 활성형 영양소를 통해서 가능하다.

　3가지 핵심 활성형 영양소는 활성형 안토시아닌과 활성형 필수지방산, 활성형 뉴클레오티드를 말한다.

　활성형 안토시아닌은 항산화능력과 해독능력의 회복에 처방되는 아로니아에서 추출한 안토시아닌과, 해조류 다당체를 이온 결합시켜 활성과 안정성이 뛰어난 복합물질이다. 이것은 후성유전자의 발현을 조절하는 초유전자로 작용한다.

　활성형 필수지방산은 산화되거나 변성된 세포막을 정상 세포막으로 교정하는 영양소로 들깨, 달맞이종자, 참깨, 호박씨, 해바라기씨, 호두, 올리브종자 등에서 추출한 무산화 식물성 오메가3·6·9이 최적의 비율로 배합된 복합 필수지방산이다.

　활성형 뉴클레오티드는 손상된 유전자의 복구에 처방되며 클로렐라, 스피루리나 등에서 추출한 유전자(DNA, RNA)와 유전자단백질(히스톤) 그리고 엽록소로 구성된 생체이용률이 뛰어난 나노복합체다.

아픔은 살아있고 젊다는 증거

　'아프니까 청춘이다'라는 말이 요즘 유행이다. 젊음이 아픔으로 가득 차 있다는 의미가 아니다. 이 말은 아픔을 느낄 수 있는 사람만이 진정한 젊은이라는 의미다. 나이가 젊어도 아픔을 느낄 수 없다면 살아있는 젊은이가 아닌 죽은 젊은이인 것이며 늙었어도 아픔을 느낄 수 있다면 영원한 젊은이인 것이다.

건강도 마찬가지다. 아픔은 살아있고 젊다는 증거이며 아픔은 치유의 다른 표현이다.

통증이란 인체의 손상된 몸을 자연치유력으로 회복시키는 과정에서 나타나는 증상이지 병의 원인이 아니다. 회복되고 있는 과정인 통증을 어떻게 바라보느냐에 따라 다른 약을 처방한다.

현대의학은 통증을 병으로 파악해서 통증을 억제하기 위한 진통약을 줄 것이다. 자연의학은 통증은 단순한 증상에 불과하며 통증의 원인을 제거하는 자연치유 약을 줄 것이다.

세포교정요법으로 자연치유력 강화, 호전반응 신속종결

자연의학에서 처방하는 세포교정요법으로 통증의 원인을 제거하는 과정에서 나타나는 반응을 호전반응, 치유반응 또는 명현반응이라고 한다.

호전반응의 대표적인 3대 반응으로 통증, 발열, 부종현상이 있다.

하나의 세포에서 100조 개의 세포로 성장하여 100살까지 살아가는 동안 우리가 느끼거나 못 느끼는 매 순간마다 호전반응인 치유반응이 일어나고 있다. 치유과정에서 통증을 강하게 느끼는 사람도 있고 거의 못 느끼는 사람도 있다. 통증을 못 느끼는 사람은 드물지만 통증신경이 발달되지 못해 나타나는 경우도 간혹 있다. 자연치유력이 저하되어 치유반응이 약하게 일어나는 사람은 호전반응이 거의 나타나지 않는다. 드물게 생명력이 바닥난 경우 치유반응 자체가 일어나지 않는 경우도 있다.

스트레스와 독소가 많아지면 혈관이 수축되고 암과 염증 등의 질병세포가 발생한다. 이때 건강한 사람은 즉시 자연치유력이 발동하여 혈관이 확장되고 질병세포를 제거한다. 우리 몸에서 매일 매일 일어나는 자연치유반응이다.

하지만 혈관이 확장되고 질병세포가 제거되는 자연치유 과정에서 아프고 열이 나며 붓거나 가려운 증상이 나타난다. 이런 현상을 호전반응이라고 한다. 젊고 건강한 사람일수록 호전반응이 강하고 신속하게 일어나기 때문에 몸이 신속하게 회복되는 것이다.

긍정과 인내심으로 호전반응을 받아들일 것

하지만 늙고 약해지면 호전반응이 천천히 일어나기 때문에 회복시간이 길어진다. 이럴 때 세포교정요법을 실시해서 자연치유력을 증가시키면 호전반응은 강렬하고 고통스럽게 일어나지만 질병세포를 순식간에 없앨 수 있다.

살다가 아프고 열나고 붓고 가렵다면 그건 병이 아니라 건강해질 수 있는 절호의 치유기회이다. 이때 약으로 억제하지 말고 세포교정요법으로 자연치유력을 더 강화시키면 호전반응이 신속하게 종결될 것이다. 반대로 약으로 억제하면 병을 더 키워 암을 비롯한 만성질환이 된다는 것을 명심하자.

세포교정영양소를 섭취한 후 이 책에 소개되는 다양한 호전반응들을 경험할 것이다. 체질에 따라 간혹 한 달 이상 호전반응이 지속되는 경우가 있지만 거의 대부분 일주일 내에 종결될 것이다. 특히 만성질환으로 약물을 장기간 복용한 경우나 항암제 치료를 여러 번 받은 경우 호전반응은 더욱 강렬하고 오랫동안 나타날 것이다. 만성독소가 완전히 해독되고 장기간의 약물로 손상된 만성질병세포가 말끔하게 제거되면 호전반응은 말끔하게 사라진다. 호전반응이 나타난다는 것은 질병이 치유되는 반응이니 두려워하지 말고 감사한 마음으로 종료될 때까지 인내심을 가지고 긍정적으로 받아들이자.

인간은 태어나서 언젠가는 죽지만 죽기 위해 사는 사람은 아무도 없다. 때문에 우리 몸도 더 살기 위해 반응하는 것은 매우 자연스러운 현상이다.

몸에서 일어나는 모든 반응은 내 몸을 살리고자 하는 호전반응, 즉 자연치유반응인 것이다. 그 어떤 반응도 약을 통해 함부로 억제하지 말고 적절한 세포교정요법을 실시하면서 스스로 사라질 때까지 기다리는 것이 좋다.

목차

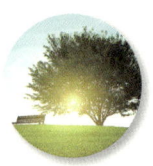

인사말 · 4
편집위원 · 6
들어가는 글 · 8

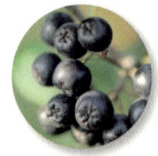

01. 세포교정요법의 개요 · · · · · · · · · · · · · · · · 15
02. 세포교정요법과 핵심영양소 · · · · · · · · · · · 18
03. 활성형 안토시아닌의 세포보호작용과 다양한 효능 · · · 29
04. 세포교정요법과 성체줄기세포 · · · · · · · · · 36
05. 저산소증과 저산증 · · · · · · · · · · · · · · · · · · 46
06. 세포교정요법의 종류 · · · · · · · · · · · · · · · · 49
07. 세포교정요법과 호전반응 · · · · · · · · · · · · 57

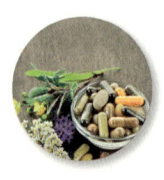

08. 현대의학과 세포교정학 · · · · · · · · · · · · · · 60
09. 호전반응의 정의와 원인 · · · · · · · · · · · · · 73
10. 호전반응의 기전과 유형 · · · · · · · · · · · · · 79
11. 호전반응의 대표적 증상 · · · · · · · · · · · · · 83
12. 질병별 호전반응의 증상 · · · · · · · · · · · · · 90
13. 호전반응을 막는 대증요법제 · · · · · · · · · 117
14. 질환별 호전반응에 대한 Q & A · · · · · · · 122
15. 세포교정 및 호전반응 체험사례 · · · · · · · 130
16. 세포교정 및 호전반응 임상사례 · · · · · · · 178

세포교정원칙/식이요법 · · · · · · · · · · · · · · · · · · 218
질병 별 참고문헌 (Research Bibliography) · · · · · · · 221
셀메드세포교정의약학회 정회원 약국 · · · · · · · · · · 231

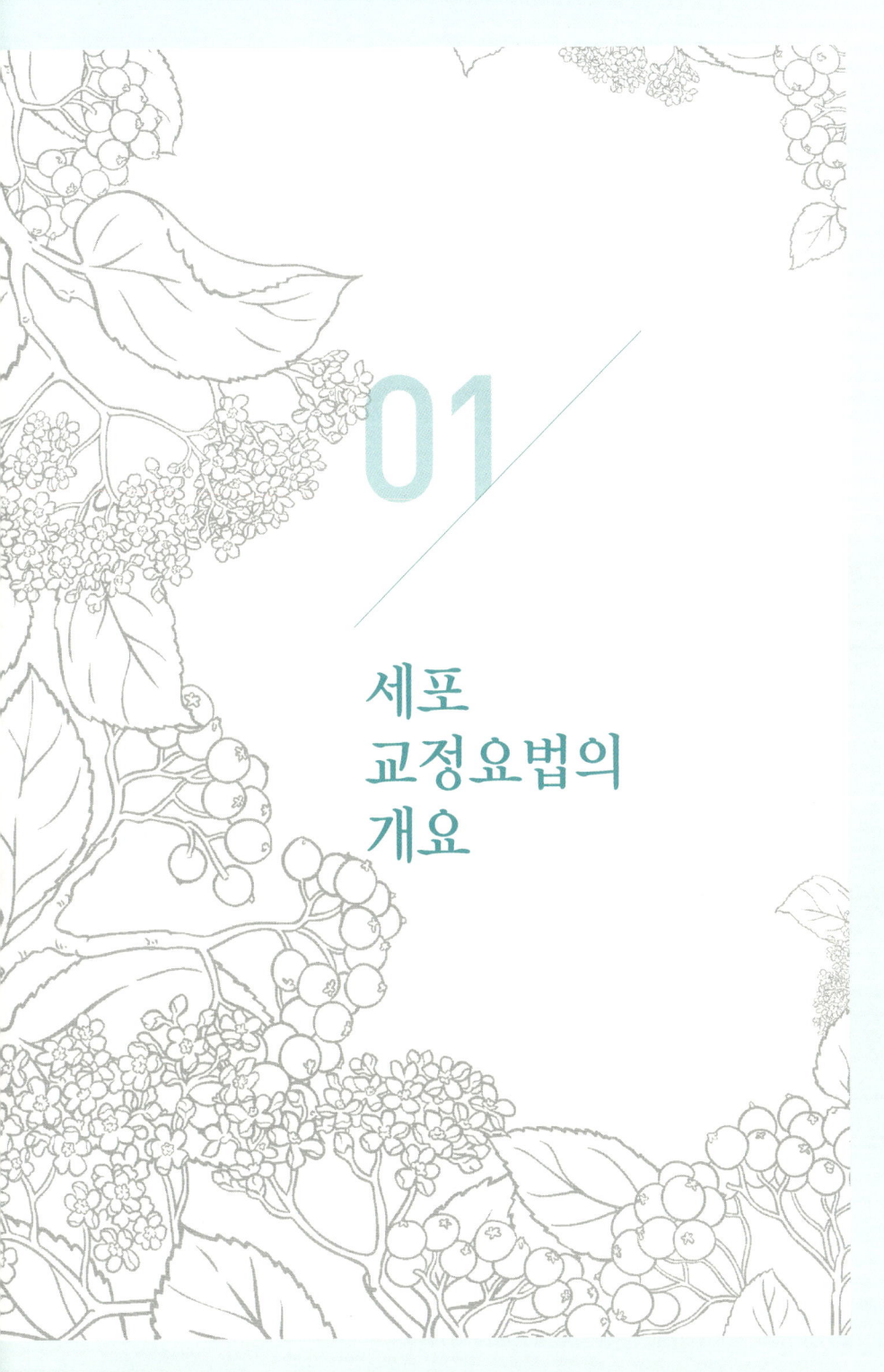

01

세포
교정요법의
개요

스트레스와 독소로 약해진 몸은 자연치유력을 상실하여 병에 걸리게 된다. 세포교정요법(OCNT)이란 활성형 영양소와 햇빛, 공기, 물, 마음, 운동, 자연식, 소금을 활용하여 세포막과 유전자를 교정하는 자연의학의 새로운 분야다. 약해진 인체의 자연치유력을 상승시켜 병의 원인을 제거하는 동안 체질에 따라 크고 작은 호전반응이 나타나며 호전반응이 끝나는 단계에서 건강한 세포가 만들어진다.

세포교정요법의 정의

세포교정요법이란 활성형 영양소를 주로 하여 햇빛, 공기, 물, 마음, 식이요법을 활용하여 산화된 세포막과 고장 난 유전자, 그리고 망가진 항산화 및 해독 시스템을 정상화시켜 만성질병을 치유시키는 영양요법을 의미한다.

[그림 1] 세포교정요법기전

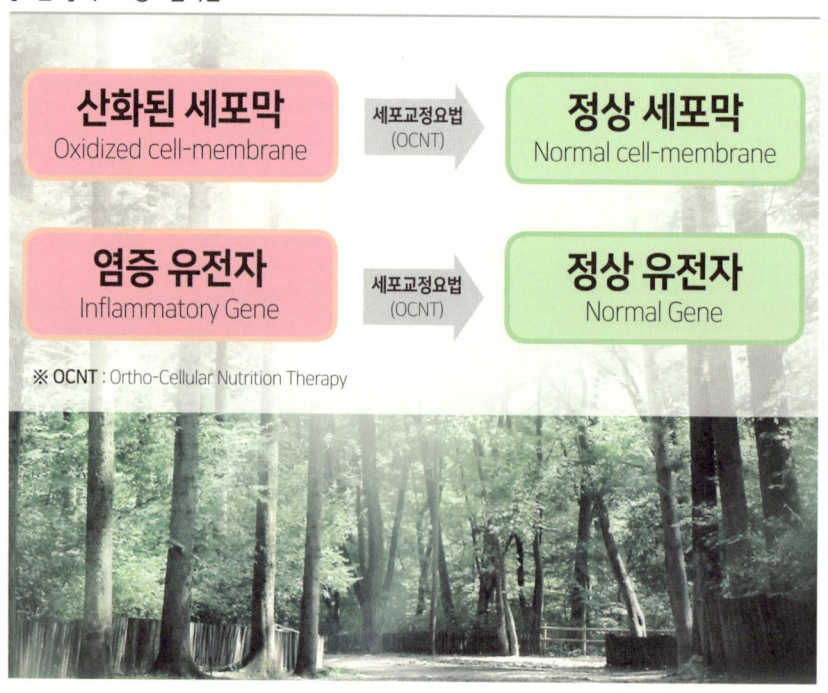

세포교정요법과 자연치유력

세포교정요법은 인체가 보유한 본래의 자연치유력을 최대한 활용하여 병을 치유하는 요법을 말한다. 자연치유력은 우리 몸을 지키는 최고의 주치의로 면역력·혈류력·해독력·재생력이라는 4가지 강력한 자연의 힘을 통해 우리 몸을 훌륭하게 지켜낸다.

1 면역력 장과 백혈구는 면역의 주체다. 우리 몸에서 매일 생기는 자기 이상세포, 즉 염증세포와 암세포를 죽이는 자기감시 백혈구는 대부분 소장에서 만들어진다. 소장에서 만들어진 자기감시 백혈구는 우리 몸을 살살이 감시하며 이물질과 질병세포를 찾아 제거한다.

2 해독력 간과 효소는 해독의 주체다. 간은 인체의 가장 큰 해독 장기다. 혈액 독소의 90%가 간에서 처리된다. 간 기능이 저하되어 간에서 분비되는 해독효소가 충분치 못하면 해독되지 못한 독소로 인해서 혈액이 오염되어 백혈구의 활동성이 현저하게 저하되어 패혈증의 원인이 된다.

3 혈류력 혈류의 주체는 심장과 혈관이다. 제2의 혈관이라 불리는 심장은 혈액을 우리 몸 곳곳에 보내주는 펌프 역할을 하며, 동맥과 정맥의 수축과 이완운동을 통해 혈류를 순환시키는 일을 한다. 혈류가 잘 돌아가면 손상된 조직세포로 산소·영양분·백혈구·줄기세포의 이동이 활발해져 질병세포가 신속하게 제거된다.

4 재생력 골수와 줄기세포는 세포재생의 주체다. 골수는 MAPC (Multipotent Adult Progenitor Cell, 만능성체줄기세포)가 대량 생성되는 곳이다. 골수가 건강하면 질병세포와 죽은 세포를 줄기세포로 신속하게 대체할 수 있다. 건강한 사람도 하루에 100만 개의 암세포와 10억 개의 염증세포, 그리고 약 3,000억 개의 죽은 세포가 새롭게 만들어진다. 소장과 골수에서 생성된 백혈구가 질병세포와 죽은 세포를 신속하게 제거한 후 골수와 줄기세포에서 서식하고 있는 건강한 줄기세포가 죽은 세포와 질병세포의 빈 자리를 매일 매일 채우고 있는 것이다.

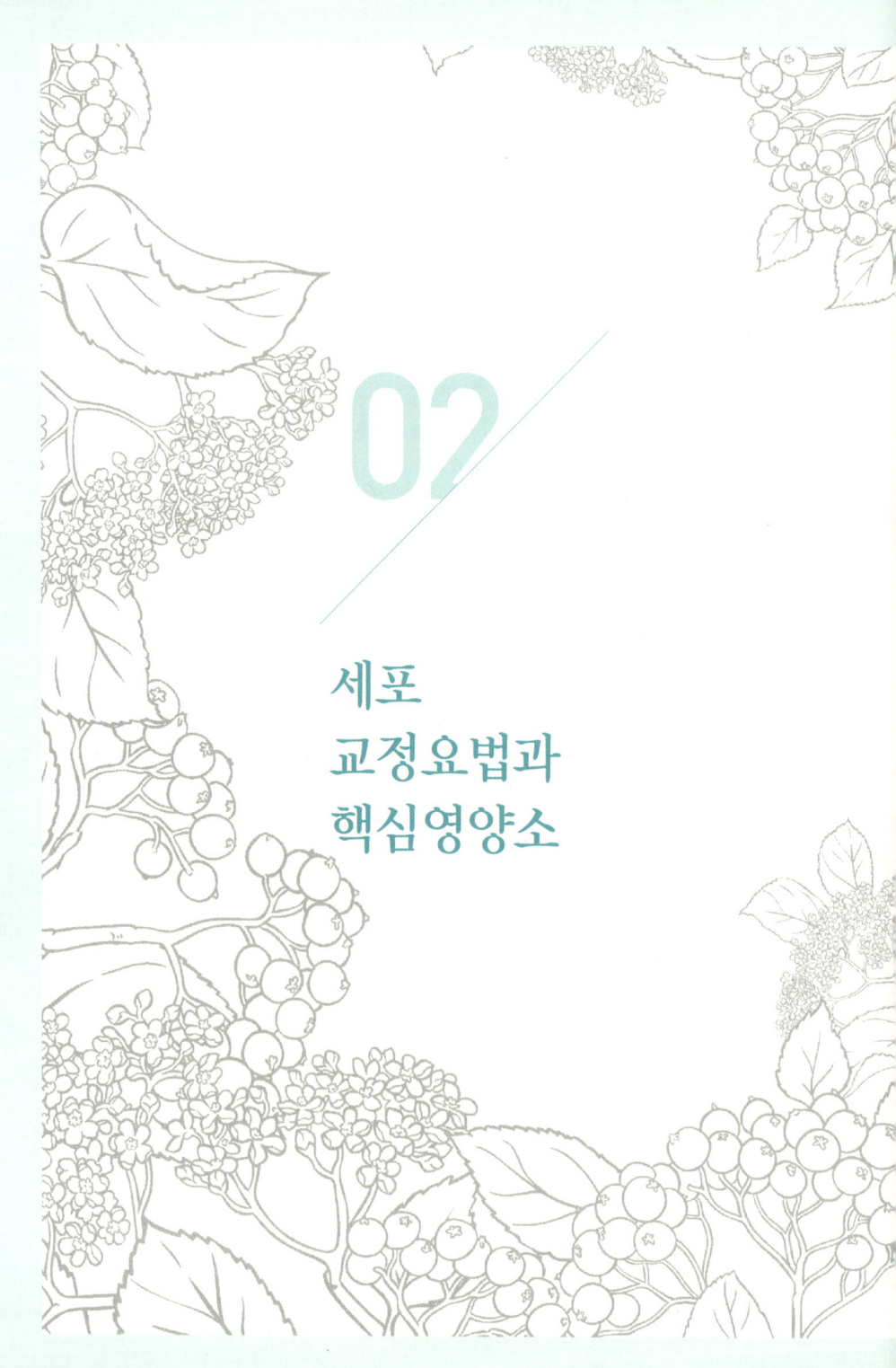

02

세포
교정요법과
핵심영양소

세포교정요법에서 가장 중요한 영양소는 안토시아닌, 필수지방산, 뉴클레오티드, 비타민과 미네랄, 커큐민, 베타글루칸, 엔자임, 포스트신바이오틱스, MSM, 콜라겐 등이다. 이들 영양소는 활성형 상태에서 면역세포를 활성화시키고 질병세포는 제거하는 신호전달물질로 작용한다. 또한 혈액 내 독소를 제거시키는 해독효소나 혈관을 확장시키는 효소, 호르몬을 만드는 유전자 등으로 작용하여 질병에 대한 자연치유력을 상승시킨다.

세포교정요법의 핵심영양소들의 기능과 역할에 대해서 자세히 알아본다.

활성형 안토시아닌

유럽의 약용식물 아로니아에서 추출한 플라보노이드인 양전하성 안토시아닌과 해조류에서 추출한 음전하성 다당체인 후코이단, 알긴산, 카라긴산을 이온 결합시켜 활성과 안정성을 획기적으로 증가시킨 나노복합체로, 일반 안토시아닌의 활성보다 4~12배 더 높은 것으로 나타난다.

활성형 안토시아닌은?

① 세포막, 핵, 미토콘드리아를 보호하는 광범위 항산화효소 및 해독효소로 작용.
② 세포분열, 분화, 성장, 대사, 사멸을 조절하는 세포 간(間) 또는 세포 내(內) 신호전달분자(cell signaling molecule)로 작용.
③ 스트레스와 독소로부터 염증 유전자의 발현을 조절하는 초유전자(supergene), 즉 아답토젠(adaptogen)으로 작용.

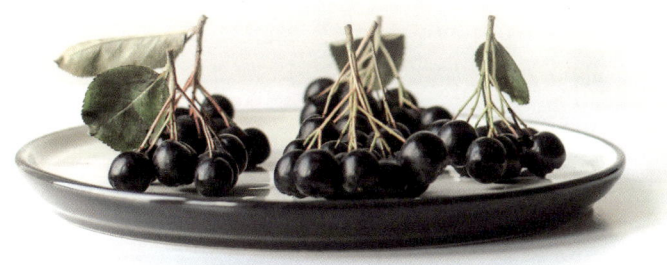

[그림 2] 세포교정 필수핵심영양소

활성산소증, 중금속, 방사능, 발암물질, 산화콜레스테롤 (OX-LDL), 산화물질

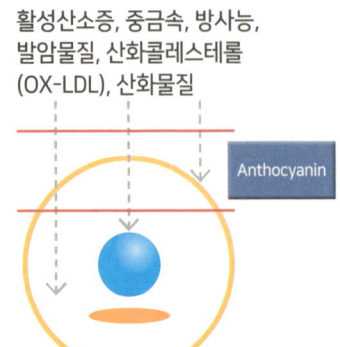

활성형 안토시아닌 [Anthocyanin]

1. 광범위 세포보호작용
   세포막, 핵, 미토콘드리아를 보호하는 항산화효소 및 해독효소로 작용

2. 세포신호전달물질(cell signaling molecule)
   세포 間 신호 또는 세포 內 신호전달인자로 작용

3. 초유전자(supergene)
   스트레스 또는 염증 유전자 발현조절인자로 작용

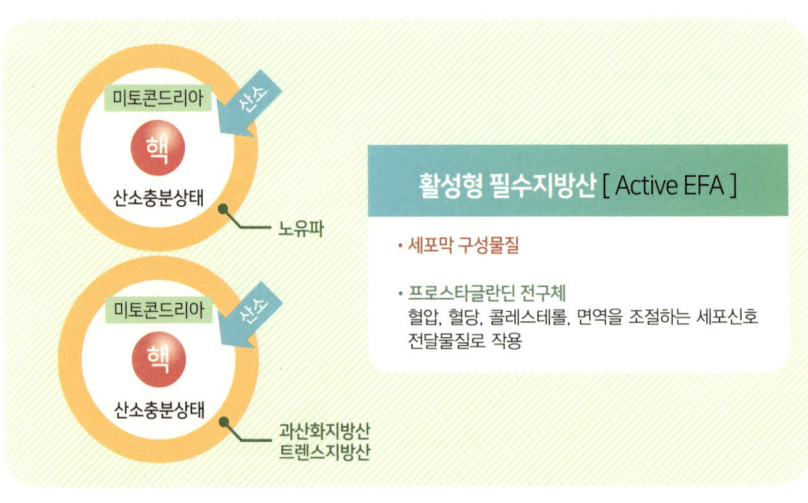

활성형 필수지방산 [Active EFA]

• 세포막 구성물질

• 프로스타글란딘 전구체
  혈압, 혈당, 콜레스테롤, 면역을 조절하는 세포신호 전달물질로 작용

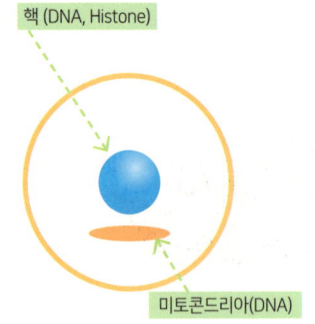

활성형 뉴클레오티드 [Active NCT]

• Nucleotide (핵산)

• Histone (히스톤)
  핵단백질 / DNA유전자, RNA유전자

• Chlorophyll (엽록소)
  산소 운반, 산소 생성

활성형 필수지방산

필수지방산(essential fatty acid)은 세포의 성장과 신체 발달 과정에 꼭 필요한 지방산이나, 체내에서 합성할 수 없는 지방산을 말한다. 따라서 필수지방산은 반드시 음식으로 섭취해야 한다.

볶지 않은 신선한 들깨, 달맞이씨, 참깨, 호두, 해바라기씨, 호박씨 등에서 추출한 산화와 변성이 전혀 없는 무산화 모체 필수지방산(노유파)만이 정상적인 세포막과 자연치유 호르몬인 프로스타글란딘E를 만들 수 있다.

활성형 필수지방산은?

① 세포 생존에 필수적인 산소와 영양소의 통로가 되는 세포막의 원료로 사용된다.
② 면역, 혈압, 혈당, 콜레스테롤을 조절하는 프로스타글란딘E 1·2·3를 조절한다.
③ 그러나 필수지방산이 산화 또는 변성되어 산소포화도가 65% 이하로 떨어지면 암유전자가 생성된다.

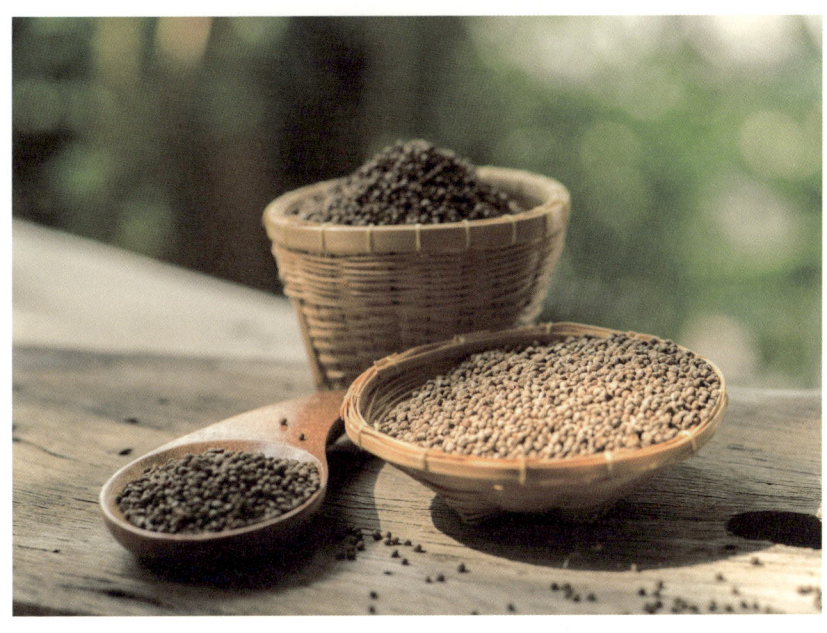

[그림 3] 노유파의 우수성 1

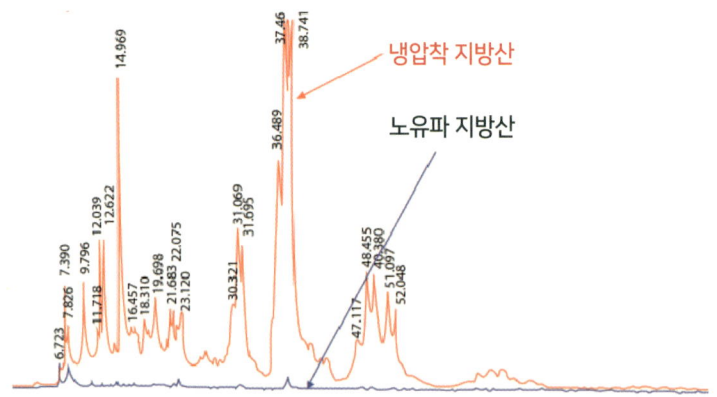

1. 붉은색 그래프(일반 냉압착 지방산)에서는 과산화지방산이 다량 검출
2. 파란색 그래프(노유파 지방산)에서는 과산화지방산이 거의 불검출 → 과산화지방산이 거의 없는 활성형인 노유파지방산만이 정상 세포막과 정상 프로스타글란딘E를 생성할 수 있다.

[그림 4] 노유파의 우수성 2

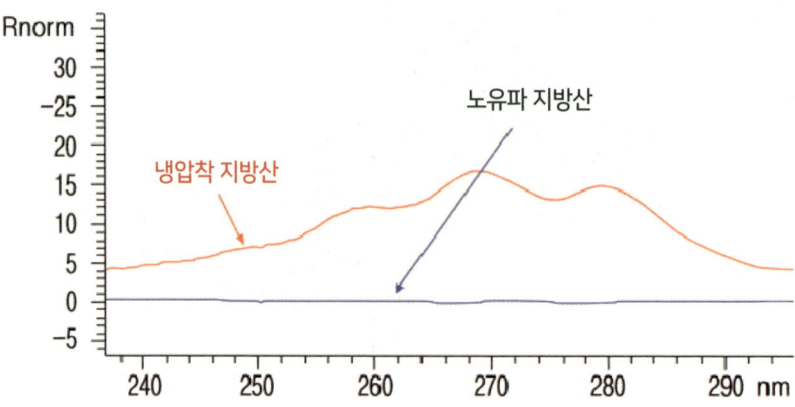

1. 붉은색 그래프(일반 냉압착 지방산)에서는 트랜스지방산이 다량 검출
2. 파란색 그래프(노유파 지방산)에서는 트랜스지방산이 거의 불검출 → 트랜스지방이 거의 없는 활성형인 노유파지방산만이 정상 세포막과 정상 프로스타글란딘E를 생성할 수 있다.

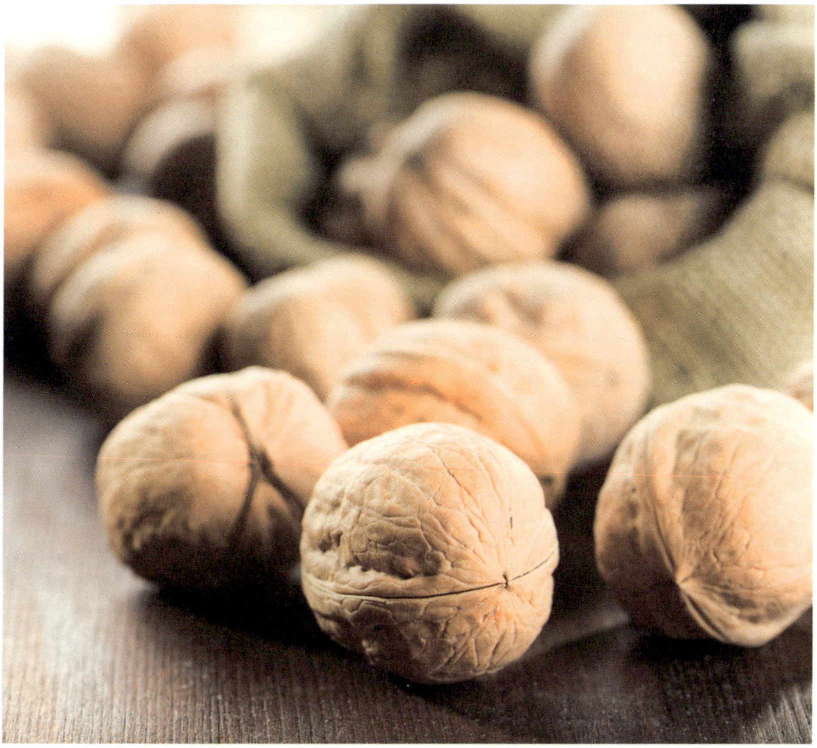

[그림 5] 세포의 구조와 기능

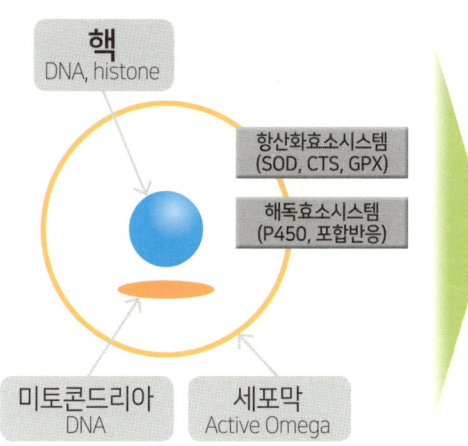

핵 : DNA, 히스톤
└ 유전자합성

미토콘드리아 : DNA
└ 에너지합성

생체막 : Active Omega
└ 산소, 포도당, 아미노산 통로
└ 세포신호 전달물질의 수용체

항산화효소시스템 : SOD, CTS, GPX
└ 활성산소종 중화

해독시스템 : 시토크롬 P450, 포합
└ 독성물질 중화, 배출

활성형 뉴클레오티드

야생 클로렐라, 스피루리나에서 나노 추출하여 세포 내로 바로 흡수 가능한 뉴클레오티드-히스톤 복합체를 만드는데, 유전자의 생성과 기능유지에 필수적인 영양소다.

활성형 뉴클레오티드는?
① 효소와 호르몬을 만드는 유전자의 원료로 사용된다.
② 핵 또는 미토콘드리아의 유전자가 손상되면 세포는 죽거나 암세포로 전환된다.
③ 이때 활성형 뉴클레오티드에 함유된 클로로필(엽록소)은 핵과 미토콘드리아의 유전자를 보호한다.

[그림 6] 활성형 뉴클레오티드의 우수성(전자현미경)

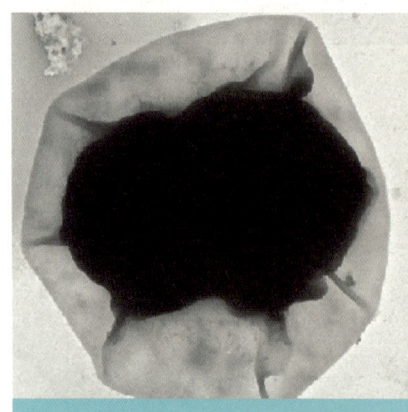
나노화 전 뉴클레오티드

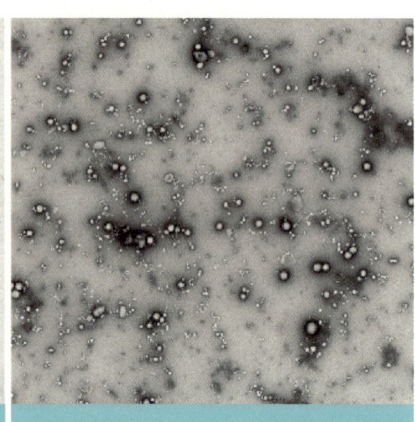
나노화 후 뉴클레오티드

※ 나노화된 활성형 뉴클레오티드는 일반 뉴클레오티드보다 100배 이상 생체이용률이 높다. 즉 나노화 전 클로렐라는 소화효소로 녹지 않는 두꺼운 세포벽이 뉴클레오티드를 둘러싸고 있어 소장에서 거의 흡수가 일어나지 않고 그대로 배출된다. 반면 나노화 후 클로렐라는 세포벽이 완전하게 파쇄되어 세포 내 뉴클레오티드, 미토콘드리아, 히스톤 세포 밖으로 흘러나와 소장에서 거의 대부분 흡수된다.

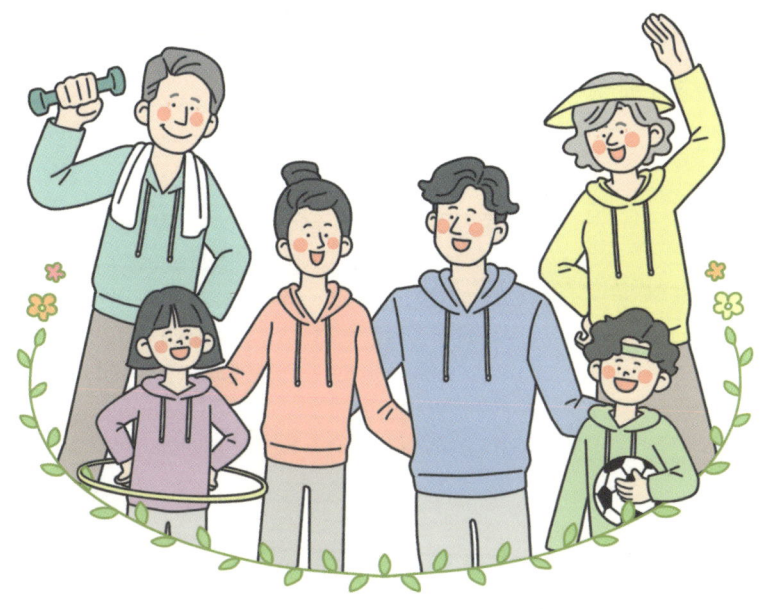

활성형 카로티노이드

두나리엘라, 당근, 마리골드, 헤마토코쿠스에서 추출한 카로티노이드와 마이크로-프로틴을 결합시킨 수용성 나노복합체로, 일반 카로티노이드의 활성보다 수십에서 수백 배 높다.

활성형 카로티노이드는?

① 상피세포재생에 필수적인 영양소로 사용된다.
② 카로티노이드는 지용성이지만 활성형 카로티노이드는 수용성으로 활성이 월등하게 높다.
③ 활성형 카로티노이드는 베타카로틴, 루테인, 지아잔틴, 아스타잔틴을 포함한 100% 천연 카로티노이드 복합체다.

활성형 커큐노사이드

강황에서 추출한 커큐노사이드인 커큐민 그리고 치커리에서 추출한 식이섬유인 이눌린을 결합시킨 수용성 나노복합체로, 커큐민의 활성보다 수십 배에서 수백 배 높다.

활성형 커큐노사이드는?

① 커큐민은 지용성으로 물에 녹지 않지만 활성형 커큐민은 수용성 나노복합체로 장에서 신속하게 흡수된다.
② 항염 및 항암작용이 우수하며 특히 거의 모든 암에 대해서 뛰어난 항암작용을 발휘한다. 연구결과 커큐민은 암세포의 자살을 유도하는 기전으로 항암작용이 확인되었다.
③ 커큐민 이외에 강황세포의 핵과 미토콘드리아를 함유하여 더욱 안전하고 강력한 효과를 발휘한다.

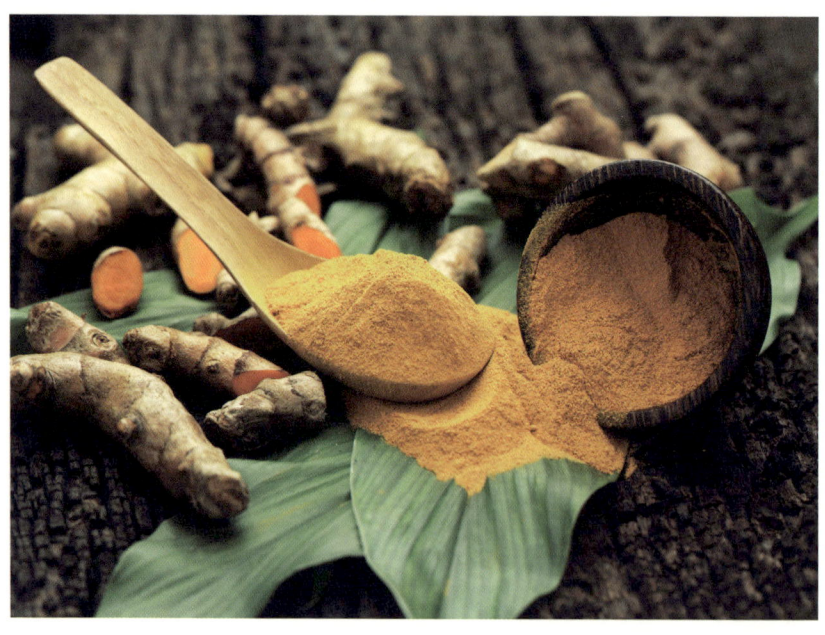

[그림 7] 질병의 방어기전

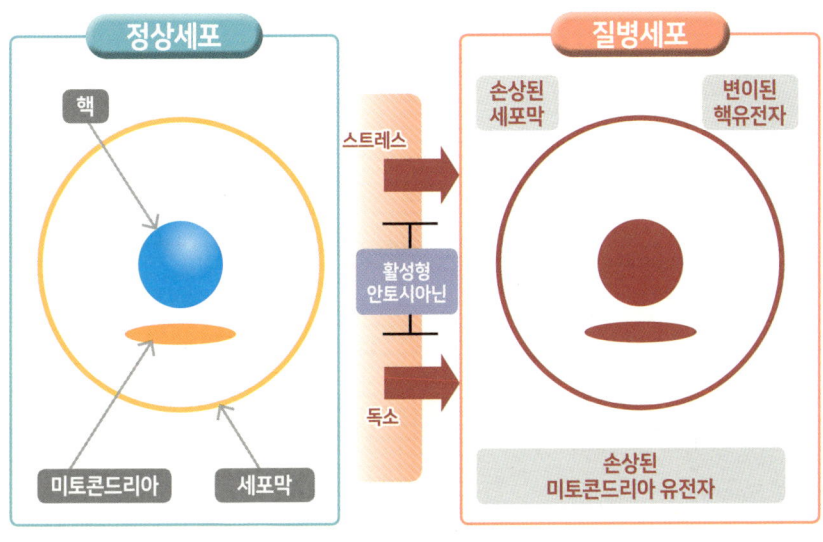

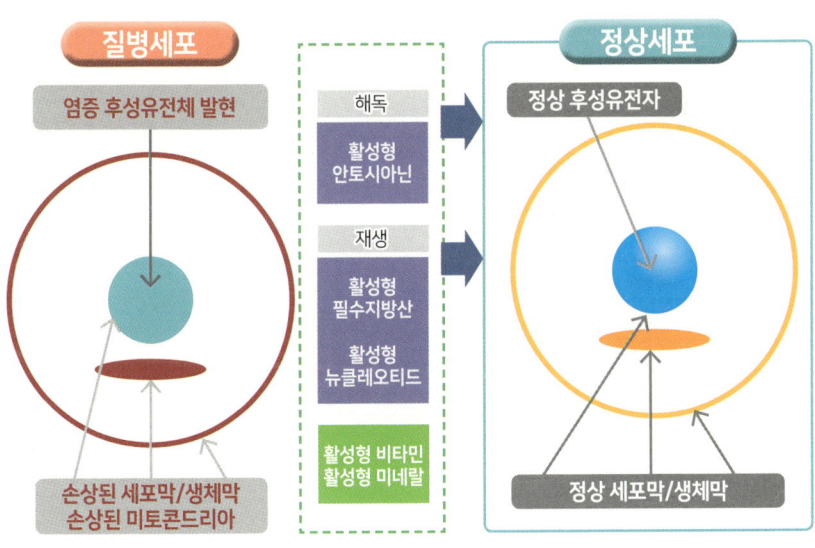

세포교정요법의 필수 조건 4

01 만성질환을 근본적으로 치유하려면 세포막과 유전자, 그리고 항산화 및 효소시스템을 정상화시켜야 한다.

02 세포막, 유전자, 항산화시스템을 바꾸려면 안정성이 입증되고 생체이용률이 높은 활성형 영양소를 복용해야 한다.

- 활성형 안토시아닌 → 안토시아닌-폴리사카라이드 나노복합체
- 활성형 필수지방산 → 무산화 모체 필수지방산 (노유파)
- 활성형 뉴클레오티드 → 뉴클레오티드-히스톤 나노복합체
- 활성형 카로티노이드 → 카로티노이드-프로틴 나노복합체
- 활성형 커큐노사이드 → 커큐노사이드-이눌린 나노복합체

03 일반적인 복용량보다 대폭 증량된 대용량인 메가도즈(mega dose)수준으로 복용해야 한다. 메가도즈는 보통 일반 복용량의 2배~12배를 의미한다.

04 증상과 체질 또는 병력에 따라 충분한 기간, 보통 4~12개월간 복용해야 한다.

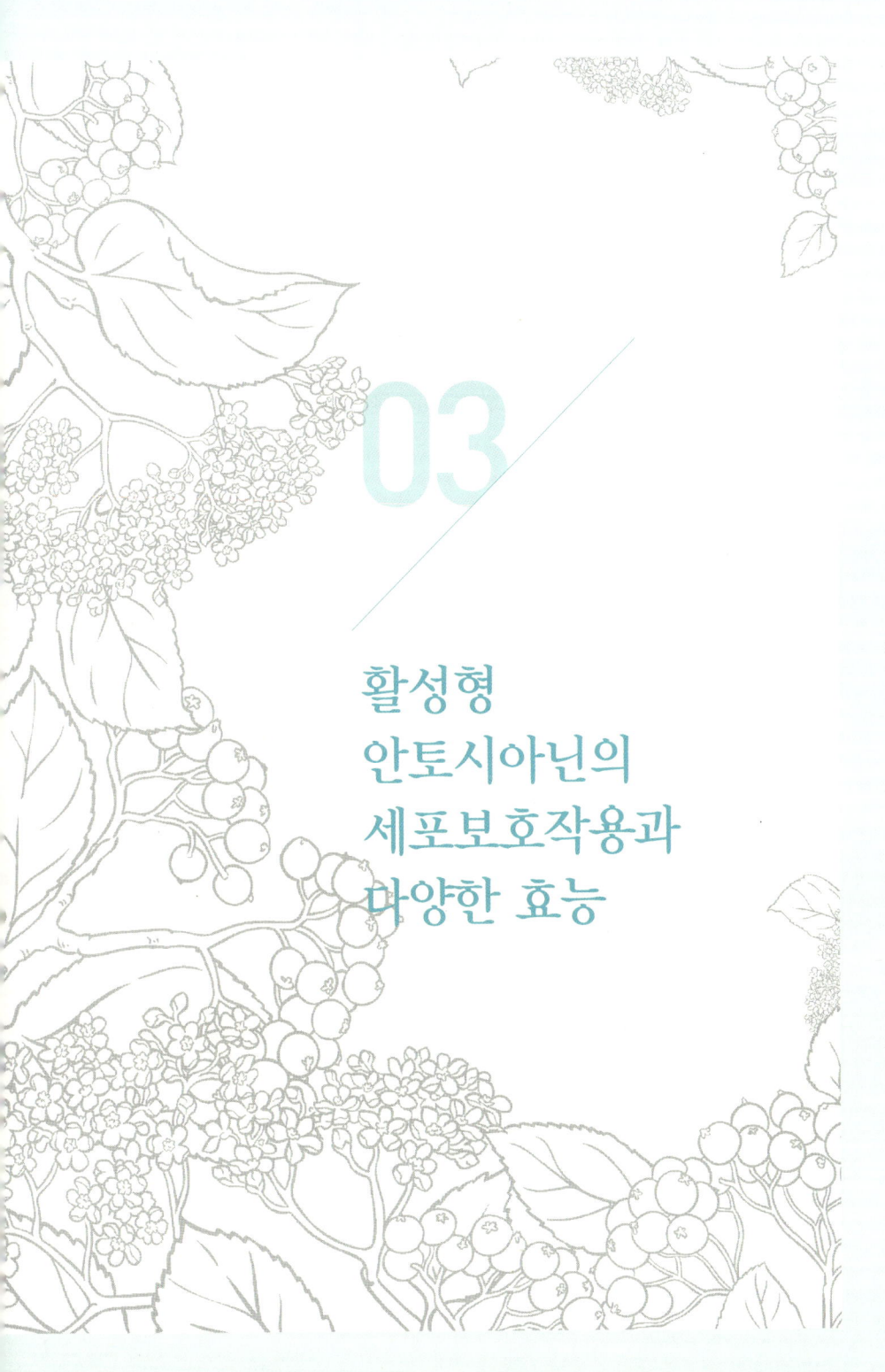

03

활성형 안토시아닌의 세포보호작용과 다양한 효능

세포보호작용

1. 체내에서 발생하는 모든 유형의 유해활성산소를 제거한다.

활성산소종(ROS)			
Superoxide radical	= $O_2^{\bullet-}$	Ozone	= O_3
Hydroxyl radical	= $^{\bullet}OH$	Singlet oxygen	= $^1O_2$
Hydroperoxyl radical	= HO^2	Hypochlorous acid	= $HOCL$
Alkoxyl radical	= $LO^{\bullet}, RO^{\bullet}$	Hydrogen peroxide	= H_2O_2
Peroxyl radical	= $LO_2^{\bullet}, RO_2^{\bullet}$		

2. 비타민A · C · E, 셀레늄, 아연, 구리, 망간, 코엔자임Q10, 글루타치온 등의 항산화제와 상승작용을 한다.
3. 납, 수은, 비소, 카드뮴, 알루미늄 등 산화력이 큰 중금속과 금속이온을 킬레이트(chelate)하여 체외로 배출한다.
4. 활성산소를 유발하는 제노바이오틱스(중금속, 방사능, 환경호르몬, 농약, 약물)를 분해 또는 중화시킨다.
5. 산화를 막는 항산화효소의 생성을 유도하며 산화를 촉진하는 효소를 억제한다.
6. 스트레스와 환경독소로부터 인체를 보호하고 인체기능을 정상적으로 유지시키는 아답토젠으로 작용한다.

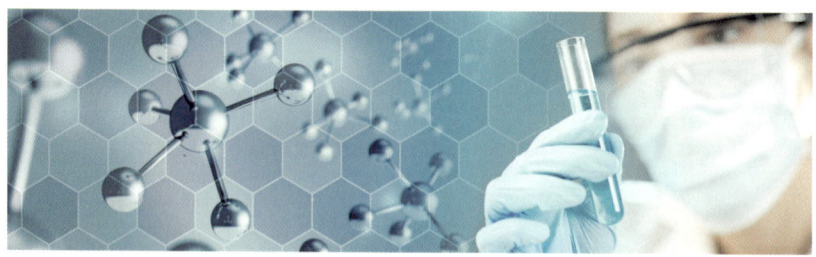

세포보호기전

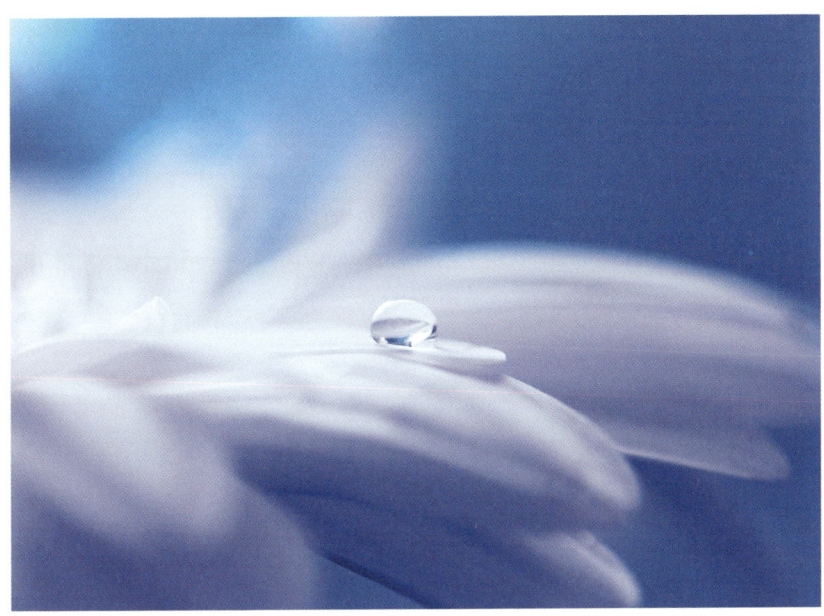

1 효소적 항산화시스템

체내 항산화효소들은 가장 중요한 활성산소인 슈퍼옥사이드 라디칼(Superoxide Radical, $O_2^{\cdot -}$)을 하이드로젠 페록사이드(Hydrogen Peroxide, 과산화수소, H_2O_2)로 변환시키고, 생성된 과산화수소(H_2O_2)를 다시 물(H_2O)로 분해함으로써 하이드록실 라디칼(Hydroxyl Radical, $^{\cdot}OH$)의 형성을 막아 유해한 활성산소를 제거하여 세포를 보호하는 역할을 한다. 활성형 안토시아닌은 체내 중요 항산화효소인 SOD, CTs(catalase), GPx(Glutathione Peroxidase)를 활성화시켜 항산화시스템을 정상적으로 유지시키는 역할을 한다.

2 비효소적 항산화시스템

활성산소 중 하이드록실 라디칼(Hydroxyl Radical, •OH)과 Singlet Oxygen($^1O_2$)은 효소계의 작용으로 제거되지 않기 때문에 비효소적 항산화물질을 필요로 한다. 비효소적 항산화물질인 활성형 안토시아닌은 하이드로젠 페록사이드(Hydrogen Peroxide, H_2O_2), 하이드록실 라디칼(Hydroxyl Radical, •OH) 등과 직접적으로 반응하여 무독화시키고 비타민E를 재생시키는 역할을 한다. 활성형 안토시아닌은 협력하여 리피드 라디칼(Lipid Radical)과 퍼옥시 리피드 라디칼(Peroxy Lipid Radical)을 중화시키고 세포막 내 지질의 과산화를 막는다.

3 신호전달시스템

모든 세포는 신호전달시스템을 통해서 작동한다. 세포신호전달체계란 인체 내에서 세포와 세포 간, 세포 내에서 유기적인 신호를 교환하고 외부자극에 대한 반응에 따라 세포의 대사, 분비, 신경전달, 성장, 분화, 세포분열, 노화, 죽음 등의 생명현상을 유지할 수 있는 시스템을 말한다. 활성형 안토시아닌은 초유전자로 작용하여 스트레스와 환경독소로부터 각 조직의 세포신호전달시스템을 정상적으로 유지시키는 아답토젠(adaptogen) 역할을 수행한다.

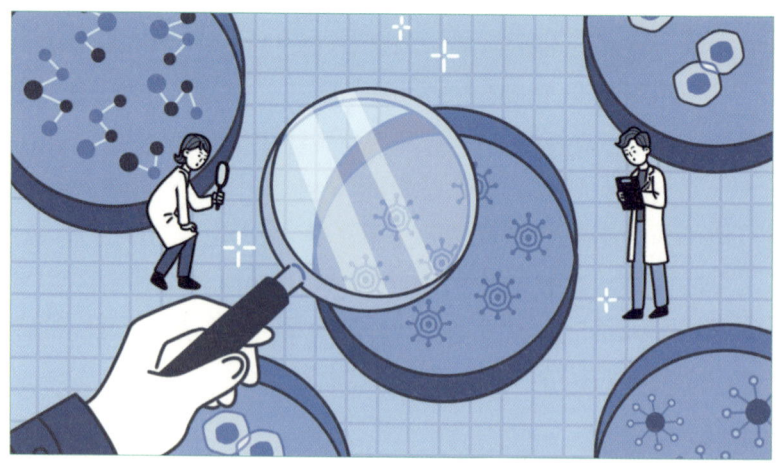

다양한 효능

 ### 면역항암효과
인체시험, 동물시험, 세포시험

1. **돌연변이 효과** Anti-mutagenic(세포시험, 동물시험)
   → 벤조피렌, 미토마이신C, 니트로소아민 발암작용 억제효과
2. **항암 효과** Anti-cancer(세포시험, 동물시험, 인체시험)
   → 대장암, 폐암, 백혈병, 간암, 유방암, 피부암, 자궁경부암, 뇌종양 성장억제효과
   → 항암제병용 암 억제효과(30%)
   → 항암제병용 효소증가(60%)
3. **면역조절효과** Immuno-modulatory(인체시험, 동물시험, 세포시험)
   → CD4 활성화, CD8 활성화, 사이토카인활성화

 ### 독성물질 억제효과
인체시험, 동물시험, 세포시험

1. **방사선독성 감소작용** → 20배 증가
2. **중금속에 의한 세포유전자 보호작용** → 18배 증가
3. **중금속 배출작용** → 3배 증가

 ### 항노화효과
인체시험, 동물시험, 세포시험

1. **활성산소억제작용** → 20배 증가
2. **노화촉진물질 PPKO(Phenyl 2-Pyridyl Ketoxime) 억제작용** → 300% 증가
3. **수명유전자복구효소(텔로머레이즈, telomerase)** → 300% 증가

항동맥경화효과
인체시험, 동물시험, 세포시험

1. 혈전억제작용 → 20배 증가
2. NOS(일산화질소합성효소)생성작용 → 2배 증가
3. ACE(안지오텐신전환효소)억제작용 → 2배 증가
4. OX-LDL(산화콜레스테롤) 수치 → 30% 감소
5. CRP(혈관염증지표물질) 수치 → 30% 감소
6. EPC(혈관내피줄기세포)활성화작용 → 3배 증가
7. EPC(혈관내피줄기세포)노화억제작용 → 3.7배 증가

 간 기능 개선효과
동물시험, 세포시험

1. 간 보호 효과 Hepato-protective → ALT억제, AST억제(250%)
2. 비알코올성 지방간 억제효과 Anti-NASH → 지방간축적억제(300%)

 기타효과

1. 위 보호 효과 Gastro-protective(동물시험) → 위출혈억제, 위궤양억제(오메프라졸보다 월등한 효과), 위벽산화억제
2. 항당뇨 효과 Anti-diabetic(인체시험, 동물시험) → 혈당강하작용, 아디포넥딘증가, 인슐린분비증가, 당화혈색소감소
3. 기관지염 항염증 효과 Anti-inflammatory(세포시험) → COX-2 억제(20배), TNF-알파 억제
4. 항균효과 Anti-bacterial(세포시험) → 박테리아증식억제, 바이러스증식억제

5. **방사선방어효과 Radiation-protective** → 백혈구감소억제제, 활성산소억제(20배), 8-OHDG(유전자파괴부산물)억제(18배)
6. **혈관줄기세포(EPC) 활성화효과 Activation of stem cell (인체시험, 세포시험)** → EPC활성화(306%), EPC노화억제(374%)
7. **불임에 대한 효과 Anti-infertility(인체시험)** → 산화콜레스테롤감소, fructose증가, 생식기세포산화억제
8. **미숙아에 대한 효과 Anti-IUGR(인체시험)** → 산화콜레스테롤감소
9. **콜린에스터레이즈 억제효과(동물시험)** → 알츠하이머, 파킨슨, 노인성 치매와 같은 신경 퇴행성 질환 예방 효과
10. **항바이러스 활성효과(동물시험)** → 인플루엔자 바이러스에 대한 항바이러스 활성효과, 정균작용
11. **포도막염 항염증 효과(동물시험, 세포시험)** → 내독소 유발 포도막염에 대한 항염효과, NO, PGE2와 TNF-a 생성억제
12. **항불안 유사효과(동물시험)** → 작업기억 및 운동 활성에 영향을 끼치지 않는 선에서 diazepam과 유사 효과
13. **항산화 효과(ex vivo)** → 활성산소 제거, 산화스트레스 감소, 항산화효소 증가
14. **대사기능 개선(인체시험)** → 열 생성 연관 대사 기능 개선, 체온유지 개선
15. **운동 활동 후 근육 회복(인체시험)** → 운동으로 유발된 산화 스트레스 감소, 슈퍼옥사이드 활성 감소
16. **췌장염 예방효과(동물시험)** → 급성 췌장염 발생 억제 효과, 췌장 부종 및 지질 과산화작용 감소
17. **체중 조절 효과(인체시험)** → 셀룰라이트, 피하조직, 진피 두께, 부종 감소효과
18. **비만에 대한 효과(동물시험)** → 인슐린 신호전달, 지방생성억제, 염증 조절효과, 인슐린 저항성 관련 위험인자 억제

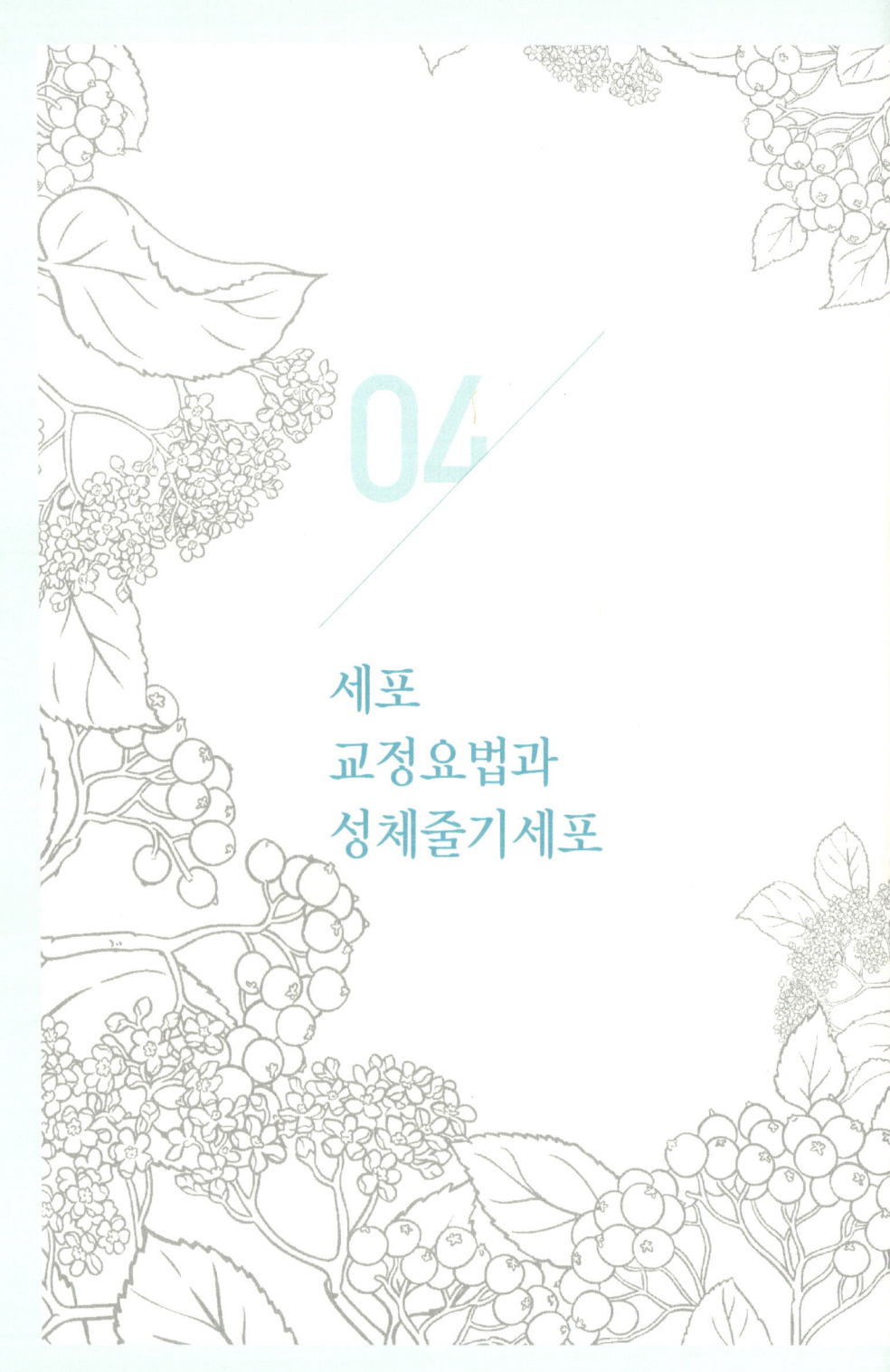

04

세포 교정요법과 성체줄기세포

생명을 만들고 유지하는 줄기세포

　세포는 단세포 세균에서 수조 개의 세포로 이루어진 인간에 이르기까지 모든 생물의 기본구조 단위이다. 대다수 동물세포는 공통된 특징과 활동양상을 보이며 인간은 수백 종류의 세포를 만든다. 적혈구와 면역세포는 몸 전체를 순환하며, 뼈세포는 한자리에 고정된 반면 신경세포는 아주 멀리까지 뻗어갈 수 있다. 또 다른 세포들은 기관이나 조직에 빽빽하게 모여 해당기관이나 조직이 맡은 기능을 할 수 있도록 서로 협력한다.

[그림 8] 줄기세포의 다양한 기능

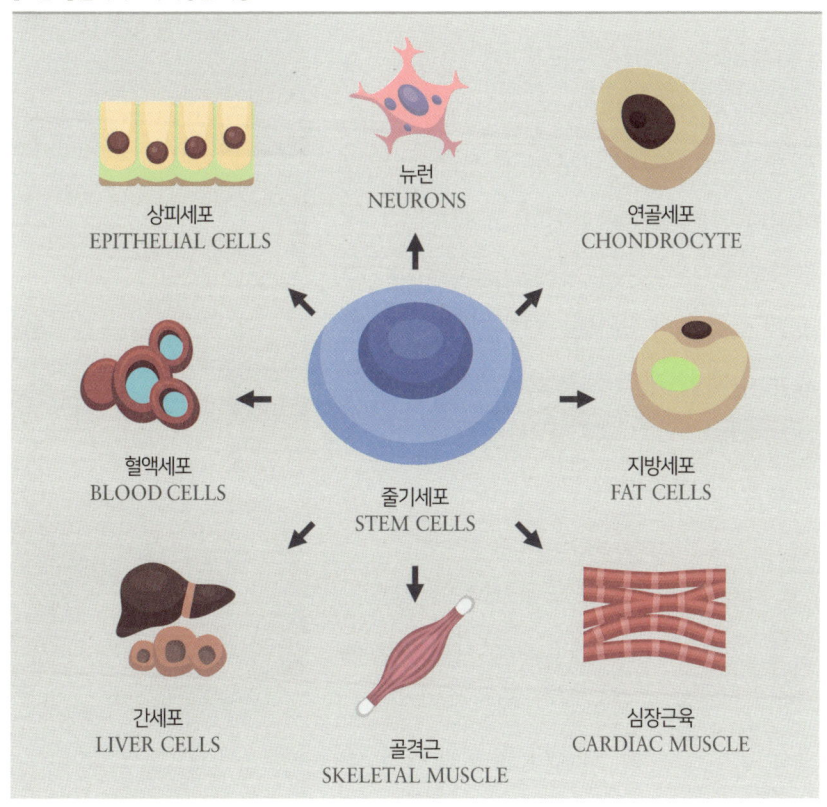

심장의 근육세포들은 놀라울 만큼 쉬지 않고 부지런히 심장을 뛰게 한다. 태어날 때부터 죽을 때까지 계속 살아 있는 세포가 있는 반면 짧은 기간 특정한 일만 하다가 사라져 새로 생긴 세포로 대체되는 세포도 있다. 대부분의 세포들은 혼자 일하지 않고 세포막을 통해 전달되는 신호전달분자를 통해 서로 의사소통을 함으로써 몸의 요구에 반응한다.

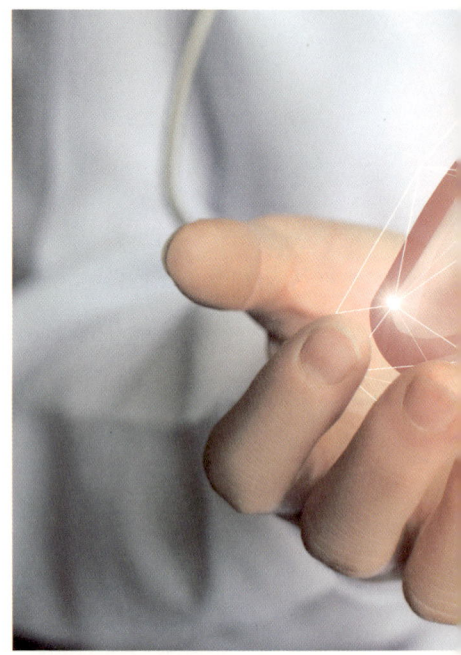

자궁에 있을 때든 태어났을 때, 또는 그 이후에 상처나 손상을 입었을 때 인간의 성장과 발달은 세포분열에 의해서 이루어진다. 세포의 핵에 있는 유전자들은 세포분열을 조절하는 기능을 수행한다. 수정된 순간부터 태어날 때까지 하나의 세포는 수백만 개의 세포로 늘어나야 하고, 그 수백만 개의 세포가 제 기능을 할 수 있도록 잘 만들어야 한다.

줄기세포는 유전자와 단백질의 상호작용을 통해 분화할 수 있는 전지전능한 세포이다. 가장 변화무쌍한 배아줄기세포는 자신의 유전자를 이용하여 성체의 몸을

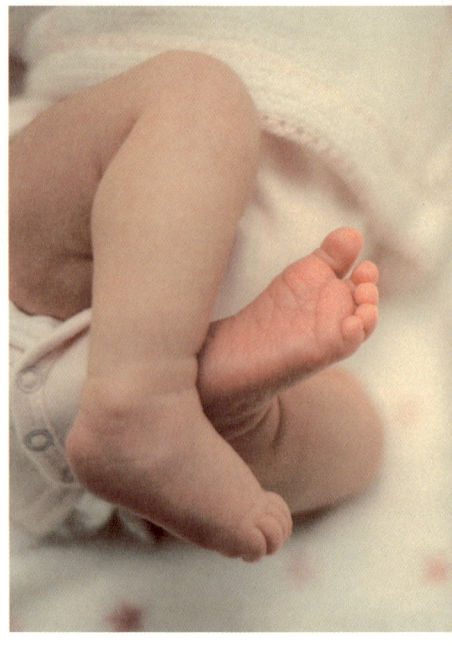

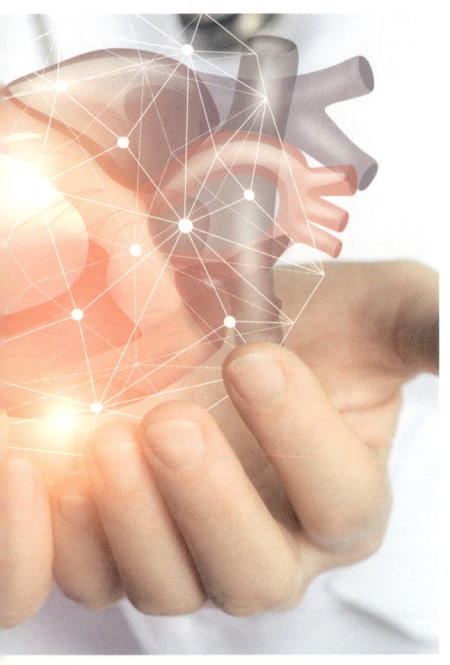

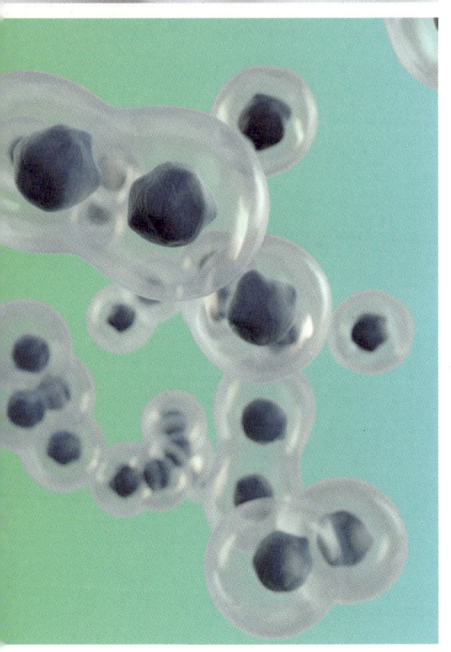

이루는 수백 종류의 세포와 조직으로 변할 수 있는 강력한 세포라 할 수 있다. 반면 먼 친척뻘인 성체줄기세포는 그 정도로 강력하지는 않지만 인간의 신체활동을 유지하는데 가장 핵심적인 역할을 수행한다.

생명은 하나의 세포에서 시작되며 세포 하나가 둘로 나뉘고 둘이 다시 넷으로, 넷이 여덟로, 다시 열여섯 개로 늘어나는 과정(세포분열이라고 한다)은 세포가 수십억 개로 늘어날 때까지 계속된다. 세포들은 모이거나 흩어지기도 하고, 일하거나 빈둥거리고, 늙거나 새로 생성되면서 서로 통합되어 인간이라는 거대한 생명체를 이룬다.

인간은 단 하나의 세포 즉 수정란에서 시작되어 수정된 지 하루가 지나면 배아가 형성되기 시작하며 4일이 지나면 0.1mm 크기의 배반포가 되는데 이 세포군을 배아줄기세포라고 한다. 이때부터 세포들의 큰 운명이 결정되기 시작한다. 약 2주 정도 되면 외배엽세포들은 신경 및 피부세포가 되고, 중배엽세포들은 혈액, 뼈, 근육세포가 되고, 심장, 골격, 정소, 비뇨계, 지방, 지라를 형성하며 내배엽세포들은 소화관, 간, 췌장, 방광, 폐, 편도선, 인두, 부갑상선의 세포들이 된다.

인간의 배아는 한 달 정도 자라면 약 3㎜ 정도 되는데 이때부터 세포들은 독자적인 행동을 거의 하지 않는다. 8주가 되면 모든 주요 기관이 나타나기 시작하고, 두 달이 지날 무렵 팔다리와 심장은 형태를 뚜렷이 갖추며 뇌, 눈, 코, 귀가 보이기 시작한다. 발생 8주가 되면 모든 주요 조직과 기관이 형성되기 시작한 상태이고 배아는 태아상태로 진입하게 된다.

태아단계는 성장이 급속하게 이루어지는 시기이며 성체줄기세포들은 뼈를 단단하게 하고, 신체기관을 형성하며, 피부를 완성하고, 혈액을 만들고, 신경계와 순환계를 마무리한다. 발생 40주가 되면 태아는 10억 개의 감각세포를 준비하고 바깥세상의 신호를 기다린다.

다 자란 인간의 몸에서 소량 발견되는 성체줄기세포는 대개 각 배엽이 만든 특정한 기관이나 조직에서 인간이 살아 있는 동안 체세포분열을 통해 스스로를 복제하는 능력과 몸을 이루는 완전히 성숙한 세포를 생성하는 능력 두 가지를 모두 가지고 있는 세포다. 이러한 성체줄기세포 중에서 조건에 따라 어떤 조직으로든 분화할 수 있는 즉, 운명이 결정되지 않은 줄기세포를 다능성체줄기(MAPC, Multipotential Adult Progenitor Cell)라고 부른다.

인간이 겪고 있는 암, 당뇨, 심질환질환, 뇌신경질환, 교원병 등의

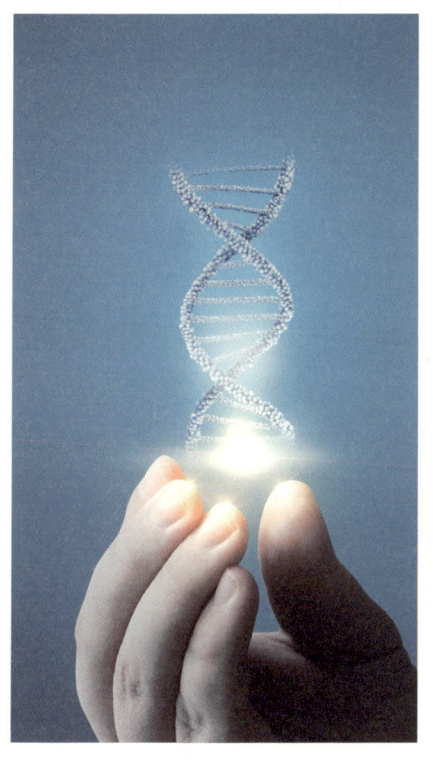

다양한 퇴행성 난치병은 성체줄기세포의 기능과 밀접한 관련이 있다.

세포가 퇴화되거나 죽을 때 새로운 세포로 대체되지 않게 되면 위와 같은 만성난치성질병이 발생하게 된다. 세포가 죽어갈 때 새로운 세포를 공급하는 줄기세포가 바로 성체줄기세포이며, 건강한 사람들은 성체줄기세포를 더 많이 가지고 있기 때문에 질병에 걸리지 않는 것이다. 성체줄기세포는 각 기관과 조직에서 소량 발견되지만, 특히 골수에서 많이 발견된다. 성체줄기세포 중에서 특히 다능성체줄기세포는 분화능력이 매우 뛰어나서 이 줄기세포를 몸의 다른 부위에 넣으면 혈관, 심장, 폐, 간, 근육, 신경, 뼈, 모세혈관 등이 새롭게 만들어 지는 것이 확인되었다.

그래서 질병의 치료를 위해서는 성체줄기세포가 존재하고 순환하는 골수와 혈액의 건강상태가 매우 중요하다. 줄기세포활성화물질을 복용하여 성체줄기세포의 질을 향상시키고 그 숫자를 증가시킨다면 손상되고 죽은 조직을 신속하게 회복하여 어떤 만성난치병도 순식간에 치유될 수 있다.

혈관을 만드는 EPC(혈관내피전구세포)

EPC(Endothelial Progenitor Cells)는 주로 혈관을 재생하는 특별한 성체줄기세포로 알려져 있다.

EPC는 골수에서 분비되어 혈액을 타고 순환하는 순환형 EPC와 혈관조직에서 발견되는 조직형 EPC가 있다. 심근경색, 풍, 뇨, 내장 등과 같은 혈관질환을 가진 환자에게서는 EPC의 수적인 감소와 함께 질적인 저하도 발견된다. EPC는 혈관뿐만 아니라 인체의 전신조직으로 분화가 가능하다.

EPC의 혈관재생 작용기전은 손상된 혈관을 직접 재생해 가는 과정과 혈관신생인자들을 분비해서 기존 혈관세포의 성장과 분화를 촉진시키는 과정 2가지로 분류할 수 있다.

최근 줄기세포 외부 배양 이식법이 혈관질환 치료에 적지 않게 시도되고 있지만 이식된 줄기세포의 활성과 생존율이 매우 낮아 치료효과는 크게 기대할 수 없다.

이런 시점에서 국내 최초로 개발된 줄기세포 생체배양법이 의학계의 뜨거운 주목을 받고 있다. 줄기세포 생체배양법이란 줄기세포가 필요한 환자에게 최적의 줄기세포활성화물질을 투여하여 EPC의 수를 늘리고 질을 개선하는 방법이다. 현재까지 개발된 줄기세포치료법 중에서 가장 효과적이며 부작용 없는 치료방법이라 할 수 있다.

향후 EPC를 더욱 효과적으로 활성화시킬 수 있는 다양한 천연물질들을 찾아내고 그에 적합한 환자 맞춤형 줄기세포생체배양법의 개발에 성공한다면 혈관손상질환에 대한 EPC의 효용은 더욱 커질 것이다.

혈관내피전구세포를 활성화시키는 안토시아닌복합체(ABF™)[1]

안토시아닌복합체를 섭취한 수많은 사람들이 이구동성으로 '전반적 신체증상이 개선되고 노화가 억제되며 활력과 젊음을 되찾았다'라고 말한다. 그 이유는 무엇일까? 우리 연구진은 줄기세포에 그 답이 있다고 가정하고 아래와 같은 임상실험을 진행했으며, 그 결과 매우 놀라운 효과를 확인하였다.

혈관줄기세포에는 세포가 분열할 때마다 길이가 짧아지는 텔로미어라는 수명유전자가 있으며, 이 텔로미어가 다 닳아 없어지면 혈관은 더 이상 분열할 수 없어 결국 죽게 된다. 다행히도 인간의 줄기세포에는 텔로미어의 노화를 억제하는 텔로머레이즈라는 장수효소가 있다. 이 효소는 말단소립 구조를 형성해 마치 신발 끈의 양쪽 끝에 있는 플라스틱 캡

[그림 9] 혈관줄기세포에 의한 조직재생 기작

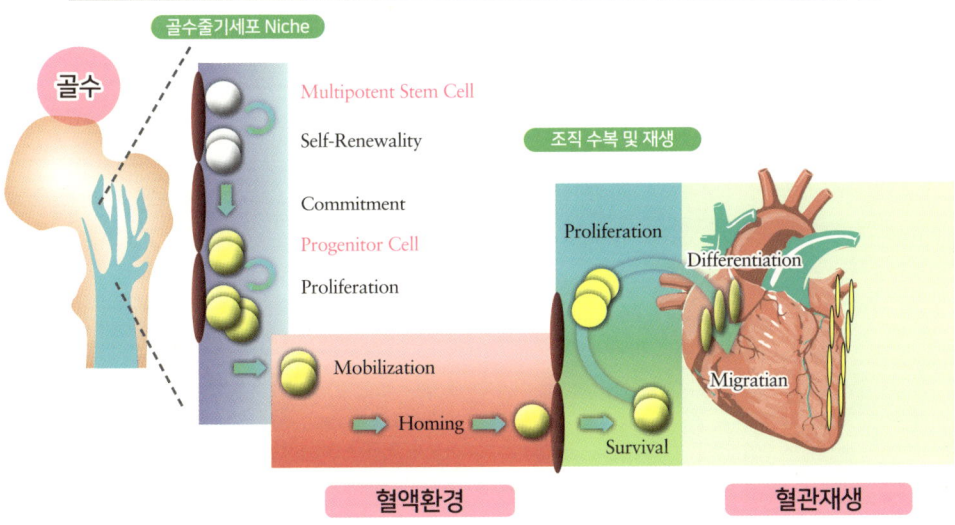

1 **ABF™** : 표준화된 아로니아 추출물로 안토시아닌(시아니딘배당체)을 주성분으로 하여 프로안토시아닌, 퀘르세틴, 클로로겐산, 엘라그산 등으로 이루어진 항산화·항염·항암·항지방간·면역·혈류·해독·재생능력이 입증된 천연 복합성분

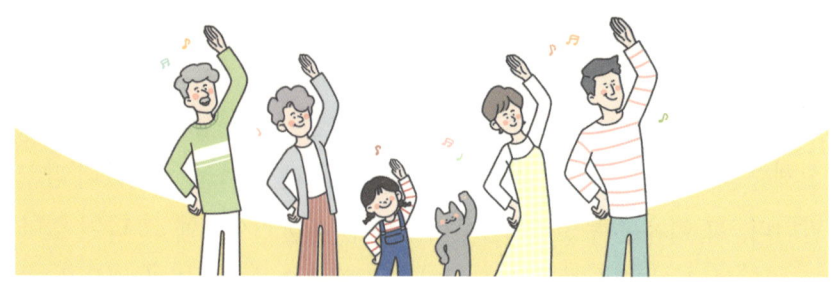

처럼 염색체 끝을 보호하는 역할을 하면서 혈관줄기세포의 노화를 억제한다. 그래서 건강한 텔로머레이즈를 다량 가지고 있는 사람들은 세포가 죽지 않고 계속 분열할 수 있기 때문에 장수할 수 있다.

만성 심근경색환자에게 28일간 안토시아닌복합체를 투여한 결과 혈관줄기세포의 수명과 수가 뚜렷하게 연장되는 것을 확인하였다.

인체임상결과 안토시아닌복합체는 혈관줄기세포의 노화를 374% 억제하였고, 혈관줄기세포의 수를 306% 증가시켰다.

[그림 10] 안토시아닌복합체 임상 투여군의 혈관줄기세포 수명과 수 개선

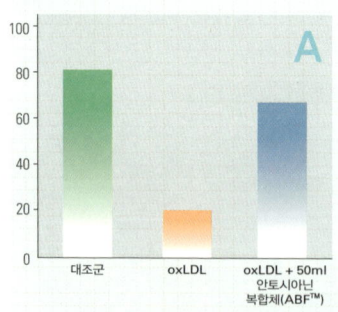
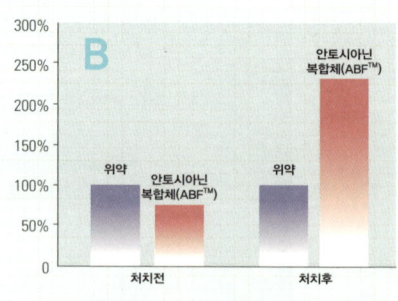

A) 혈관내피전구세포(EPC) 텔로머레이즈 활성도(ex vivo)
- 대조군 : 정상인의 혈액
- 실험군1 : OX-LDL
- 실험군2 : OX-LDL + ABF™(안토시아닌복합체)

B) 혈관내피전구세포(EPC) 텔로머레이즈 활성도(in human)
- 심근경색환자들에게 투여 前
- 심근경색환자들에게 투여 28일 後

*Endothelial Progenitor Cell(EPC)는 혈관과 주요조직을 만드는 성체줄기세포
*텔로머레이즈는 세포수명 유전자인 텔로미어의 길이를 연장시키는 효소
*OX-LDL은 혈관내피전구세포(EPC)을 손상시키는 활성산소종

혈관내피전구세포 (EPC)를 만드는 세포교정영양소

몸에 좋은 음식을 먹어야 건강하듯이 우리 몸의 모든 세포는 영양을 필요로 한다. 혈관을 재생하는 혈관줄기세포도 마찬가지로 영양이 지속적으로 공급되지 않으면 죽거나 약해져 혈관질환에 잘 걸리게 된다. 따라서 혈관줄기세포의 노화를 억제하거나 숫자를 늘리려면 생존과 성장에 필요한 영양분을 꾸준하게 섭취해야 한다. 혈관줄기세포의 생존과 성장에 필요한 필수영양물질 3가지는 아래와 같다.

세포교정영양소 3

01 활성형 안토시아닌
아로니아에서 추출한 안토시아닌과 해조류에서 추출한 다당류를 이온 결합시킨 나노복합체로 **혈관줄기세포의 분열과 분화를 명령하는 초유전자**

02 활성형 필수지방산
들깨, 참깨, 달맞이꽃종자, 잣씨, 해바라기씨, 호박씨, 올리브씨 등의 볶지 않은 식물종자에서 노유파 추출 방식으로 추출한 무산화 모체 필수지방산(노유파)으로 **혈관줄기세포의 세포막 구성원료**

03 활성형 뉴클레오티드
야생 클로렐라, 스피루리나에서 나노 추출하여 세포 내로 바로 흡수 가능하게 만든 뉴클레오티드 히스톤 복합체로 **유전자의 생성과 기능유지에 필수적인 영양소**

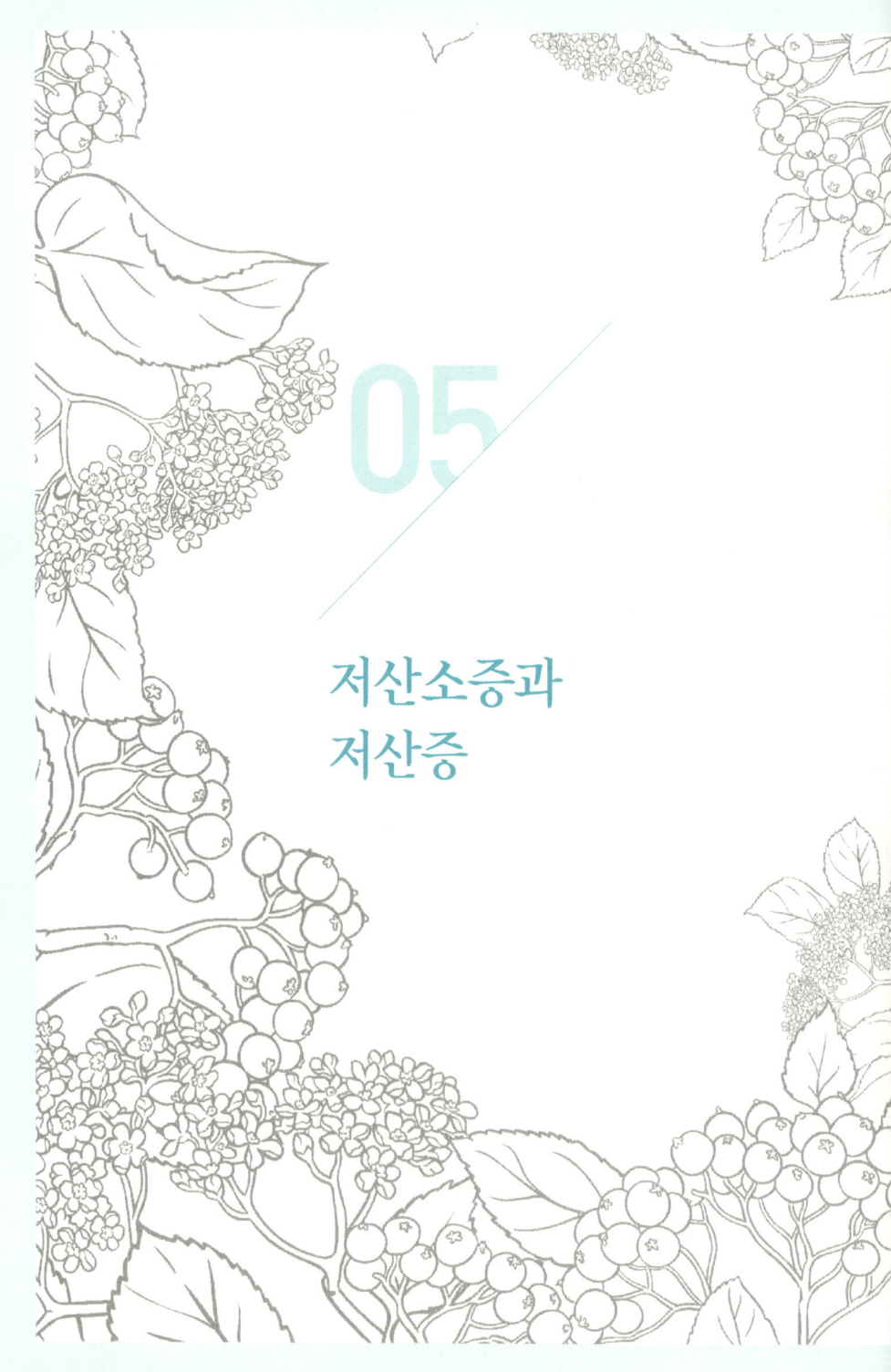

05

저산소증과 저산증

세포 내 산소부족상태에서 염증과 종양유전자 발현

저산소증

스트레스와 독소로 인한 혈관수축현상과 산화변성된 세포막은 세포 내의 산소부족상태 즉 저산소증을 유발하여 염증과 종양유전자를 발현시킨다.

저산소증과 만성질병

저산소증은 거의 모든 만성질환의 발생과 관련있다.

세포막의 산화와 변성
⬇
세포 내 저산소 상태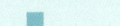
⬇　　　　　⬇
염증유전자 발현　　종양유전자 발현

세포교정 영양소

1. 활성형 안토시아닌 → 혈류개선, 세포막산화방지
2. 활성형 필수지방산 → 혈관세포와 상피세포의 세포막 재생
3. 활성형 뉴클레오티드 → 뉴클레오티드의 보조영양소인 엽록소의 산소공급 작용

스트레스와 독소로 인한 위산부족 현상

저산증

스트레스와 독소로 인한 위산분비세포의 손상은 위산부족 현상을 유발한다. 위산이 부족해지면 소장 내 pH의 상승으로 병원성 세균이 과다하게 증식하면서 장 누수현상이 발생한다. 장 누수현상으로 유입되는 음식물과 미생물 항원은 자가면역질환과 암의 주요한 원인으로 밝혀지고 있다.

저산증과 만성질병

저산증은 여드름, 습진, 아토피, 알레르기, 백반증, 손톱약화증, 갑상선기능항진증 및 기능저하증, 자가면역질환(루프스, 쇼그렌, 크론, 류머티스, 건선), 대상포진, 빈혈, 당뇨, 간염, 천식, 위궤양, 위암, 역류성식도염, 소화불량, 가스팽만 등을 유발한다.

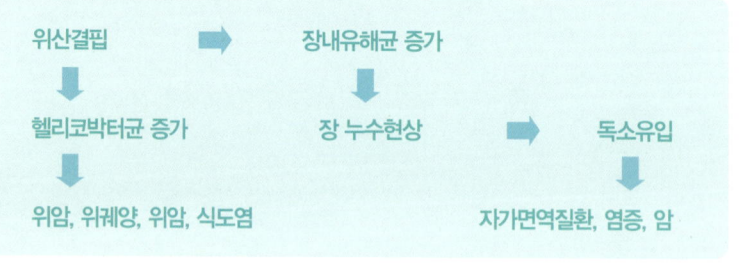

세포교정 영양소	
1 활성형 안토시아닌	→ 위산분비세포의 산화방지
2 활성형 필수지방산	→ 위산분비세포의 세포막 재생
3 활성형 뉴클레오티드	→ 위산보충
4 활성형 식이섬유	→ 위산분비세포의 기능강화

06

세포 교정요법의 종류

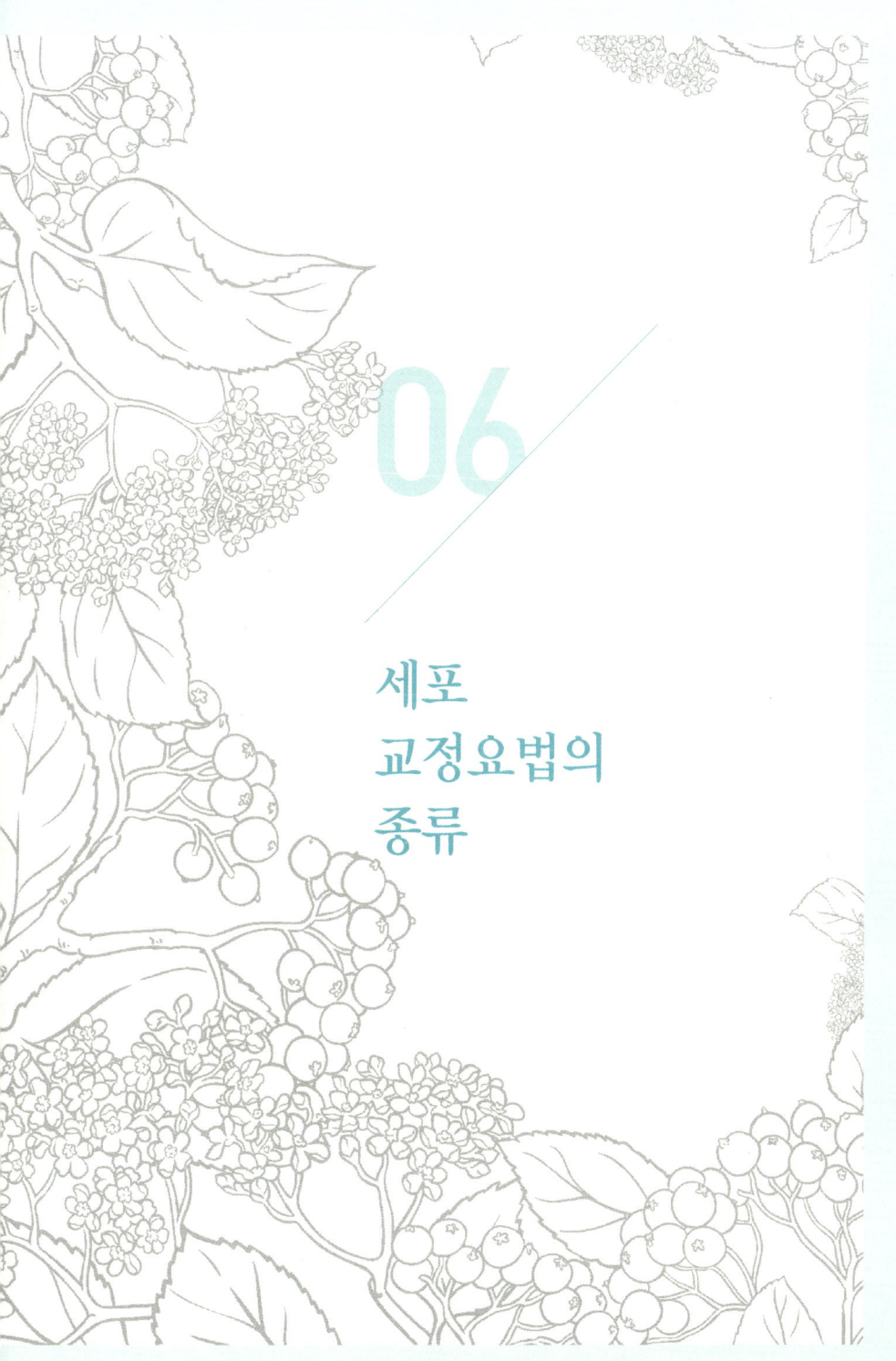

손상된 세포를 회복시키는 세포치유법

01 세포교정 영양요법

인체의 모든 세포는 세포막과 핵, 미토콘드리아, 항산화효소, 해독효소를 보유하여 주어진 기능을 수행하고 있다. 세포막은 영양과 산소를 공급하고 노폐물과 이산화탄소를 배출시키는 역할을 수행하며, 핵은 인체의 기능유지에 필요한 효소와 호르몬을 만들고, 미토콘드리아는 에너지를 생성한다. 항산화효소와 해독효소는 다양한 활성산소와 독소로부터 세포를 보호하는 역할을 한다.

인체가 스트레스를 강하게 받거나 과량의 독소에 지속적으로 노출되는 경우 세포막, 핵, 미토콘드리아가 손상되어 질병에 걸리게 된다. 세포교정 영양요법이란 만성적인 질병 상태에 놓여있어 산화되거나 변성된 세포막을 복구하고, 변이된 핵과 미토콘드리아 유전자를 정상화시키며, 약해진 항산화력과 해독력을 강화시키는 차세대 자연요법이다. 활성형 안토시아닌, 활성형 필수지방산, 활성형 뉴클레오티드, 활성형 비타민, 활성형 미네랄, 활성형 카로티노이드 등이 주로 처방된다.

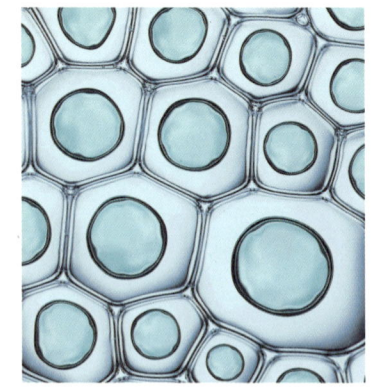

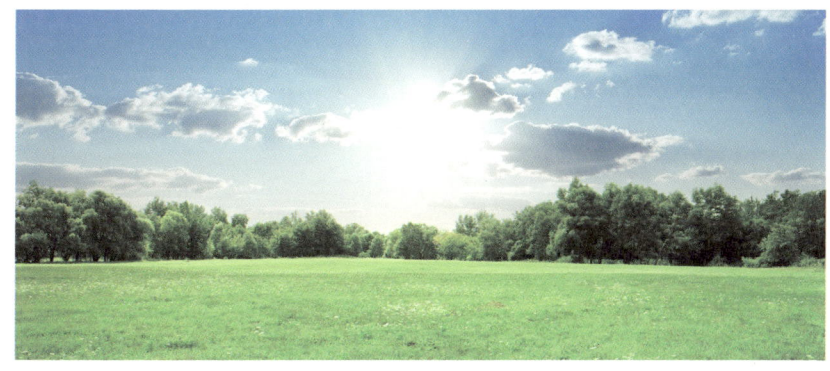

02 햇빛요법

햇볕을 쬐면 뇌신경세포에서 세로토닌이 분비되어 마음이 안정되고, 베타엔돌핀의 생성을 촉진시키며, 암세포를 죽이는 T-임파구들을 강화시킨다. 이 호르몬이 부족하면 우울증이 온다. 햇빛은 가장 좋은 우울증 치료제이다. 멜라토닌이라는 호르몬도 빛에 의해 조절된다. 세로토닌과는 반대로 빛의 양에 반비례하여 어두워지면 분비량이 증가한다.

멜라토닌은 산소대사과정에서 불가피하게 생기는 유해산소의 작용을 억제해서 노화방지와 면역세포인 NK 세포를 활성화시켜 면역력을 증강시킨다. 사람의 경우 멜라토닌이 생식호르몬을 조절하는 기능을 가지고 있어서 멜라토닌 분비가 비정상적인 사람은 생식기 암질환이 많이 발생한다. 또한 햇볕을 쬐면 인체 내에서 대량 생성되는 비타민D3는 뼈로 칼슘의 흡수를 촉진시켜 골수와 골격의 기능을 향상시킨다. 가장 양질의 아침 햇볕이다. 일출시에 일어나서 1시간 정도 햇볕을 정면으로 쬐면 질병세포를 제거할 수 있는 자연치유력의 상승에 많은 도움이 된다.

03 공기요법

공기는 지구를 둘러싼 대기의 하층 부분을 구성하는 기체다. 도시에서 뿜어 나오는 이산화탄소·자동차배기가스·공장 연기는 인체의 혈액을 심각하게 오염시키고 질병을 유발하는 원인물질이다.

질병의 치유에 필수적인 자연치유력을 증진시키기 위해서는 오염되지 않은 신선한 공기의 섭취가 반드시 필요하다. 질병을 예방하고 극복하기 위해 매일 가까운 산에 올라가서 아침 햇살과 더불어 나무가 내뿜는 신선한 공기를 마시도록 하자.

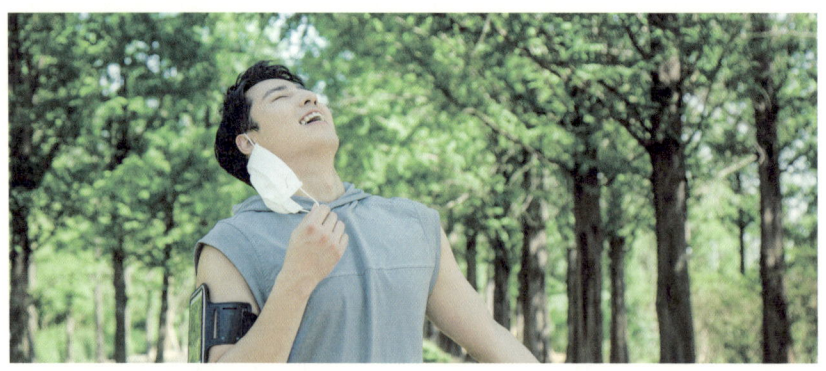

04 물 요법

물은 생물체 내에 다량으로 존재한다. 생체에서는 각종 생체물질의 이상적 용매와 생화학반응의 반응물질로서 중요한 역할을 하고 있으며, 원형질의 중요한 성분이다. 물은 생물체의 많은

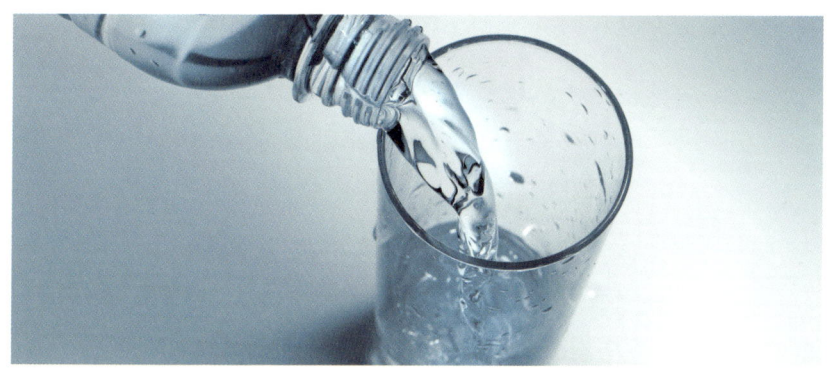

부분, 예를 들면 인간은 체내의 약 70%, 오이는 96%를 차지하고 있다. 오염된 물이나 화학처리 된 물을 섭취할 경우 인체의 자연치유력이 현저하게 저하되어 질병을 예방하거나 치유할 수 없다. 질병의 치유를 위해서는 깨끗하고 생명력이 강한 물이 반드시 필요하다. 오염되지 않고 화학처리 하지 않은 신선한 생수를 마셔야 한다.

05 마음요법

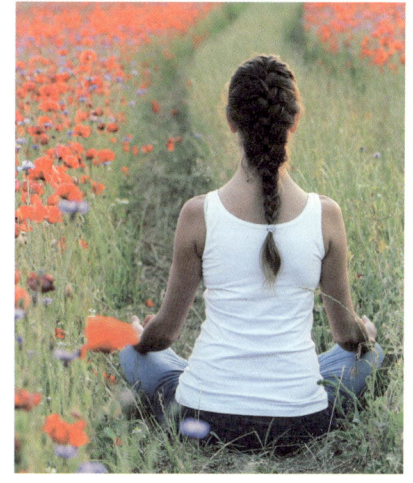

정신신경면역학에서 긍정적인 태도와 낙천적인 사고는 인체의 자연치유력을 상승시켜 질병을 치유할 수 있는 강력한 힘을 제공한다. 가짜 약이라도 믿고 먹으면 질병치유에 도움이 된다(Placebo효과). 반면 탁월한 약이 있다 해도 부정적이거나 회의적인 마음을 가지고 있다면 결

코 질병이 치유되지 않을 뿐만 아니라 오히려 악화될 것이다(Nocebo 효과).

06 식이요법

어제 먹은 음식이 오늘 자기 자신의 세포로 존재한다. 건강한 세포는 오염되지 않은 자연의 건강한 음식에서 만들어진다. 반면 병든 세포는 오염된 음식에서 만들어진다. 따라서 건강한 음식을 먹고 건강한 세포가 많아야 질병을 자연치유할 수 있는 힘을 갖게 된다.

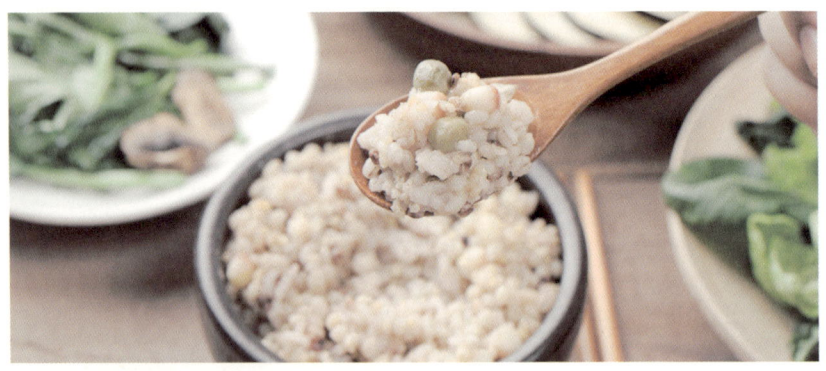

07 소금요법

정제된 나트륨은 소금이 아니다. 정제된 나트륨은 질병유발물질이지만 좋은 소금은 자연치유물질이다. 천연소금은 나트륨·칼륨·칼슘·마그네슘으로 구성된 살아있는 생명의 물질이다.

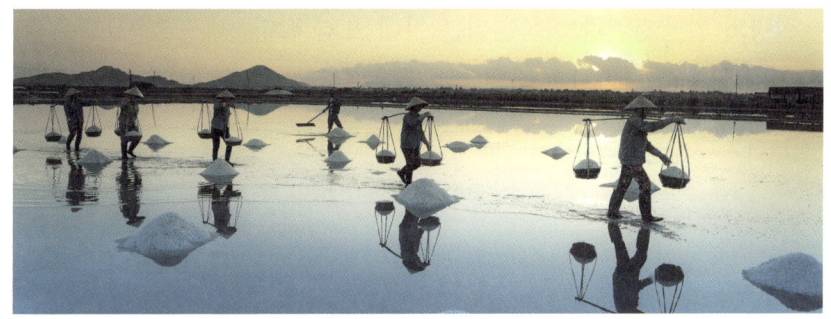

정제되지 않은 천연 소금을 먹으면 체온이 상승하고 체내 pH를 조절할 뿐만 아니라 신진대사가 활발해지며 위산이 적절하게 생성되어 질병에 대한 자연치유력이 상승된다.

08 운동요법

적당한 운동은 질병의 자연치유에 필수적인 요소다. 운동은 세로토닌과 베타엔돌핀을 증가시켜 삶의 의욕과 활력을 갖게 한다. 또한 세로토닌과 베타엔돌핀은 혈류를 개선하고 면역력을 증강시키며 정신적 스트레스를 해소하는 중요한 역할을 한다.

하지만 과도한 운동은 유해산소를 과다하게 유발시켜 세포의 노화를 촉진시키기 때문에 자연치유력을 오히려 감소시킨다.

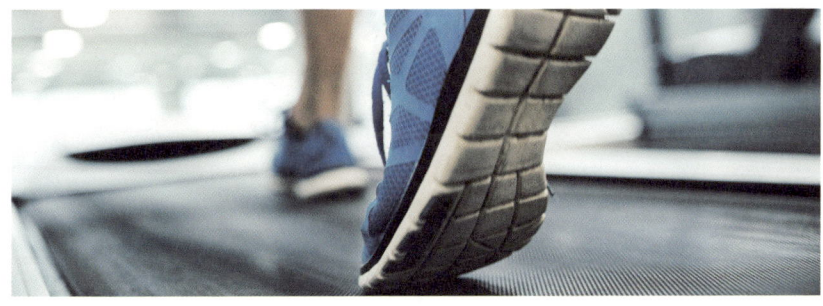

질병의 발생기전과 회복원리는 아래 표와 같다. 세포교정요법은 혈류와 면역을 정상화시켜 질병유전자를 정상유전자로 회복시킨다.

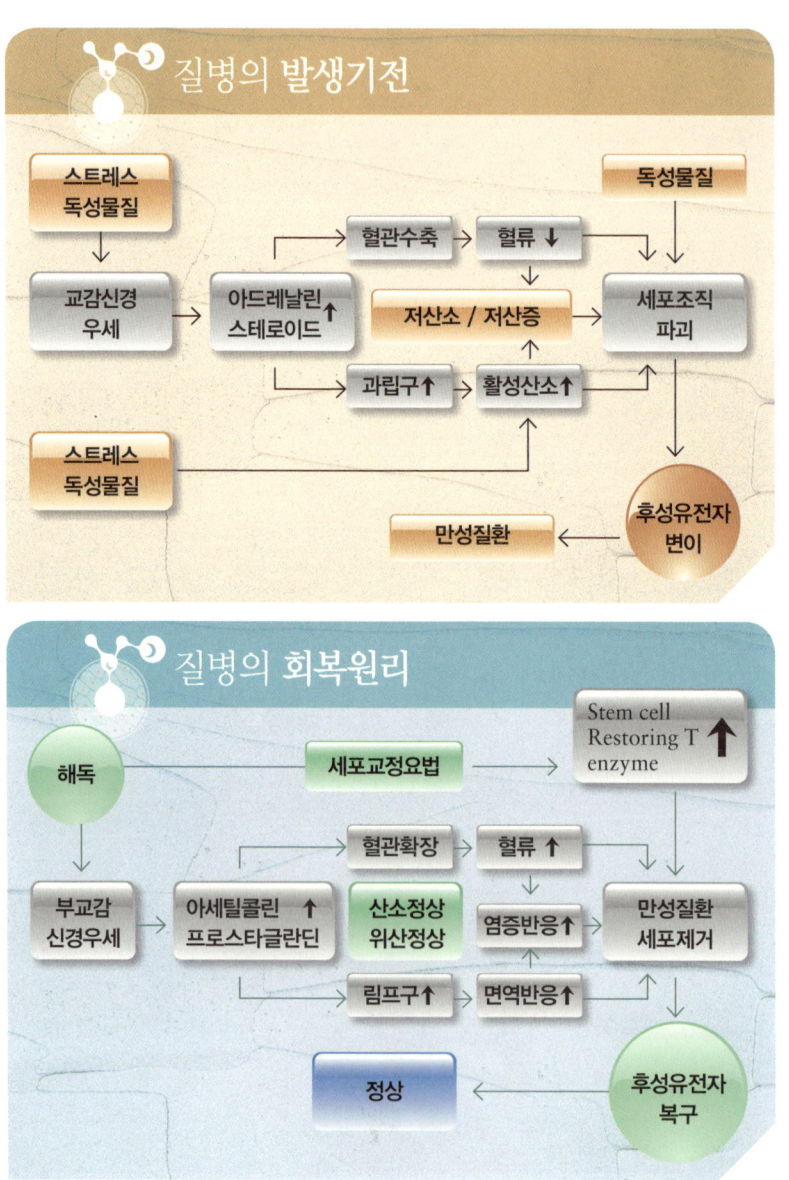

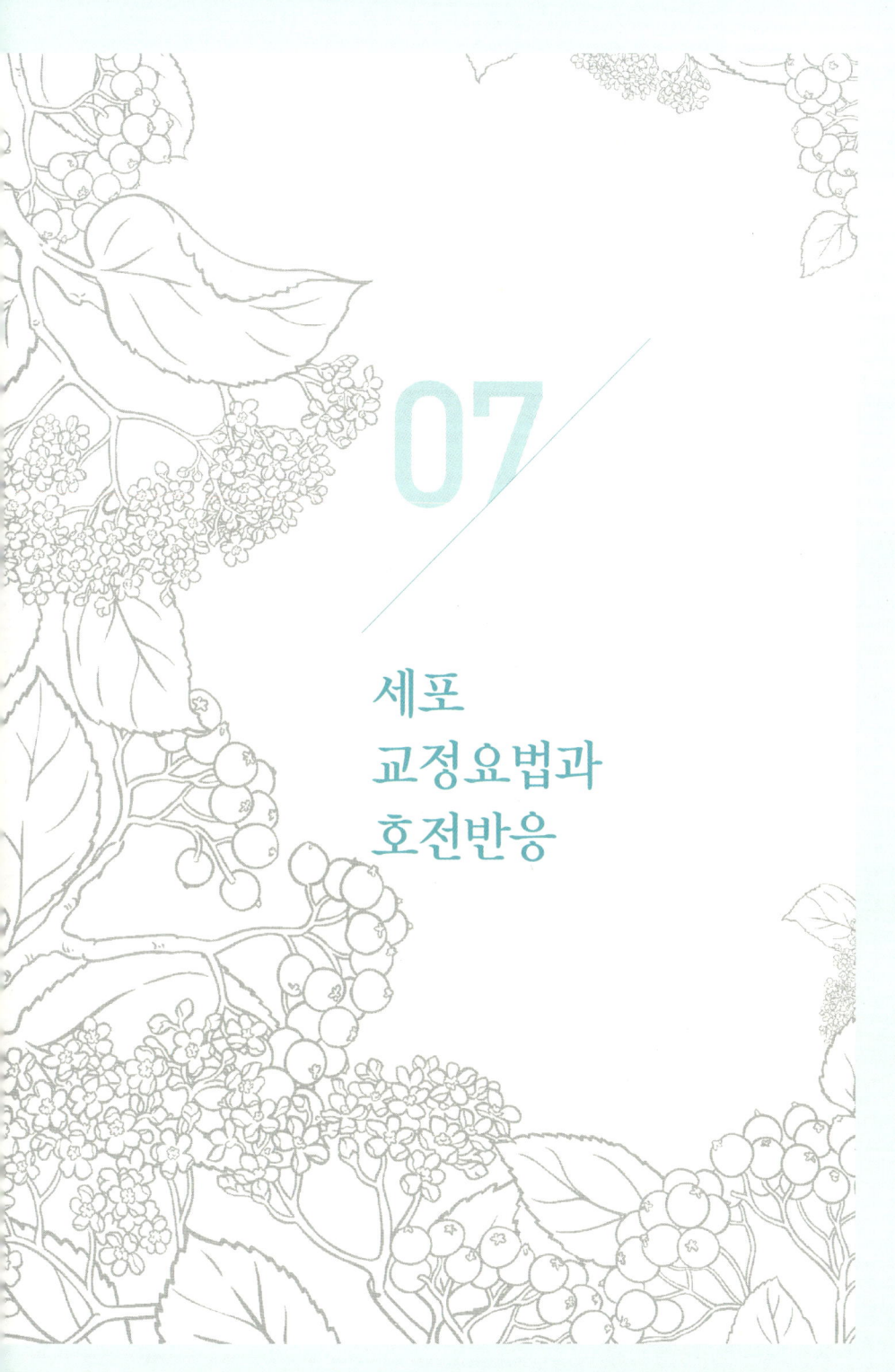

07

세포
교정요법과
호전반응

질병 치유의 시작 호전반응

　정상인 사람 즉 혈액면역과 점막면역 두 개의 면역체계가 건강한 사람은 호전반응이 거의 나타나지 않는다. 일반적으로 점막면역이 약하며 혈액면역은 강한 경우 적절한 세포교정요법을 실시하면 크고 작은 호전반응이 일어난다. 이때 면역력 즉, 혈액면역이 아주 약한 사람은 호전반응이 거의 일어나지 않는다. 면역력 특히 혈액면역 등의 생명력이 강하면 강할수록 호전반응이 격렬하게 일어나는 것이다.
　세포교정요법을 시작하면서 혈독과 림프독이 제거되고 혈류기능과 면역력이 증진되면서 종양은 물론 만성염증이나 궤양·골절·고혈압·당뇨 등이 치유되기 시작한다.

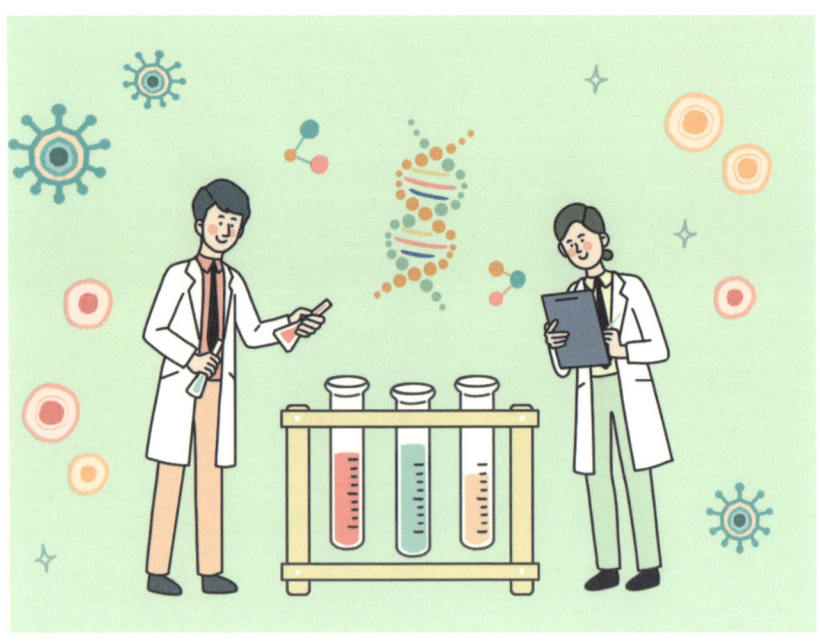

신체의 호전반응이 시작되면 몸 전체에 걸쳐 치유반응이 나타난다. 이 호전반응은 선택적으로 치유되지 않고 온 몸에 있는 모든 세포의 손상을 한꺼번에 치유하게 된다.

> **호전반응의 증상**
>
> 발열·부종·통증·출혈·가려움·기침·가래·오한·콧물·몸살·현기증·눈곱·발진·구내염·구역·메스꺼움·우울증·식욕부진·불면·설사·변비·혈당상승·음식에 대한 혐오감·복부팽만·화·분노 등

이처럼 강렬한 세포교정이 일어나는 동안 호전반응은 격렬하고 고통스런 증상이 나타난다.

보통 호전반응은 약 6일 이내에 나타나며 3일에서 5일 정도 짧게 지속된다. 두 번째 호전반응은 체력이 보강되어 약 30일 이후에 심하게 나타나며 7일에서 15일 정도 지속된다. 세 번째 호전반응은 약 90일 이후에 더욱 심하게 나타나는데 15일에서 30일 정도 지속되는 경우도 있다.

아토피, 자가면역질환, 암 등에 스테로이드요법이나 항암요법을 받은 경우에는 보통 6개월 이후에도 호전반응이 심하게 나타나는 경우가 많다.

왜냐하면 스테로이드와 항암제는 체내에서 분해되지 않고 피부와

조직 안에 축적되어 있다가 호전반응과 더불어 배출되기 때문이다.

　이처럼 호전반응이 단계적으로 나타나는 이유는 병든 신체는 축적된 독소를 한 번에 제거할 수 있는 해독력이 충분하지 않기 때문이다. 그래서 신체의 독소에 대한 해독력의 회복 정도에 따라 단계적 호전반응이 나타나는 것이다.

　위와 같은 반응은 세포교정요법으로 면역과 혈류가 정상화되면서 세포에 축적된 오래된 독소를 제거하고 새로운 세포를 재생시키는 과정에서 나타나는 긍정적인 반응이므로 현대의학의 대증요법제로 과정을 일방적으로 막으면 안 된다. 급만성질환의 근본적인 치료를 위해서는 대증요법제를 최소한 사용하면서 치유반응을 유도해야 한다.

　건강을 회복하기 위해서 호전반응은 반드시 거쳐야 하는 필연적인 반응이므로 두려워하지 말고 치유가 완료되어 증상이 사라질 때까지 인내심을 가지고 지속적으로 세포교정요법을 실시하도록 한다.

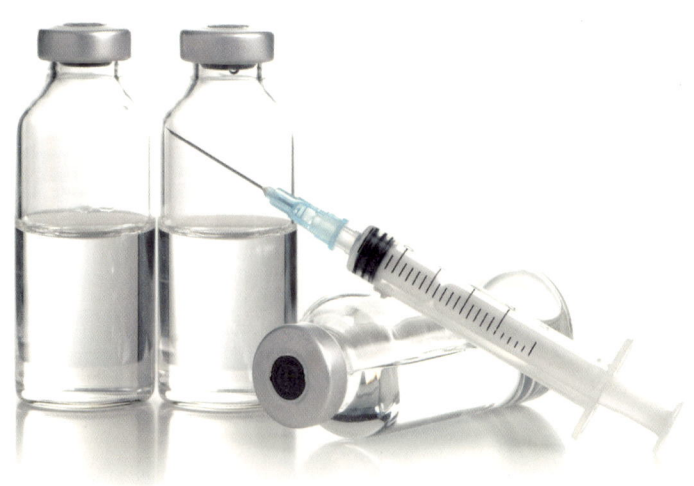

08

현대의학과 세포교정학

유전자의 개선을 목표로 처방되는 세포교정학

20세기 초 개발된 페니실린과 마취약은 현대의학을 이끈 쌍두마차다. 곰팡이 분비물에서 최초로 발견된 페니실린은 세균을 죽이는 물질이다.

이 약은 100여 년 전 상하수도가 분리가 되지 않았던 시절 및 추위와 전쟁 상황에서는 급성 세균성질환에 매우 효과적인 약물이었지만 위생상태가 좋아지고 추위와 전쟁이 거의 없는 21세기에는 거의 불필요한 약물이 되었다. 그리고 모든 수술을 가능하게 만든 마취제의 개발은 수술기술뿐만 아니라 수술에 뒤따르는 대증요법제의 비약적인 발전을 가능하게 만들었다.

항생제로 세균을 죽이고 수술로 혹을 떼어내며, 혈압강하제와 혈당강하제로 혈압과 혈당은 내리고, 진통해열소염제로 통증·발열·염증을 억제하는 등, 나타난 증상만을 치료하는 대증요법은 원인이 아닌 표면에 나타난 증상억제에만 매달려 결국 암을 비롯한 수많은 만성질환을 야기하는 엄청난 부작용을 낳게 되었다.

자연의학이란 용어는 19세기에 처음 사용되었지만 이미 수천 년 전부터 중국, 인도, 한국, 그리스 등의 동서양의 수많은 나라에서 행하여 온 치유의 지혜를 모은 학문이다.

20세기 수술요법과 대증요법제의 비약적인 발달로 인하여 현대의학은 주류로 자리 잡으면서, 전통적인 자연의학은 비주류의학으로 취급 받게 되었다. 하지만 현대의학이 인간 본래의 자연치유력을 무시하고 무

현대의학 vs. 세포교정학(OCNT)

현대의학	세포교정학(OCNT)
인체 = 기계	인체 = 소우주
마음 따로 몸 따로	마음과 몸은 하나
증상 개선	세포막과 유전자 개선
약물과 수술	자연과 음식
객관적 정보(수치,사진)중시	주관적 정보(식욕,기분)중시
확실성 이론	가능성 이론
건강검진 중시	육체 마음 환경 중시
합성의약품 사용	천연 영양소 사용
질병(증상) = 惡	질병(증상) = 善
의사 = 치료주체	약사, 의사 = 치료 도우미

차별적인 수술요법과 대증요법제를 남발하면서 면역력약화, 약물내성, 슈퍼박테리아 출현 등의 수많은 부작용을 낳았다. 특히 스트레스와 독소로 자연치유력이 저하되어 발병하는 암과 만성 난치성질환에는 대증요법의 한계점을 분명하게 드러내고 있는 현 시점에서 인체의 자연치유력을 키워 질병을 예방하고 치유하는 세포교정요법이 주목받고 있다.

자연의학의 한 분야인 세포교정요법의 근본적인 목적은 환자 개인에게 맞는 세포 영양소의 공급을 통해 질병의 원인이 되는 질병 세포와 독소를 제거하고 건강한 세포와 조직을 만들어 환자의 생명력을 정상으로 끌어올리는데 있다.

난치성 만성질환의 주요 원인으로 지목되는 현대의학

현대의학의 잦은 건강검진과 약물요법 그리고 수술요법 등은 치유력을 저하시키고 치유반응을 억제하여 암을 비롯한 심각한 난치성 만성질환을 유발하는 주요한 원인이 되고 있다.

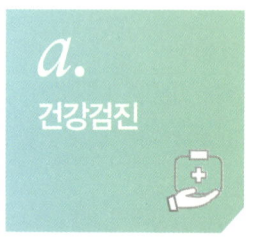
a. 건강검진

병의 뚜렷한 증상이 없다면 건강검진을 위해서 병원에 미리 갈 필요가 없다. 건강검진은 효용성이 없고 위험한 검사의 연속이기 때문이다. 설사 일부 증상이 나타난다 하더라도 건강검진은 가급적 피하면 좋다. 왜냐하면 검진과정에서 받는 스트레스와 독소로 인하여 더 큰 질병에 걸릴 수 있기 때문이다. 몸이 크게 아프지 않은 경우 건강검진보다는 각자에게 적절한 세포교정요법을 실시함으로써 대부분 자연치유가 가능하다.

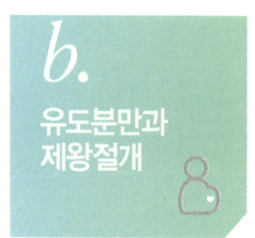
b. 유도분만과 제왕절개

신생아의 면역기능과 호흡기능이 정상적으로 가동되기 위해서는 제왕절개가 아닌 자연분만을 통해서 낳아야 한다. 병원의 의사대신 집에서 경험 많은 조산사의 도움을 받아서 자연 분만하는 것이 태아와 산모에게 가장 안전한 방법이다.

신생아가 아직 나올 준비가 안 된 상태에서 태아 감시장치와 유도분만제를 투여하면 모니터에 태아가 비정상적으로 움직이게 된다. 이 시점에서 질을 통한 자연분만을 포기, 제왕절개를 유도시킨다. 제왕절개로 태어난 신생아는 초자막증이라고하는 치명적인 중증폐질환이 나타날 위험이 높다. 초자막증은 미숙아에게만 볼 수 있었던 병으로 정상적인 자연분만의 경우 나타나지 않는다. 자연출산에서는 태아가 산도를 지나는 동안 자궁수축작용에 의해 흉부와 폐를 조여 주게 되고 그리하여 폐에 고인 체액과 분비물은 기관지를 통해 입으로 나오게 된다. 그러나 제왕절개로 태어난 아이는 이러한 일련의 과정이 생략되어 분비물이 배출되지 못하고 호흡곤란을 동반한 초자막증이 나타나게 된다.

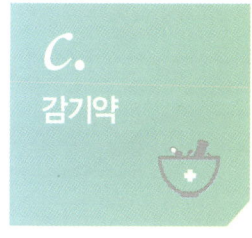

감기에 걸리면 감기약 대신 휴식을 취하며 안토시아닌과 같은 적절한 플라보노이드를 섭취하면 대부분 5일내 자연치유 된다. 유럽에서는 감기에 식물영양소인 안토시아닌이 널리 처방되거나 판매된다.

현재 국내 병원과 약국, 편의점 등에서 감기약으로 처방되거나 판매되는 항생제와 진통소염제는 감기나 인플루엔자에 아무 효과가 없다. 오히려 면역력이 약한 노약자들에게는 치명적인 독소로 작용하여 소중한 생명을 앗아갈 수 있다. 약사의 상담 없이 편의점에서 마구 판매되는 진통소염제는 즉시 중지되어야 한다.

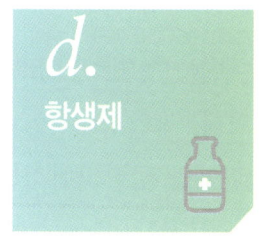

40년 전에는 뇌막염과 폐렴 등의 세균성질환이 많았지만 현재는 위생환경이 좋아져 세균성질환이 거의 사라졌다. 즉 항생제를 사용할 필요가 없는 것이다. 항생제의 남용은 발진·심장마비·발한·의식불명·혈정저하·부정맥 등의 과민성쇼크를 유발시킨다. 또한 장에 있는 유익한 세균

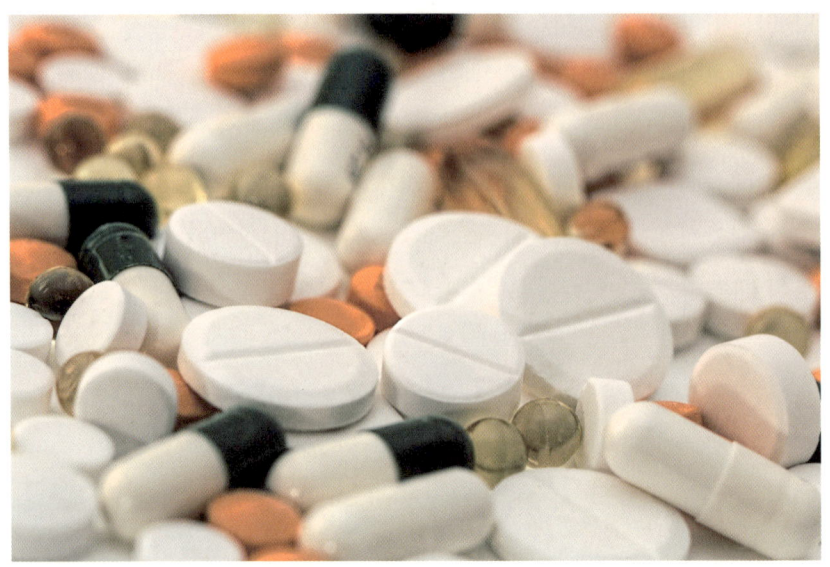

을 죽여 면역력을 떨어뜨리고 항생제를 이기는 슈퍼박테리아를 출현시켜 우리의 생명을 위협한다.

　근본적으로 항생제는 감기바이러스와 인플루엔자를 죽이지 못하며 폐렴과 뇌염 등의 2차 합병증을 예방하는 효과가 없고 호흡기관에 존재하는 병원균의 수도 감소시킬 수 없으므로 어떤 목적으로든 사용해서는 안된다. 젖먹이 유아가 항생제를 필요로 할 확률이 10만분의 1도 되지 않는데도 항생제를 계속 투약하고 있다.

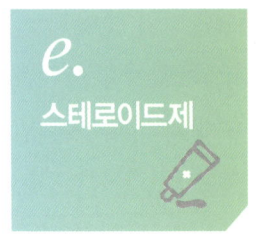

e.
스테로이드제

　스테로이드제는 극도의 부신기능저하, 뇌하수체의 기능저하, 홍반성낭창, 궤양성대장염, 림프종 등의 급성 중증질환에만 국한되어 일시적으로 사용되어야 하는 부작용이 심각한 위험한 약이다.

하지만 최근에는 피부염, 발진, 여드름, 비염, 천식, 알레르기 등의 가벼운 피부호흡기질환에도 스테로이드제가 대량으로 장기간 투약되고 있다. 스테로이드를 장기간 복용하면 고혈압, 근력저하, 소화기궤양, 외상의 치유능력저하, 발한, 어지럼증, 경련, 생리불순, 발육장애, 정신장애, 녹내장, 당뇨병 등의 심각한 부작용이 나타난다.

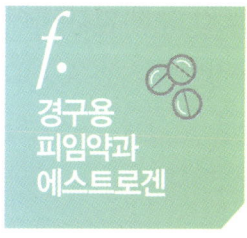

f. 경구용 피임약과 에스트로겐

경구용 피임약과 에스트로겐을 복용할 경우 심근경색과 담낭암, 그리고 자궁암의 발병율을 5~12배까지 높이는 것으로 확인되었다. 에스트로겐은 젊음을 유지시키고 갱년기를 치료하며 심장병과 골다공증을 예방할 목적으로 투여된다. 그러나 임상결과 그 효과는 거의 없으며 오히려 다양한 암과 만성질환을 유발하는 것으로 보고되고 있다.

갱년기는 스트레스와 독소가 축적된 결과로써 나타나는 호전반응이므로 세포교정요법을 통해서 축적된 독소를 신속하게 제거하고 생식기 세포를 재생함으로써 극복할 수 있다.

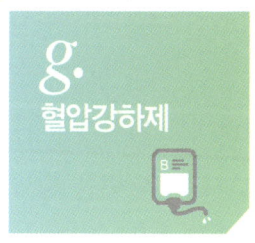

g. 혈압강하제

스트레스를 받으면 혈관이 수축되어 당연히 혈압이 올라간다. 일시적으로 상승된 혈압을 장기간 약으로 억제할 경우 발진, 수명, 어지러움증, 근육경련, 혈관염증, 피부통증, 관절염, 정신장애, 의식장애, 집중력저하, 경련, 메스꺼움, 성욕감퇴, 성적불능, 우울증 등의 심각한 부작용이 발생한다.

스트레스로 상승한 고혈압은 혈압을 떨어뜨리는 혈압강하제 대신 긴장상태를 풀고 스트레스를 해소시키는 세포교정요법을 14일 정도 실시하면 대부분 혈압이 정상화된다.

h. 과잉행동증후군 (ADHD)

병원에서는 고분고분 말을 잘 듣지 않는 아이들을 주의결함이나 뇌기능장애를 가진 ADHD 환자로 진단하여 본래 중증 정신질환자의 치료에 사용하는 행동 억제 약을 투약한다.

건강한 아이들은 주의력이 산만하고 말을 잘 듣지 않는 경향이 있다. 이런 자연스런 생리적 현상을 병적으로 몰아 부쳐 뇌신경을 억제하는 약으로 말 잘 듣는 좀비를 만드는 것이다.

이 약은 성장방해, 고혈압, 불면증, 신경과민, 자살 등의 심각한 부작용을 초래한다. 일반적으로 ADHD 환자들은 저체온증과 가공식품을 좋아하는 아이들이 많다. 적절한 세포교정요법으로 체온을 올리고 가공식품으로 축적된 독소를 제거함으로써 ADHD의 근본적인 치유가 가능하다.

i. 혈당강하제와 인슐린

당뇨약과 인슐린은 혈당을 조절할 수 있지만 결국에는 합병증을 피할 수 없다. 혈당강하제를 복용하는 동안 사망한 당뇨환자들은 대부분 심근경색으로 사망했다. 인슐린은 당뇨환자들의 실명과 다양한 합병증을 유발하는

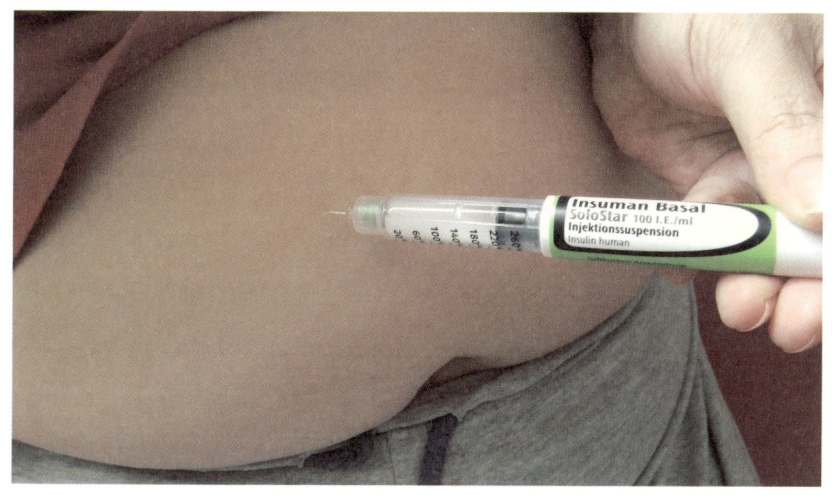

물질로 밝혀지고 있는 비자기(非自己) 호르몬이다. 적절한 세포교정요법을 실시한다면 혈당조절은 물론 망막증과 족부괴사 그리고 신부전 등 다양한 당뇨합병증을 예방할 뿐만 아니라 개선도 가능하다.

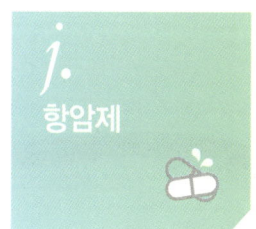

j. 항암제

　　미국 식품의약국(FDA)과 유럽 의약품청(EMA)에서 2002년부터 2014년까지 사용되고 있는 48가지의 항암제의 평균 생명연장효과는 불과 1~2개월이며 표적항암제도 3개월을 넘지 못하는 것으로 밝혀져 충격을 주고 있다. 항암제는 암세포를 50% 이상 사멸하지만 면역력을 저하시키며 전이와 재발의 원인으로 밝혀진 암줄기세포는 거의 죽이지 못한다.

　표준항암치료인 화학요법제, 방사선요법, 수술요법과 세포교정요법을 병용함으로써 면역기능을 최대한 유지하고 암줄기세포의 세력을 약화시킴으로써 암치료율을 향상시킬 수 있다.

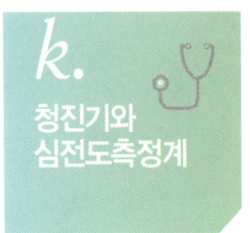
k. 청진기와 심전도측정계

청진기에서 들을 수 있는 심장잡음은 어린이의 심장의 맥박에 잡음이 섞이는 현상으로 6살 이전에 대부분 사라진다. 건강한 아이들의 약 40%에서 나타나는 일반적인 건강한 증상이다. 그러나 의사로부터 부모에게 알려지는 순간 당황한 부모는 아이에게 불필요한 심전도검사와 흉부엑스레이, 그리고 심장병검사를 받게 한 후 운동을 제한시키고 과다한 영양을 섭취하게 한다. 그 결과 비만이 되어 정말로 심장병이 생기게 한다. 결국 청진기가 심장병을 만드는 것이다.

또한 심장전문의가 심장병을 진단할 때 사용하는 심전도 측정진단의 약 75%가 오진일 가능성이 매우 높다는 검사결과가 나온 것은 매우 충격적이다. 심전도검사는 신뢰할 수 없는 검사방법이다. 건강한 사람도 검사 당시의 스트레스 상황과 시간대 등 심장자체 이외의 많은 요인에 의해 심전도는 큰 편차로 변할 수 있다. 뇌종양과 간질을 검사

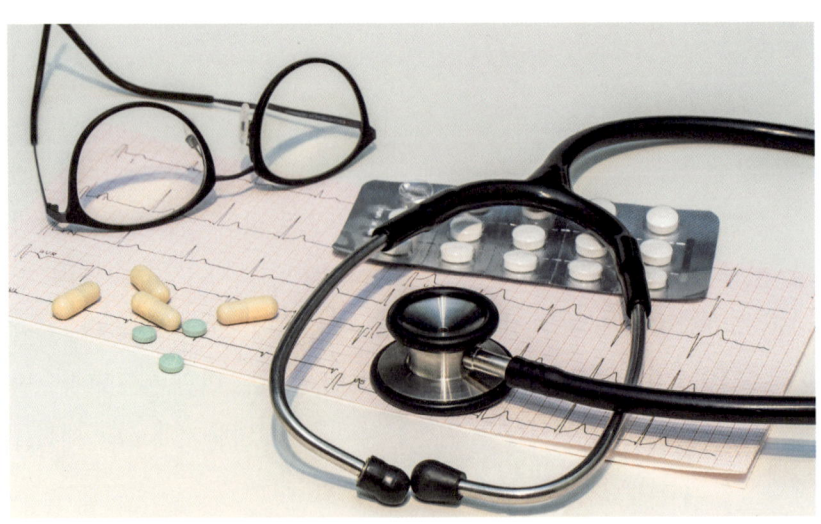

하는 뇌파검사도 마찬가지로 한계가 있다. 마네킹의 머리에 젤리를 넣어 뇌파계를 접속시켰더니 '살아있다'라는 결과가 나왔다고 한다. 연구결과 간질환자의 20%가 뇌파도에 전혀 문제가 없는 반면 정상인의 20%가 이상을 나타냈다는 보고가 있다.

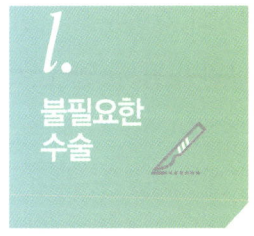

1. 불필요한 수술

현대의학의 가장 큰 문제는 합성약의 오남용과 더불어 불필요한 수술을 지나치게 많이 행하는 것이다. 20세기 가장 위대한 과학의 업적으로 평가받는 페니실린과 스테로이드는 심각한 의약품 남용의 선두주자가 되었고, 살아있는 몸을 칼로 갈라 떼어버리는 적출수술은 마취약의 개발과 더불어 비약적인 발달을 하게 되었고 마침내 현대의학의 중심에 서게 되었다.

가장 빈번하게 행해지는 대표적 불필요한 수술

- 편도수술 · 유아탈장수술 · 맹장수술 · 관상동맥바이패스수술
- 자궁적출수술 · 암수술 · 갑상선수술 · 안구사시수술

위 수술의 대부분은 세포교정요법으로 대체가 가능한, 즉 수술하지 않고 자연치유가 가능한 수술들이다. 다만 응급상황에서는 수술을 고려할 수 있다.

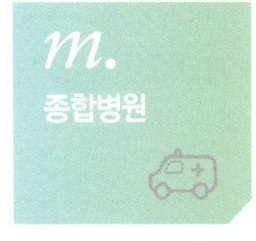
m. 종합병원

병원 내 감염발생율과 검사나 투약시에 사고 발생율이 가장 높은 곳이 종합병원이다. 의과 대학생이나 수련의들에게 현대의학을 가르치는 곳으로 환자를 실험 도구로 사용할 가능성이 가장 높다. '병원은 노인과 아이들에게 최악의 장소이다'란 말처럼 병원에서 주는 스트레스와 감염독소는 면역체계가 약한 노인과 어린이들에게는 무서운 발병원이 될 수 있다.

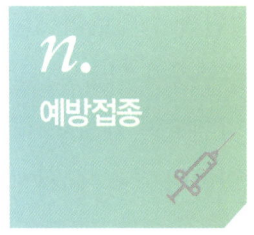
n. 예방접종

현재 실시되는 대부분의 예방접종은 무의미하며 매우 위험하기 그지없다. 특히 디프테리아·백일해·유행성이하선염·홍역·풍진·소아마비 등의 백신은 그 유효성에 대한 확증이 없으므로 임산부 및 유소아에게 투여해선 안 된다. 인플루엔자·신종플루·조류독감 등 백신은 생명을 앗아갈 수 있을 정도로 강한 독성을 가지고 있을 뿐만 아니라 그 해 유행하는 인플루엔자가 접종한 백신과 동일할 확률은 거의 없기 때문에 면역력이 저하된 노약자와 만성질환 환자들에게 접종해서는 안 된다. 해마다 수만 명의 노약자가 예방접종의 부작용으로 사망하고 있다.

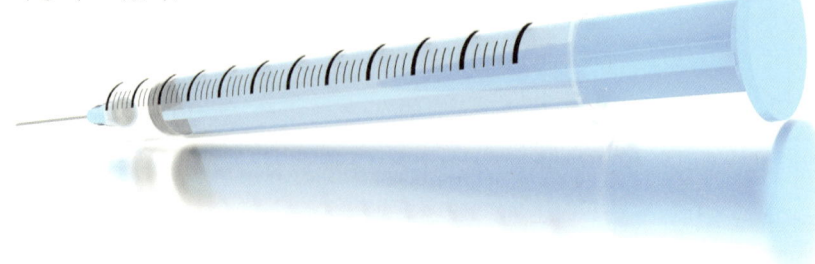

09

호전반응의 정의와 원인

치유반응 또는 명현반응이란?

　세포교정요법을 하게 되면 나타나는 통증, 발열, 부종 등의 호전반응을 치유반응 또는 명현반응이라고 부른다.

　스트레스와 독소로 혈관이 좁아지고 세포가 병이 들면 인체는 자동 복구시스템을 가동시켜 자연치유호르몬인 PG(프로스타글란딘)와 아세틸콜린을 대량 분비시킨다. 이 호르몬들은 혈관을 넓히고 백혈구와 면역효소를 출동시켜 손상된 세포와 노폐물 및 독소를 제거하고 빈자리에 줄기세포를 공급하여 정상적인 세포로 회복시킨다.

　이 혈관확장·독소해독·세포복구 과정에서 통증·발열·부종 등의 호전반응 즉, 치유반응이 나타나는 것이다. 세포와 혈관이 많이 아플수록 호전반응은 강렬하다. 정상에 올라가기 위해서 땀과 고통이 수반되듯이 아픈 사람이 완전한 건강을 찾기 위해서는 반드시 고통스럽지만 호전반응을 겪어야만 한다. 아픈 원인은 과거에 있고 그 원인을 제거하기 위해서 오늘 아픈 것이다. 아픔을 신속하게 종결하고 싶다면 그 반응을 약으로 막지 말고 아픈 원인을 신속하게 제거할 수 있는 세포교정요법을 실시해야 한다. 원인이 제거되면 통증은 말끔하게 사라지게 된다. 암을 제외한 대부분의 통증은 병의 결과가 아니라 병이 낫는 과정이라는 것을 반드시 명심하자.

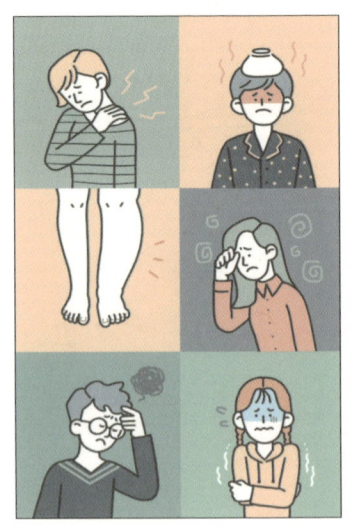

　병의 마지막 결과는 죽음이다. 죽지 않고 살려고 하는 반응, 이것이 바로 호전반응이다.

호전반응의 원인

호전반응은 인체의 질병세포를 제거하는 과정에서 나타나는 생체반응으로 만일 질병세포가 없다면 호전반응이 일어나지 않는다. 즉, 호전반응의 원인은 과거에 발생한 질병세포 염증세포·부전세포·종양세포인 것이다. 호전반응으로 질병세포가 모조리 제거되면 더 이상 호전반응이 일어나지 않는다.

A. 염증세포
세포막이 산화·손상된 세포

간염, 심근염, 위염, 장염, 폐염, 신장염, 방광염, 전립선염, 뇌염, 중이염, 관절염, 자궁염, 혈관염, 당뇨병, 고혈압 등

[그림 11] 염증의 발생기전

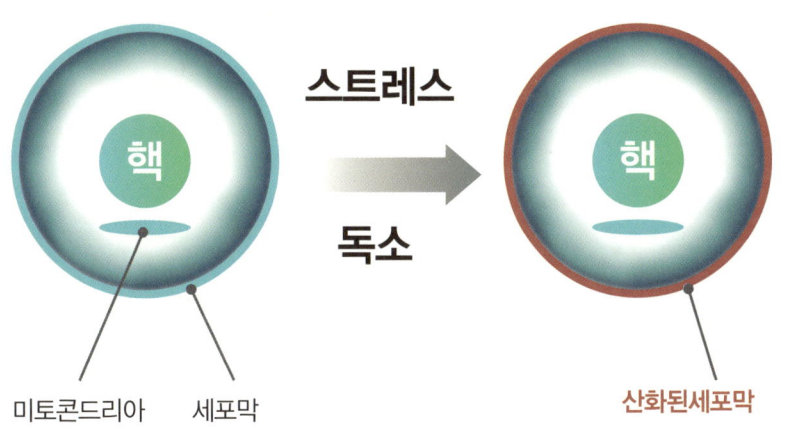

B. 부전세포
세포막과 미토콘드리아가 산화·손상된 세포

1. **뇌부전** : 뇌경색, 알츠하이머치매, 파킨슨치매
2. **심부전** : 심근경색, 협심증, 부정맥
3. **폐부전** : 폐기종, 폐섬유종, 기관지확장증, 폐고혈압
4. **간부전** : 간경화, 간경변, 만성간염
5. **위부전** : 소화성궤양, 위하수증, 용종, 역류성식도염
6. **췌장부전 · 신부전 · 담낭부전**
7. **혈관부전** : 동맥경화, 동맥류, 정맥류, 치질
8. **갑상선부전** : 갑상선기능저하증, 갑상선기능항진증
9. **소장부전** : 범혈구감소증, 장누수증후군
10. **골수부전** : 범혈구감소증, 면역결핍증

[그림 12] 부전의 발생기전

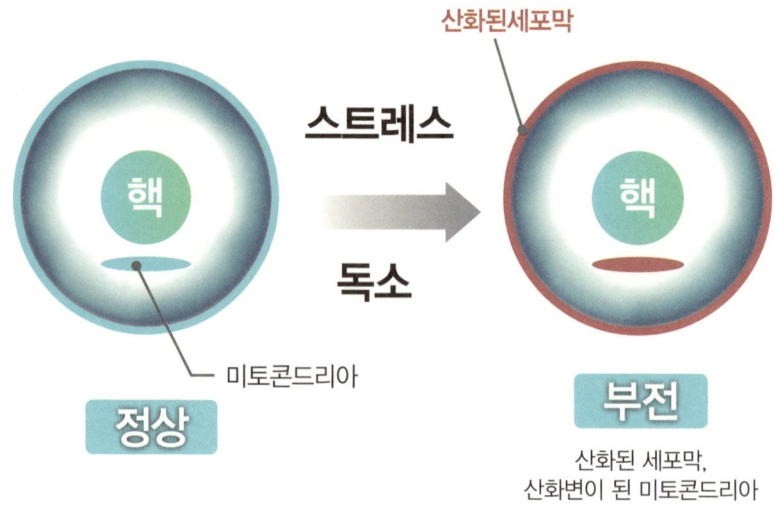

산화된 세포막,
산화변이 된 미토콘드리아

C. 종양세포
세포막과 핵유전자 DNA가 변이 · 손상된 세포

1. **양성종양** : 지방종 · 용종 · 근종
2. **악성종양** : 고형암 · 혈액암

[그림 13] 종양의 발생기전

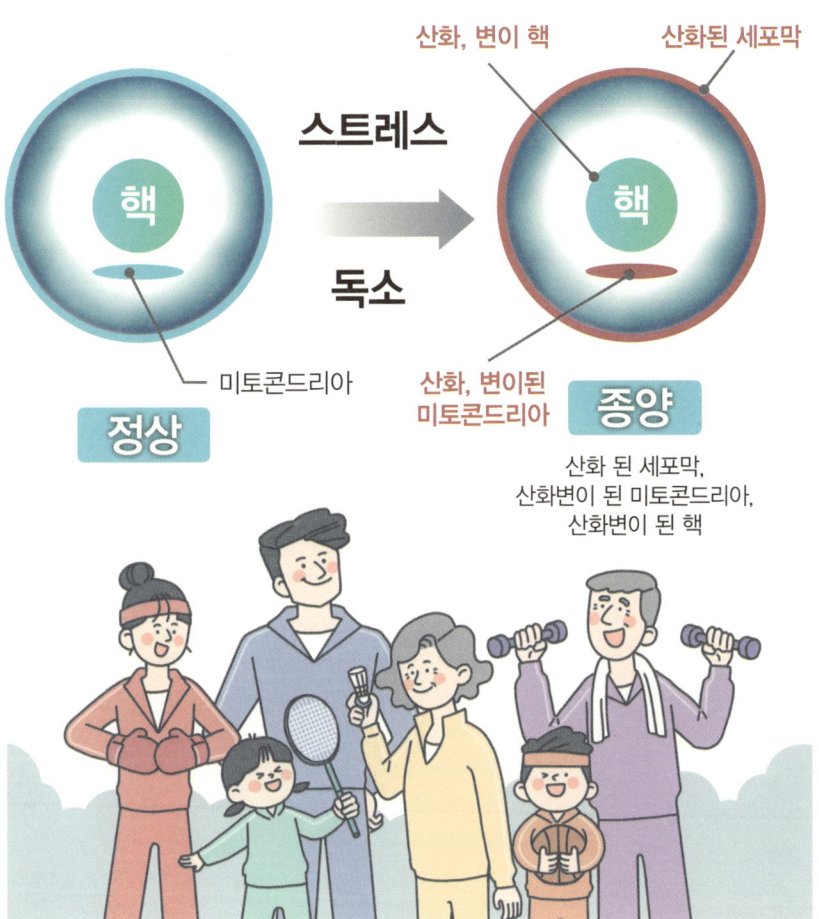

10

호전반응의 기전과 유형

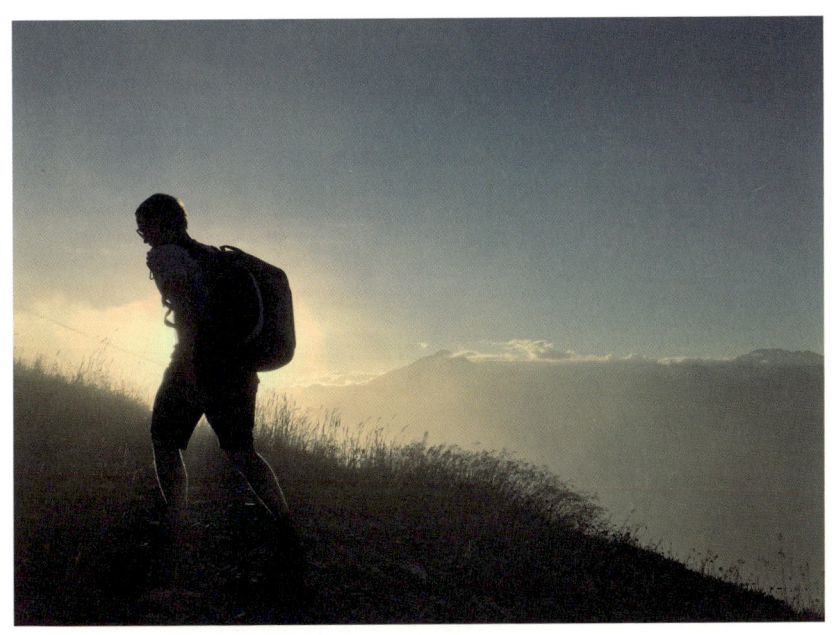

　스트레스와 독소로 혈관이 좁아지고 세포가 병이 들면 인체는 자동 복구시스템을 가동시켜 자연치유호르몬인 프로스타글란딘과 아세틸콜린을 대량 분비시킨다. 이 호르몬들은 혈관을 넓히고 백혈구와 면역효소를 출동시켜 손상된 세포와 노폐물, 독소를 제거하고 빈자리에 줄기세포를 공급하여 정상적인 세포로 회복시킨다.

　이 혈관확장 · 독소해독 · 세포복구 과정에서 통증 · 발열 · 부종 등의 호전반응 즉, 치유반응이 나타나는 것이다. 세포와 혈관이 많이 아플수록 그 회복과정에서 호전반응은 강렬하다.

　정상에 올라가기 위해서 땀과 고통이 수반되듯이 아픈 사람이 완전한 건강을 찾기 위해서는 반드시 고통스럽지만 호전반응을 겪어야만 한다. 아픈 원인은 과거에 있고 그 원인을 제거하기 위해서 오늘 아픈 것이다. 아픔을 신속하게 종결하고 싶다면 그 반응을 약으로 막지 말고 아픈 원인을 신속하게 제거할 수 있는 세포교정요법을 실시해야 할 것이다.

원인이 제거되면 통증은 말끔하게 사라지게 된다. 통증은 병의 결과가 아니라 병이 낫는 과정이라는 것을 반드시 명심하자.

병의 결과는 죽음이다. 죽지 않고 살려고 하는 반응, 바로 이것이 호전반응인 것이다.

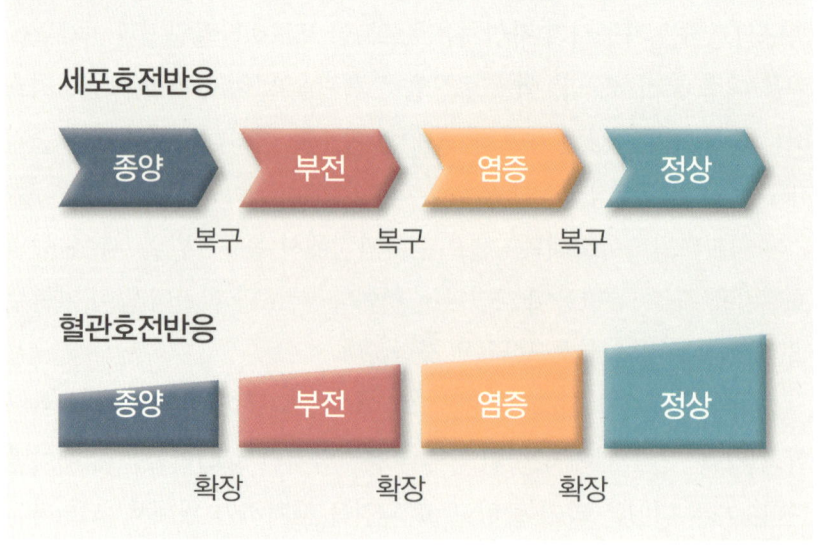

[그림 14] 호전반응

[그림 15] 호전반응의 유형

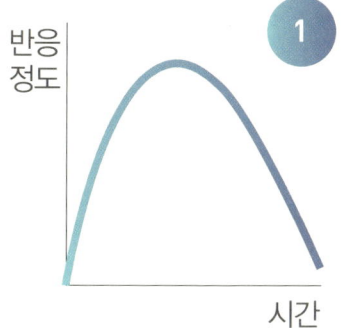

대부분 ❶번 패턴으로 일어난다. 복용 후 약 2~3일째 가장 심한 반응이 일어나다가 점차 반응강도가 줄어들며 약 7일~15일 간 지속된다.

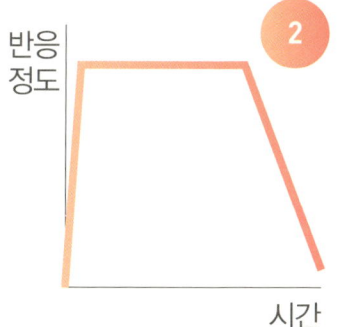

❷번 패턴은 주로 약물을 오래 복용한 사람한테서 나타나는 패턴으로 세포에 남아있던 약물 중간 대사물이 다 배설될 때까지 일정기간 컨디션이 안 좋다가 갑자기 좋아진다.

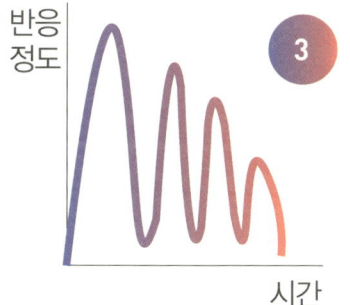

❸ 흔하게 잘 나타나지 않는 패턴으로 오래된 골질환자(골다공증, 관절염)들에게서 나타나며 업 다운을 반복한다.

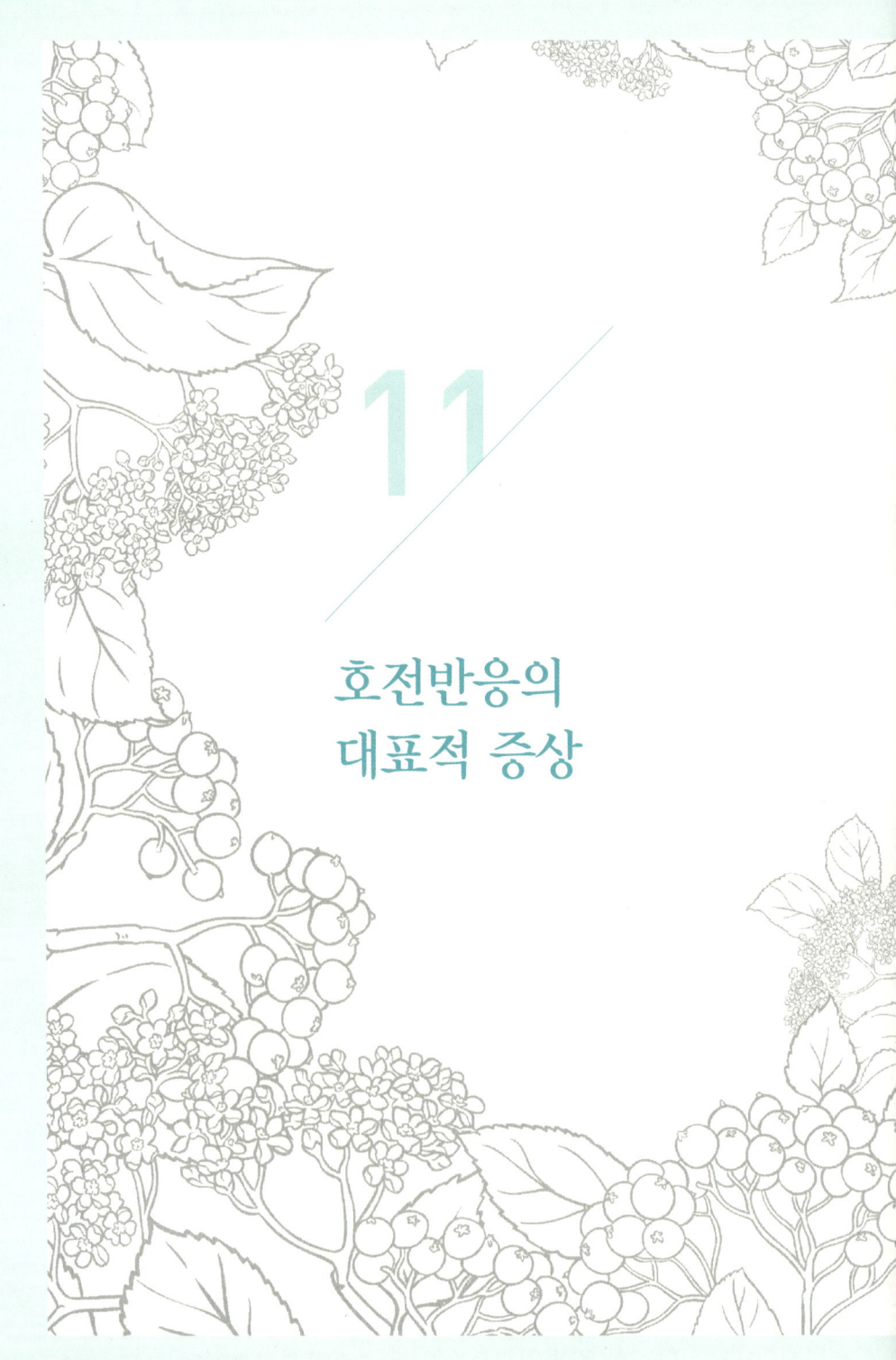

11

호전반응의 대표적 증상

01 통증

통증은 PG(프로스타글란딘)에 의해서 혈관이 확장되고 활성화된 백혈구와 효소에 의해서 독소·노폐물·염증·종양 등이 제거되는 과정에서 나타나는 호전반응의 대표적인 필수반응이다. 통증이 나타날 경우 적절한 세포교정요법을 통해 제거하는 것이 최선이다. 너무 심한 통증은 스트레스로 작용할 수 있기 때문에 참기 힘들 만큼 심하면 세포교정요법과 병용해 2~3일 정도 진통제를 사용할 수 있지만 장기적인 복용은 자연치유력을 현저하게 저하시켜 치유를 불가능하게 만든다.

02 발열

자연치유가 시작되면 통증과 함께 일어나는 호전반응이다. 발열은 PG(프로스타글란딘)에 의해서 혈관이 확장되고 발열기구인 시상하부와 갑상선에서 체온을 올리는 반응으로 효소와 백혈구가 독소·노폐물·염증·종양 등을 쉽게 제거할 수 있도록 도와주는 면역반응이다. 이 때 해열제는 절대 사용해서는 안 된다. 단 며칠간의 투약으로도 어린이와 노약자들에게 백혈병을 비롯한 치명적인 면역질환을 유발할 수 있음을 명심하자.

03 부종

자연치유반응인 호전반응이 시작되면서 세포 내에 축적된 독소와 노폐물이 세포 밖으로 대량 방출되면 혈액오염에 의해 패혈증이 발생할 수 있다. 이 때 인체는 말초혈액공간 세포 간 공간으로 독소와 노폐물을 집결시킨 후 혈관과 세포로부터 수분을 끌어들여 일시적 부종상태를 만들어 독소를 중화시킨 후 천천히 배출시킨다. 즉, 부종은 독소를 희석시키는 반응인 것이다.

04 | 현기증

자연치유가 시작되면 자연치유 호르몬인 PG(프로스타글란딘)와 아세틸콜린이 분비되면서 수축된 혈관이 급격하게 확장된다. 이 때 일시적으로 혈압이 떨어지는 치유성 저혈압 증상이 나타난다. 이 증상은 혈관이 정상화되면 바로 사라진다.

05 | 가려움증

자연치유가 시작되어 혈관이 확장되고 발열이 시작되면 잠자고 있던 마스트셀이 활성화되어 면역방어물질인 히스타민이 분비된다. 히스타민은 면역세포를 활성화시키는 역할을 한다. 분비된 히스타민은 치유가 필요한 부위에 가려움증을 일으켜 긁도록 유도하여 산소와 면역세포를 신속하게 보낸다. 오랜 만에 산에 오르면 열이 나고 혈류가 좋아지면서 가려움증이 나타난다. 이 가려움증은 히스타민이 분비되면서 나타나는 좋은 면역반응이다. 가려움증은 질병세포와 노폐물을 제거할 수 있는 절호의 기회다. 히스타민의 분비를 억제시키는 항히스타민제 복용 대신에 전신목욕으로 자연치유력을 키우도록 하자.

06 | 발적

피부에 나타나는 붉은색 증상으로 자연치유가 본격적으로 시작되면 인체조직내에 축적된 독소와 노폐물이 피부주변의 말초혈액공간으로 배출되면서 나타난다. 특히 장기간 약물을 복용했거나 만성질환을 갖고 있는 경우 노폐물과 독소 등의 배출과정에서 발적이 심하게 나타날 수 있다.

07 | 기침·가래

자연치유가 되면 기관지와 폐에 쌓인 독소·노폐물·염증·종양 등이 한꺼번에 배출되기 시작한다. 이 때 나타나는 배출반응이 기침과 가래다. 완전한 치유를 위해서는 가래를 꼭 배출시켜야 한다.

08 | 콧물·눈물·눈곱·잇몸출혈·귓물

자연치유가 시작되면 안면부위에 축적된 독소와 노폐물 등도 배출되기 시작한다. 중이염이나 축농증이 있으면 누런 콧물이 나오고, 백내장이나 녹내장, 망막증이 있으면 눈곱이나 눈물이 나온다. 중이염이 있으면 귓물이 나오고 구내염은 잇몸출혈이 나타난다.

09 | 방귀

자연치유가 시작되면 부교감신경이 활성화되어 위와 장의 기능이 활발해지고 장내세균도 활성화하여 노폐물·독소·숙변 등이 분해된다. 방귀는 노폐물·독소·숙변 등이 장내세균에 의해서 분해되면서 발생하는 가스를 배출시키는 증상이다.

10 | 설사

장이 활발하게 움직이면 수분이 충분히 흡수되지 않아 묽은 변이 나타난다. 자연치유가 본격적으로 시작되면 부교감신경이 활성화되어 장 운동이 활발해지면서 독소와 노폐물 등의 배출을 위해서 일시적으로 설사가 발생한다. 독소배출이 끝나고 면역력이 충분히 상승하면 설사는 저절로 멈춘다.

11 | 변비

체내 수분이 부족한 경우 수분배출을 억제시킴으로써 수분공급을 돕는다. 자연치유를 시작하면서 변비가 생겼다면 대부분은 체내수분이 부족해서다. 수분을 충분하게 섭취하면 수 일 내에 변비증상이 사라진다.

12 | 출혈

염증과 종양 등은 모세혈관과 복잡하게 엉겨 붙어 있다. 출혈은 활성화된 백혈구가 염증과 종양을 공격하면서 주변 모세혈관이 손상되어 나타나는 치유증상이다. 염증과 종양이 다 제거되고 나면 출혈이 멈춘다.

13 | 피로

피로는 근육과 간 등의 축적된 독소와 노폐물 등이 백혈구와 효소에 의해서 제거되면서 나타나는 치유반응이다. 피로와 무력감을 느낄 때는 세포교정요법을 실시하면서 동시에 가벼운 운동과 휴식을 갖는 것이 좋다.

14 | 경련·저림

혈관이 막힌 경우 혈관을 넓히기 위해서 경련과 저림 증상이 나타난다. 대부분 몸이 차가워지거나 과로를 했을 때, 그리고 동맥경화가 있는 경우 나타나는 호전반응이다.

15 | 불면

지속적으로 뇌혈관이 닫히면서 산소부족으로 눈이 감기며 졸리는 현상이 나타난다. 연탄가스를 흡입했을 때도 산소부족으로 동일한 증상이 나타난다. 자연치유가 시작되면서 갑자기 뇌혈관이 열리면 잠이 잘 오지 않는 호전반응이 나타난다. 뇌혈관이 완전히 열리면 불면증은 사라진다.

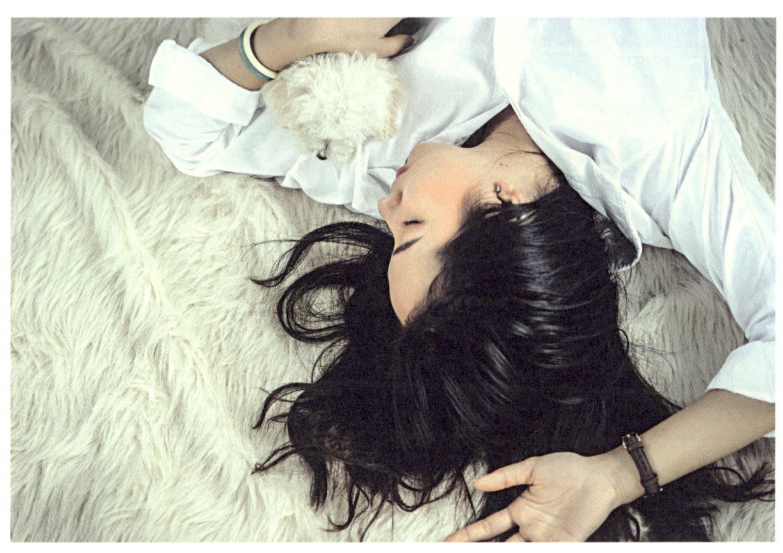

호전반응의 대표적 증상

01 | 통증
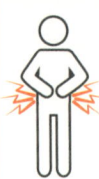
통증은 호전반응의 대표적인 반응으로 혈관이 확장되고 백혈구와 효소에 의해서 독소, 노폐물, 염증 등이 제거되는 과정에서 나타나는 반응.

02 | 발열
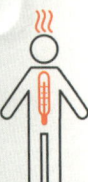
통증과 더불어 동시에 일어나는 반응으로 혈관이 확장되고 발열기구인 시상하부와 갑상선에서 체온을 올려 백혈구의 면역작용을 도와주는 반응.

03 | 부종
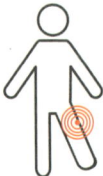
독소와 노폐물의 대량 방출에 의한 혈액오염을 막기 위해서 일시적으로 부종상태를 만들어 독소를 중화시키는 반응.

04 | 현기증

급격하게 혈관이 확장되면 일시적으로 순간 혈압이 떨어져 어지러움이 나타나는 반응.

05 | 가려움증
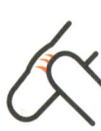
혈관이 확장되고 발열이 시작 되면 면역방어물질인 히스타민이 분비되면서 나타나는 반응.

06 | 발적과 발진
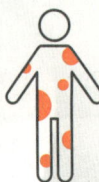
독소와 노폐물이 피부주변의 말초혈액공간으로 배출되면서 나타나는 반응. 특히 장기간 약물 복용이나 만성질환이 있는 경우 심하게 나타남.

07 | 기침·가래
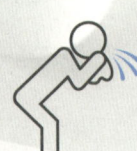
기관지와 폐에 쌓인 독소·노폐물·염증 등이 한꺼번에 배출되면서 나타나는 반응.

OCNT요법으로 면역과 혈류가 좋아지면서 신체에서 발생하는 고통스럽지만 긍정적인 반응

08 | 콧물·눈물·눈꼽·잇몸출혈·귓물

안면부위에 축척된 독소와 노폐물 등이 배출되면서 나타나는 반응. 중이염·축농증이 있는 경우는 콧물, 귓물이, 눈주변에 염증이 있는 경우 눈꼽이나 눈물이 나옴.

09 | 방귀

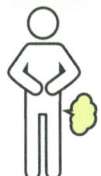

위와 장의 기능이 활발해지고 장내세균이 활성화하여 노폐물·독소·숙변 등이 분해되면서 나타나는 반응.

10 | 설사

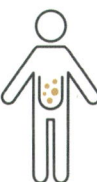

장 운동이 활발해지면서 독소와 노폐물 등을 배출시키기 위해 일시적으로 나타나는 면역반응. 독소 배출이 끝나고 면역력이 충분히 상승하면 설사는 저절로 멈춤.

11 | 변비

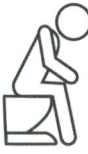

체내 수분이 부족한 경우 수분 배출을 억제시켜 수분 공급을 돕는 반응. 수분을 충분히 섭취하면 수 일 내에 변비증상이 사라짐.

12 | 출혈

출혈은 활성화된 백혈구가 염증세포를 공격하면서 주변 모세혈관이 손상되어 나타나 는반응. 염증세포가 모두사라지면 출혈이 멈춤.

13 | 피로

근육과 간 등의 축척된 독소와 노폐물이 백혈구와 효소에 의해서 제거되면서 나타나는 반응.

14 | 경련·저림

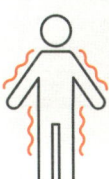

혈관이 막히거나 좁아진 경우 혈관을 확장시키는 과정에서 나타나는 일시적인 반응.

15 | 불면

뇌혈관이 열리면서 일시적으로 잠이 잘 오지 않는 반응. 뇌혈관이 완전하게 열리면 불면증이 사라짐.

12

질병별 호전반응의 증상

호전반응과 질병별 증상

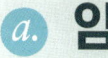
a. 암

  암은 혈액이 오염되고 저산소·저체온의 환경, 즉 면역세포와 면역효소로 대표되는 우리 몸의 면역계가 약해진 상태에서 자라난 비정상세포다.

  아래 호전반응은 세포교정요법으로 면역계가 활성화되어 암세포가 사라지면서 나타나는 반응으로 방종양증후군이라고도 한다. 호전반응들이 모든 암 환자들에게 동일하게 나타나지는 않는다. 체질에 따라 또는 암의 위치와 세력에 따라 부위별로 약하거나 강하게 나타난다. 몸에 해로운 암을 제거하는 과정에서 반드시 거쳐야 하는 이로운 반응 즉, 호전반응이므로 해롭거나 힘들다고 여기지 말고 감사하게 받아드려야 할 것이다.

통증·발열·부종	세포교정요법으로 혈관이 확장되고 면역이 올라갈 때 암세포가 제거되는 과정에서 아프고 열나고 붓는 증상이 나타난다.
출혈	■ **대장암·직장암** – 혈변 대장암 또는 직장암세포가 제거되면서 주변 모세혈관이 손상되어 장출혈이 발생한다. 대변볼 때 피가 섞여 나온다. ■ **폐암** – 객혈·혈담 폐암세포가 제거되면서 주변 모세혈관이 손상되어 폐출혈이 발생한다. 기침할 때 피

가 나오거나 가래에 피가 섞여 나온다
- ■ 백혈병 – 코피 · 자궁출혈 · 혈뇨 · 객혈 · 토혈 · 혈변 · 잇몸출혈 백혈병세포를 체외로 배출시킬 때 적혈구가 같이 배출되면서 나타나는 반응이다. 전신에서 출혈현상이 나타난다.
- ■ 위암 · 간암 – 토혈 위암세포가 제거되면서 주변 모세혈관이 손상되어 위출혈이 발생한다. 구토할 때 피를 토한다.
- ■ 방광암 · 신장암 – 혈뇨 방광암세포와 신장암세포가 제거되면서 주변 모세혈관이 손상되어 방광출혈과 사구체출혈이 발생한다. 소변볼 때 피가 섞여 나온다.
- ■ 간암 – 잇몸출혈 세포교정요법으로 제거된 간암세포 · 노폐물 등이 구강을 통해 배출될 때 나타나는 반응이다.

발적	세포교정요법으로 암세포 · 염증 · 독소 · 노폐물 등이 제거되는 과정에서 피부나 점막이 빨갛게 부어오른다.
발진	세포교정요법으로 암세포 · 염증 · 독소 · 노폐물 등이 제거되는 과정에서 피부에 작은 좁쌀 같은 것이 돋는다.
설사	세포교정요법을 실시하여 대장으로 배설된 암세포 · 염증 · 독소 · 노폐물 등을 체외로 신속하게 배출시키는 호전반응이다.

변비	암 환자의 체내에 수분이 부족한 경우 대장의 운동을 일시적으로 저하시키는 호전반응이다. 이 증상은 수시로 수분을 섭취하면 즉시 사라진다.
졸음	세포교정요법으로 암세포·염증·독소·노폐물 등이 제거될 때 막대한 에너지가 소비된다. 이 과정에서 졸음과 피로감을 느낄 수 있다.
갈증	세포교정요법으로 암세포·염증·독소·노폐물 등이 제거될 때 많은 양의 수분이 소모되면서 나타나는 반응이다.
구토	세포교정요법으로 제거된 소화기 부근의 암세포·염증·독소·노폐물 등이 구강을 통해 배출될 때 나타나는 반응이다.
현기증	암세포의 부위의 혈관이 확장되면 일시적으로 혈압이 떨어지면서 나타나는 반응이다.
우울·불안·분노	세포교정요법으로 암세포·염증·독소·노폐물 등이 제거될 때 막대한 효소와 영양분이 소모된다. 이 과정에서 신경세포의 기능이 약화되어 나타나는 반응이다.
기침·가래	세포교정요법을 실시하여 조직으로부터 떨어진 암세

	포 · 염증 · 독소 · 노폐물 등이 폐와 기관지를 통해 배출될 때 나타나는 반응이다.
구내염 · 잇몸출혈	■구내염 – 상피조직으로부터 떨어진 암세포 · 염증 · 독소 · 노폐물 등이 구강점막을 통해서 배출되는 과정에서 잇몸이 헐고 붓는 증상이 나타난다. ■잇몸출혈 –상피조직으로부터 떨어진 암세포 · 염증 · 독소 · 노폐물 등이 구강점막을 통해서 배출될 때 잇몸에서 출혈이 심해진다. 주로 간암이나 백혈병에서 나타난다.
가려움증	세포교정요법으로 혈관이 확장되고 면역세포가 활성화될 때 히스타민이 분비되고 암세포 · 염증 · 독소 · 노폐물 등이 제거되면서 나타나는 반응이다.

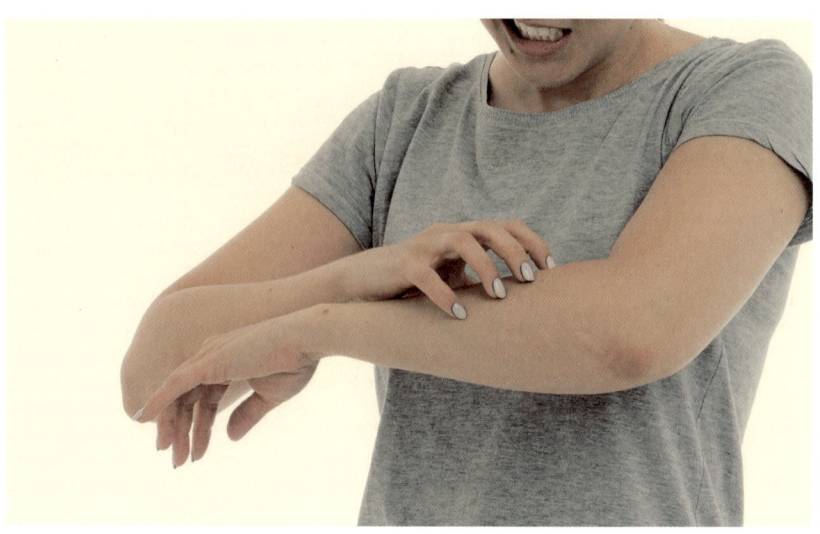

b. 동맥경화·고혈압

호전반응과 질병별 증상

동맥경화는 동맥혈관이 손상되어 오는 병이고 고혈압은 혈관이 수축되어 오는 병이다. 세포교정요법으로 혈관이 복구되거나 혈관이 확장되면서 아래 호전반응들이 반드시 나타난다.

현기증	세포교정요법으로 혈관이 확장될 때 혈압이 일시적으로 떨어지면서 어지럼증이 나타난다.
흉통·두통	세포교정요법으로 혈관이 확장될 때 흉통과 두통이 일시적으로 발생한다.
가슴답답증	세포교정요법으로 혈전과 노폐물이 관상동맥에서 탈락되면서 미세한 심장동맥을 막으면 가슴답답증이 나타난다.
통증·발열·부종	세포교정요법으로 혈관이 확장되고 면역이 올라갈 때 관상동맥염증세포가 제거되는 과정에서 아프고 열이 나면서 붓는 증상이 나타난다.
수족 저림	세포교정요법을 실시하여 막힌 동맥 혈관이 열리면서 나타나는 호전반응이다.

코피	세포교정요법을 실시하여 동맥혈관조직으로부터 떨어진 동맥경화세포·고혈압세포·노폐물 등이 비강을 통해 배출될 때 나타나는 반응이다.
혈압상승	동맥경화세포·고혈압세포·노폐물 등을 체외로 신속하게 배출시키기 위해서 혈압을 일시적으로 높이는 반응이다. 독소 배출이 완료되면 혈압은 정상화된다.

 정맥류 하지정맥류·치질

호전반응과 질병별 증상

스트레스와 독소로 정맥혈관이 손상되면 정맥혈관의 탄력성이 저하되어 혈액이 정체되는 정맥류가 발생한다. 세포교정요법으로 손상된 정맥혈관이 제거되고 새로운 혈관세포가 복구되면서 아래 호전반응들이 나타난다.

항문출혈	세포교정요법을 실시하여 정맥염증·노폐물 등이 항문을 통해 체외로 배출되면서 나타나는 반응이다.
통증·발열·부종	세포교정요법으로 혈관이 확장되고 면역이 올라갈 때 정맥염증세포가 제거되는 과정에서 아프고 열이 나며 붓는 증상이 나타난다.

수족 저림	정맥염증·노폐물 등이 제거되는 과정에서 혈관이 열릴 때 나타나는 반응이다.
발적	정맥염증·노폐물 등이 제거되는 과정에서 피부나 점막이 빨갛게 부어오른다.
발진	정맥염증·노폐물 등이 제거되는 과정에서 피부에 작은 좁쌀 같은 것이 돋는다.
가려움증	정맥염증·노폐물 등이 제거되는 과정에서 면역세포인 마스트셀에서 분비되는 히스타민에 의해서 가려움증이 나타난다.

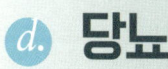

호전반응과 질병별 증상

d. 당뇨

　당뇨병은 인슐린이 분비되는 세포인 췌장의 베타세포가 파괴되거나 인슐린이 작용하는 근육의 인슐린수용체가 손상될 때 오는 병이다. 세포교정요법으로 췌장의 베타세포와 근육의 인슐린수용체가 복구되는 과정에서 아래의 호전반응들이 나타난다.

일시적 혈당상승	세포교정요법으로 세포 내에 과다저장 된 당이 빠져나오면서 일시적으로 혈당이 상승한다.

탁뇨 · 거품뇨	세포교정요법으로 한꺼번에 노폐물과 독소가 배출되면서 나타나는 증상으로 혈액 중에 노폐물과 독소가 없어지면 바로 사라진다.
피로	세포교정요법으로 당뇨세포와 노폐물이 제거되는 동안 막대한 에너지가 소비되면서 피로와 무력감이 나타난다.
수족 저림	당뇨세포 · 노폐물 등이 제거되는 과정에서 닫혔던 혈관이 열릴 때 나타나는 반응이다.
현기증	세포교정요법으로 혈관이 확장될 때 혈압이 일시적으로 떨어지면서 어지럼증이 나타난다.
구내염	상피조직으로부터 떨어진 당뇨세포와 노폐물 등이 구강점막을 통해서 배출되는 과정에서 잇몸이 헐고 붓는 증상이 나타난다.
발적	당뇨세포 · 노폐물 등이 제거되는 과정에서 피부나 점막이 빨갛게 부어오른다.
발진	당뇨세포 · 노폐물 등이 제거되는 과정에서 피부에 작은 좁쌀 같은 것이 돋는다.

가려움증	당뇨세포·노폐물 등이 제거되는 과정에서 면역세포인 마스트셀에서 분비되는 히스타민에 의해서 가려움증이 나타난다.
통증·발열 부종	세포교정요법으로 혈관이 확장되고 면역이 올라갈 때 당뇨세포와 노폐물 등이 제거되는 과정에서 아프고 열 나고 붓는 증상이 나타난다.

e. 위 기능 약화

호전반응과 질병별 증상

스트레스나 독소로 인하여 위 점막이 손상되면 위염·위궤양·십이지장궤양이 발병한다.
세포교정요법으로 위염·궤양세포가 제거되는 과정에서 아래의 호전반응들이 강하게 나타난다. 이때 세포교정요법을 중지하면 안 된다. 인내심을 가지고 제거과정이 끝날 때까지 기다려야 한다.

구토· 메스꺼움	세포교정요법으로 제거된 위장 부근의 위염세포와 노폐물 등이 구강을 통해 배출될 때 나타나는 반응이다.
위 출혈	세포교정요법으로 혈관이 확장되고 면역이 올라갈 때 위염세포와 노폐물 등이 제거되고 배출되는 과정에서 위출혈 증상이 나타난다.

속 쓰림	세포교정요법으로 혈관이 확장되고 면역이 올라갈 때 위염세포와 노폐물 등이 제거되는 과정에서 속 쓰림 증상이 나타난다.
통증·발열·부종	세포교정요법으로 혈관이 확장되고 면역이 올라갈 때 위염세포와 노폐물 등이 제거되는 과정에서 아프고 열 나고 붓는 증상이 나타난다.

f. 간질환

호전반응과 질병별 증상

스트레스와 독소는 간 상피조직을 파괴시켜 간염 또는 간경화 등의 간 경변을 유발한다. 세포교정요법으로 실시하여 간염세포·간경화세포가 제거되는 과정에서 아래 반응들이 나타난다. 간염세포·간경화세포가 완전히 제거되면 호전반응은 더 이상 나타나지 않는다.

피로	세포교정요법으로 독소와 노폐물이 제거되는 동안 막대한 에너지가 소비되면서 피로와 무력감이 나타난다.
출혈	■안구출혈 – 면역계가 활성화되고 독소와 노폐물이 배출되면서 혈관확장으로 인해 눈이 충혈되고 눈물과 눈곱이 많이 생긴다. ■잇몸출혈 – 면역계가 활성화되고 독소와 노폐물이

	배출되면서 혈관확장으로 인해 잇몸이 붓고 잇몸에서 피가 나온다. ■ 항문출혈 – 면역계가 활성화되고 독소와 노폐물이 배출되면서 혈관확장으로 인해 대변에서 피가 섞여 나오거나 항문 주변이 붓는다.
구토	세포교정요법으로 위와 간의 기능이 좋아지면서 위에 소화되지 않고 축적된 독소와 노폐물을 제거하는 과정에서 나타난다.
발적	세포교정요법으로 독소와 노폐물이 배출되면서 피부나 점막이 빨갛게 부어오른다.
발진	세포교정요법으로 독소와 노폐물이 배출되면서 피부에 작은 좁쌀 같은 것이 돋는다.
가려움증	말초혈액공간에 축적된 독소와 노폐물을 제거하기 위해서 마스트셀에서 분비되는 면역활성화물질에 의해서 가려움증이 나타난다. 긁어야 면역력과 혈류력이 좋아지는 것이다.
통증·발열·부종	세포교정요법으로 혈관이 확장되고 면역이 올라갈 때 간염증세포가 제거되는 과정에서 아프고 열나고 붓는 증상이 나타난다.

g. 신장염

호전반응과 질병별 증상

    스트레스와 독소는 신장의 사구체세포를 파괴시켜 만성 사구체 신염 등의 신부전증을 유발한다. 세포교정요법을 실시하면 신부전세포가 제거되고 새로운 사구체세포가 대체된다. 병든 사구체세포가 제거되는 과정에서 아래와 같은 호전반응이 나타난다.

    자연치유반응인 호전반응이 시작되면서 세포 내에 축적된 독소와 노폐물이 세포 밖으로 대량 방출되면 혈액오염으로 인해 패혈증이 발생할 수 있다. 그때 인체는 말초혈액 공간 세포 간 공간으로 독소와 노폐물을 집결시킨 다음 혈관과 세포로부터 수분을 끌어드려 일시적으로 부종상태를 만들어 독소를 중화시킨 후 천천히 배출시킨다. 즉 부종은 독소를 희석시키는 반응인 것이다.

부종성 비만 세포교정요법으로 독소와 노폐물이 대량 방출될 경우 심각한 혈액오염을 유발할 수 있다. 이때 인체는 말초혈액 공간 세포 간 공간으로 신부전세포·독소·노폐물 등을 집결시킨 후 혈관과 세포로부터 수분을 끌어들여 일시적으로 부종상태를 만들어 독소를 중화시킨 후 천천히 배출시킨다. 즉 부종성 비만은 독소를 희석시키는 중화반응인 것이다.

현기증 세포교정요법으로 혈관이 확장될 때 혈압이 일시적으

	로 떨어지면서 어지럼증이 나타난다.
발적	세포교정요법으로 신부전세포·독소·노폐물 등이 배출되면서 피부나 점막이 빨갛게 부어오른다.
발진	세포교정요법으로 신부전세포·독소·노폐물 등이 배출되면서 피부에 작은 좁쌀 같은 것이 돋는다.
가려움증	신부전세포·독소·노폐물 등이 제거되는 과정에서 면역세포인 마스트셀에서 분비되는 히스타민에 의해서 가려움증이 나타난다. 긁으면 면역력과 혈류력이 좋아진다.
통증·발열·부종	세포교정요법으로 혈관이 확장되고 면역이 올라갈 때 신장염증세포가 제거되는 과정에서 아프고 열나고 붓는 증상이 나타난다.

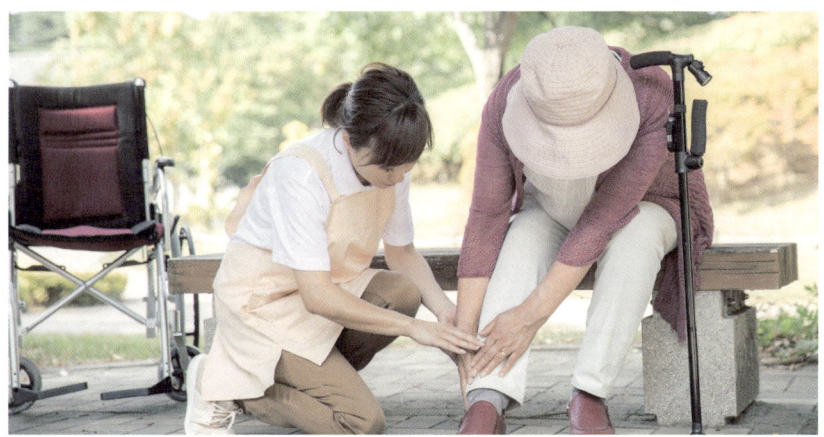

호전반응과 질병별 증상

b. 관절염

관절세포도 독소의 공격을 받으면 파괴된다. 파괴된 관절세포는 면역세포에 의해서 신속하게 제거되는데 이 과정에서 아래와 같은 호전반응이 나타난다. 이 때 진통소염제를 장기간 복용하면 혈류를 강하게 차단시켜 관절염세포의 자연치유가 영원히 불가능하게 된다.

통증·발열·부종	세포교정요법으로 혈관이 확장되고 면역이 올라갈 때 관절염세포가 제거되는 과정에서 아프고 열나고 붓는 증상이 나타난다.
발적	세포교정요법으로 관절염세포·독소·노폐물 등이 배출되면서 피부나 점막이 빨갛게 부어오른다.
발진	세포교정요법으로 관절염세포·독소·노폐물 등이 배출되면서 피부에 작은 좁쌀 같은 것이 돋는다.
가려움증	관절염세포·독소·노폐물 등이 제거되는 과정에서 면역세포인 마스트셀에서 분비되는 히스타민에 의해서 가려움증이 나타난다. 긁으면 면역력과 혈류력이 좋아진다.

현기증	세포교정요법으로 혈관이 확장될 때 혈압이 일시적으로 떨어지면서 어지럼증이 나타난다.
졸음	세포교정요법으로 관절염세포·염증·독소·노폐물 등이 제거될 때 막대한 에너지가 소비된다. 이 과정에서 졸음과 피로감을 느낄 수 있다.

i. 폐렴·기관지염

호전반응과 질병별 증상

폐와 기관지는 가장 손상되기 쉬운 조직이다. 분자상태의 독소와 노폐물 등 이물질의 출입이 많은 장기이기 때문이다. 세포교정요법을 실시하여 이물질과 독소에 의해서 손상된 폐와 기관지세포를 제거하는 과정에서 아래와 같은 호전반응이 나타난다.

기침·가래	조직으로부터 떨어진 폐렴세포·독소·노폐물 등이 폐와 기관지를 통해 배출될 때 나타나는 반응이다.
통증·발열·부종	세포교정요법으로 혈관이 확장되고 면역이 올라갈 때 폐렴세포가 제거되는 과정에서 아프고 열나고 붓는 증상이 나타난다.
구토	세포교정요법으로 제거된 소화기 부근의 폐렴세포·

독소·노폐물 등이 구강을 통해 배출될 때 나타나는 반응이다.

| 객혈·혈담 | 세포교정요법으로 폐렴세포가 제거될 때 주변 모세혈관이 손상되면서 출혈이 발생한다. 기침할 때 피가 나오거나 가래에 피가 섞여 나온다. |

j. 장염

호전반응과 질병별 증상

장은 크게 소장과 대장으로 이루어져 있다. 소장에는 우리 몸의 면역세포의 약 80%가 살고 있기 때문에 암에 잘 걸리지 않는다. 반면 대장에는 면역세포가 거의 존재하지 않아 손상되기 쉽고 제거하기 힘들기 때문에 염증이나 암에 걸리기 쉽다. 대장염세포나 용종세포를 제거하는 과정에서 아래와 같은 호전반응이 나타난다.

| 설사 | 장염세포·독소·노폐물 등을 체외로 신속하게 배출시키는 호전반응이다. |
| 가려움증 | 장염세포·독소·노폐물 등이 제거되는 과정에서 면역세포인 마스트셀에서 분비되는 히스타민에 의해서 피부 가려움증이 나타난다. |

구토	세포교정요법으로 제거된 장염세포·독소·노폐물 등이 구강을 통해 배출될 때 나타나는 반응이다.
발적	세포교정요법으로 신부전세포·독소·노폐물 등이 배출되면서 피부나 점막이 빨갛게 부어오른다.
발진	세포교정요법으로 신부전세포·독소·노폐물 등이 배출되면서 피부에 작은 좁쌀 같은 것이 돋는다.
눈곱	세포교정요법으로 제거된 장염세포·독소·노폐물 등이 눈을 통해 배출될 때 나타나는 반응이다.
시력저하	세포교정요법으로 제거된 장염세포·독소·노폐물 등이 눈을 통해 배출될 때 일시적으로 시력이 저하되는 현상이다. 독소와 노폐물이 완전히 제거되면 시력은 바로 회복된다.
눈 충혈	면역계가 활성화되고 장염세포·독소·노폐물 등이 배출되면서 혈관확장으로 인해 눈이 충혈되거나 눈물과 눈곱이 많이 생긴다.
통증·발열·부종	세포교정요법으로 혈관이 확장되고 면역이 올라갈 때 장염세포가 제거되는 과정에서 아프고 열이 나며 붓는 증상이 나타난다.

호전반응과 질병별 증상

k. 신경질환

스트레스와 독소에 의해서 뇌신경세포가 손상되면 치매·우울증·조울증·불면 등의 신경증상이 나타난다. 세포교정요법을 통해 강력해진 면역세포가 손상된 뇌세포를 제거하는 과정에서 아래와 같은 호전반응이 나타난다.

불면증   지속적으로 뇌혈관이 닫히면서 산소부족으로 눈이 감기며 졸리는 현상이 나타난다. 연탄가스를 흡입했을 때도 산소부족으로 동일한 증상이 나타난다.
세포교정요법으로 자연치유가 시작되면서 갑자기 뇌혈관이 열리면 잠이 잘 오지 않는 호전반응이 나타난다. 뇌혈관이 완전히 열리면 불면증은 저절로 사라진다.

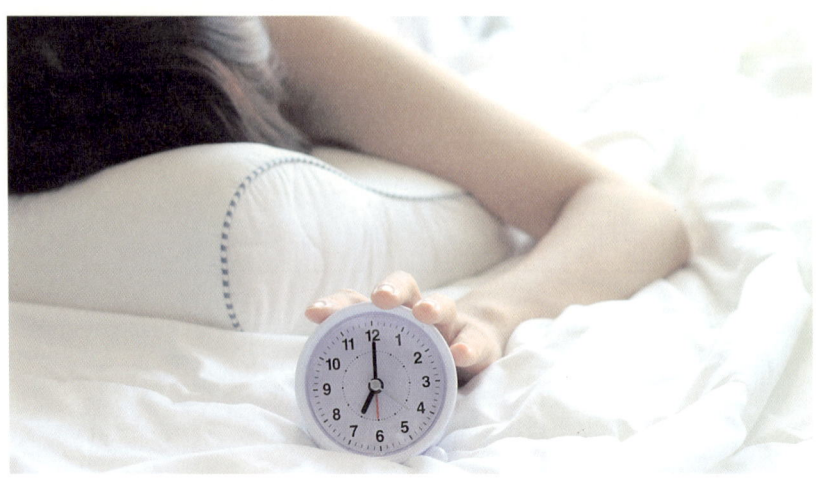

불안 · 초조 · 흥분	세포교정요법으로 손상된 뇌신경세포 · 독소 · 노폐물 등이 제거될 때 막대한 효소와 영양분이 소모된다. 이 과정에서 신경세포의 기능이 약화되어 반응이다.
갈증	세포교정요법으로 손상된 뇌신경세포 · 독소 · 노폐물 등이 제거될 때 많은 양의 수분이 소모되면서 나타나는 반응이다.
통증 · 발열 · 부종	세포교정요법으로 혈관이 확장되고 면역이 올라갈 때 손상된 뇌신경세포가 제거되는 과정에서 아프고 열이 나며 붓는 증상이 나타난다.

호전반응과 질병별 증상

4. 자궁 및 생식기질환

자궁내막염 · 자궁근종 · 생리불순 · 질염 · 요도염 · 전립선염 등의 질환이 있는 경우 세포교정요법을 통해서 염증세포가 제거되는 과정에서 아래와 같은 호전반응이 나타난다.

출혈	세포교정요법으로 자궁염증세포 · 생식기염증세포 · 독소 · 노폐물이 제거될 때 주변 모세혈관이 손상되면서 출혈이 발생한다. 자궁출혈과 요도출혈 등이 있다.

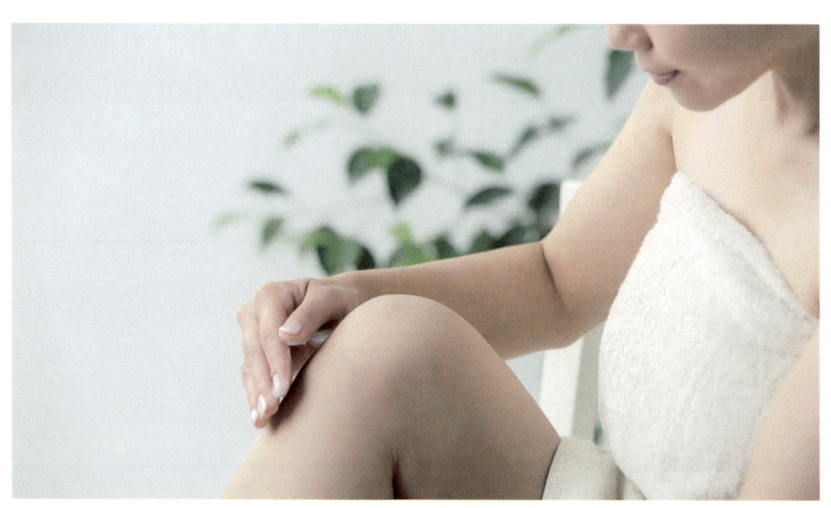

주부습진	세포교정요법으로 생식기염증세포·독소·노폐물 등이 체외로 배출되면서 손바닥 피부가 빨갛게 부어오르고 진물이 나오는 반응이다.
발적	세포교정요법으로 신부전세포·독소·노폐물 등이 배출되면서 피부나 점막이 빨갛게 부어오른다.
발진	세포교정요법으로 신부전세포·독소·노폐물 등이 배출되면서 피부에 작은 좁쌀 같은 것이 돋는다.
가려움증	생식기염증세포·독소·노폐물 등이 제거되는 과정에서 면역세포인 마스트셀에서 분비되는 히스타민에 의해서 피부 가려움증이 나타난다.

통증·발열 부종	세포교정요법으로 혈관이 확장되고 면역이 올라갈 때 생식기염증세포가 제거되는 과정에서 아프고 열이 나며 붓는 증상이 나타난다.

 ## m. 알레르기질환
호전반응과 질병별 증상

  아토피성피부염을 포함한 알레르기질환은 스트레스와 독소로 생성된 과민성 면역세포가 피부점막조직을 공격하여 나타나는 질환이다. 세포교정요법으로 회복된 정상적인 면역세포가 알레르기 세포를 제거되는 과정에서 아래와 같은 호전반응이 나타난다.

발적	세포교정요법으로 피부염증세포·점막염증세포·독소·노폐물 등이 배출되면서 피부나 점막이 빨갛게 부어오른다.
발진	세포교정요법으로 피부염증세포·점막염증세포·독소·노폐물 등이 배출되면서 피부에 작은 좁쌀 같은 것이 돋는다.
가려움증	피부염증세포·점막염증세포·독소·노폐물 등이 제거되는 과정에서 면역세포인 마스트셀에서 분비되는 히스타민에 의해서 피부 가려움증이 나타난다.

통증·발열·부종	세포교정요법으로 혈관이 확장되고 면역이 올라갈 때 피부염증세포·점막염증세포·독소·노폐물 등이 제거되는 과정에서 아프고 열이 나며 붓는 증상이 나타난다.

n. 산성체질

호전반응과 질병별 증상

원래 인체의 혈액은 pH 7.4 정도의 약 알칼리성을 띤다. 산성화되는 음식을 많이 섭취하거나 스트레스를 많이 받으면 pH가 7.4이하로 떨어지는데 이것을 '산성화된다'라고 한다. 세포교정요법으로 pH를 7.4로 회복시키는 과정에서 아래와 같은 반응들이 나타난다. pH가 정상적으로 회복되면 반응들은 바로 멈춘다.

빈뇨	세포교정요법으로 혈류를 활성화시켜 산성물질·독소·노폐물 등을 요도를 통해서 배출시키는 작용이다.
갈증	세포교정요법으로 손상된 산성물질·독소·노폐물 등이 제거될 때 많은 양의 수분이 소모되면서 나타나는 반응이다.
발적	세포교정요법으로 산성물질·독소·노폐물 등이 배출되면서 피부나 점막이 빨갛게 부어오른다.

발진	세포교정요법으로 산성물질·독소·노폐물 등이 배출되면서 피부에 작은 좁쌀 같은 것이 돋는다.
가려움증	산성물질·독소·노폐물 등이 제거되는 과정에서 면역세포인 마스트셀에서 분비되는 히스타민에 의해서 피부 가려움증이 나타난다.
졸림	세포교정요법으로 산성물질·독소·노폐물 등이 제거될 때 막대한 에너지가 소비된다. 이 과정에서 졸음과 피로감을 느낄 수 있다.

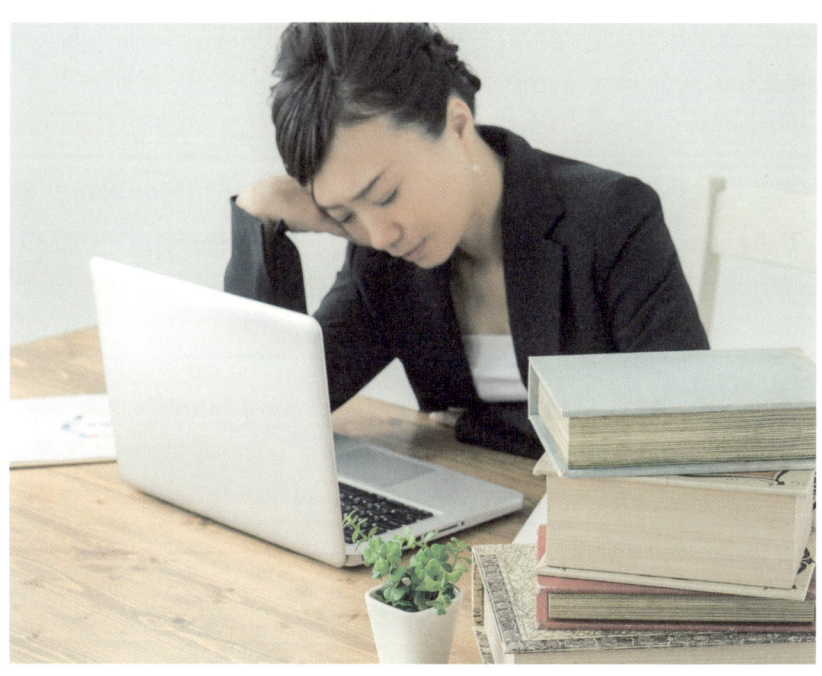

| 통증·발열·부종 | 세포교정요법으로 혈관이 확장되고 면역이 올라갈 때 산성물질·독소·노폐물 등이 제거되는 과정에서 아프고 열이 나며 붓는 증상이 나타난다. |

O. 자가면역질환
호전반응과 질병별 증상

과민성 또는 비정상 면역세포는 혈관, 관절, 신경, 피부, 근육 등의 인체 전 조직을 공격하여 손상을 입히는 질환이다. 현재까지 루프스, 베체트, 류머티스, 다발성신경경화증, 피부경화증, 크론병 등 약 50가지가 발견되었다. 교원병이라고도 불린다.

세포교정요법으로 정상화된 면역세포가 교원병세포를 제거하는 과정에서 아래와 같은 호전반응이 나타난다.

통증·발열·부종	세포교정요법으로 혈관이 확장되고 면역이 올라갈 때 교원병세포·독소·노폐물 등이 제거되는 과정에서 아프고 열이 나며 붓는 증상이 나타난다.
발적	세포교정요법으로 산성물질·독소·노폐물 등이 배출되면서 피부나 점막이 빨갛게 부어오른다.
발진	세포교정요법으로 산성물질·독소·노폐물 등이 배출되면서 피부에 작은 좁쌀 같은 것이 돋는다.

가려움증	산성물질·독소·노폐물 등이 제거되는 과정에서 면역세포인 마스트셀에서 분비되는 히스타민에 의해서 피부 가려움증이 나타난다.
불면	세포교정요법으로 자연치유가 시작되면서 갑자기 뇌혈관이 열리면 잠이 잘 오지 않는 호전반응이 나타난다. 뇌혈관이 완전히 열리면 불면증은 저절로 사라진다.

 갑상선질환   호전반응과 질병별 증상

  스트레스와 독소가 갑상선 또는 갑상선자극호르몬을 분비하는 뇌하수체를 손상시켜 갑상선기능을 저하시키는 병이다. 세포교정요법으로 손상된 갑상선세포와 뇌하수체세포를 제거하는 과정에서 아래와 같은 호전반응이 나타난다.

체중증가	자연치유력이 가동되어 갑상선염세포·독소·노폐물 등이 제거되는 과정에서 일시적으로 체중증가현상이 나타날 수 있다.
피로	세포교정요법으로 갑상선염세포·독소·노폐물 등이 제거되는 동안 막대한 에너지가 소비되면서 피로와 무력감이 나타난다.

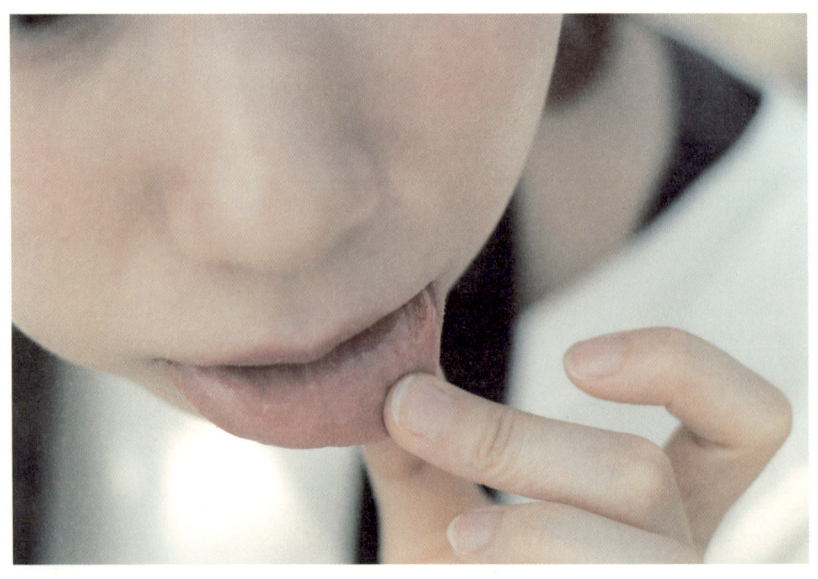

생리과다	세포교정요법으로 혈류를 활성화시켜 갑상선염세포 · 독소 · 노폐물 등을 생리를 통해 배출시키는 작용이다.
구내염 · 구순염 · 설염	상피조직으로부터 떨어진 갑상선염세포 · 독소 · 노폐물 등이 구강점막 · 입술 · 혀 등을 통해서 배출되는 과정에서 잇몸과 입술, 혀가 헐고 붓는 증상이 나타난다.
통증 · 발열 · 부종	세포교정요법으로 혈관이 확장되고 면역이 올라갈 때 갑상선염세포 · 독소 · 노폐물 등이 제거되는 과정에서 아프고 열이 나며 붓는 증상이 나타난다.

13

호전반응을 막는 대증요법제

대증용법제로 인해 발생하는 암과 난치성질환

　현대의학은 병의 원인을 제거하기보다는 병의 증상을 억제시키는 방향으로 발전해왔다. 그래서 현대의학을 대증의학이라고도 불린다. 병원에서 처방되는 약의 90% 이상이 대증요법제라고 해도 과언이 아니다. 지붕에 구멍이 나서 빗물이 샐 경우 현대의학은 방바닥에 떨어진 빗물을 닦는 임기응변의 치료 방식인 반면 자연의학은 구멍 난 지붕을 직접 수리하는 원인치료 방식이다.

　우리 몸에 생명력 즉 자연치유력이 남아있다면 발병하기 전 상태로 몸을 원상회복시키기 위해서 치열하게 발버둥을 친다. 이것이 호전반응이다. 이 반응을 질병의 부분, 즉 악(惡)으로 규정하고 강하게 막는 약이 대증요법제다. 몸에서 일어나는 세포복구반응인 호전반응을 대증요법제로 강력하게 억제할 경우 면역력이 억제되고 혈관이 닫히며 독소가 축적되어 암과 만성 난치성질환의 원인이 된다는 것을 명심해야 한다.

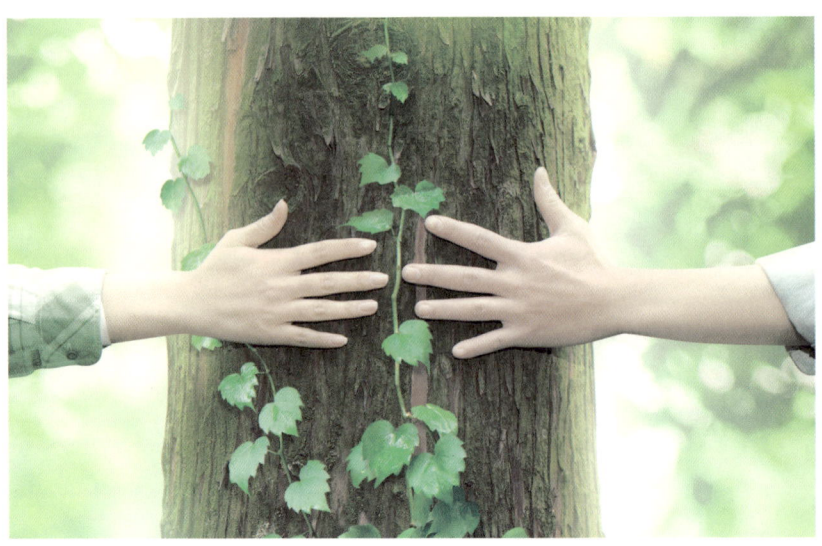

진통소염 해열제	혈관확장·통증·발열을 유발하는 자연치유 호르몬인 PG(프로스타글란딘)의 합성을 억제하여 주된 호전반응인 혈관확장 및 통증, 부종, 발열을 억제한다. 이로 인해 면역세포, 면역효소계가 불활성화되어 노폐물, 독소, 염증, 종양 등을 제거할 수 없다.
해열제	혈관확장·통증·발열을 유발하는 자연치유 호르몬인 PG(프로스타글란딘)의 합성을 억제하여 발열을 억제한다. 해열제로 혈관확장과 발열이 억제되면 면역세포와 면역효소계가 불활성화 되어 독소와 노폐물 제거가 불가능해진다.
항생·항균제	면역활성화물질을 분비하는 장내 유익균을 사멸시켜 면역작용을 억제한다. 장내 유익균은 장의 소장과 대장에 존재하는 인체에 유익한 세균으로 면역효소, 소화효소, 대사효소를 분비하여 인체의 면역 및 대사기능과 소화능력을 증진시키는 역할을 한다.
면역억제제	스테로이드와 시클로스포린 등의 면역억제제는 독소와 노폐물 등을 제거하는 면역세포의 공격능력을 둔화시켜 면역작용을 억제한다. 면역작용이 억제되면 통증·발열·부종 등의 호전반응은 나타나지 않아 몸은 일시적으로 편하지만 모든 세포의 수명은 짧아진다.

| 항암제 | 항암제는 암세포의 분열을 억제할 뿐만 아니라 정상세포와 면역세포의 분열과 성장을 억제한다. 항암제는 일부 암의 크기를 줄일 수는 있지만 결코 암을 죽일 수 없다. 오히려 정상세포를 공격하여 새로운 암세포를 만드는 강력한 발암물질로 작용한다. 항암제는 혈전을 생성하고 혈관을 닫으며 백혈구를 죽여 자연치유력을 현저하게 떨어뜨린다. |

| 마취제 | 대부분의 마취제는 혈관을 수축하고 정상세포와 면역세포의 활동성을 약화시켜 자연치유력을 억제한다. |

| 항히스타민 | 면역세포인 마스트셀에서 분비되는 면역물질인 히스타민의 분비를 억제함으로써 면역반응을 억제한다. 가려움증은 해결할 수 있지만 면역력을 저하시켜 염증을 만성화시킨다. |

| 위산분비 억제제 | 위산은 위 점막 세포에서 분비된다. 라니티딘, 오메프라졸 등의 위산분비억제제는 위산뿐만 아니라 타 조직에서 분비되는 각종 효소와 호르몬의 분비를 억제시켜 뇌, 심장, 신장, 뼈, 간, 대장, 폐, 근육 등 거의 모든 조직의 기능을 약화시킬 수 있다. 또한 일시적으로 속 쓰림은 개선할 수 있지만 헬리코박터균의 성장을 촉진시켜 위궤양과 위암을 유발할 수 있다. |

혈당강하제·인슐린제

혈당강하제와 인슐린은 염증을 유발하는 스트레스와 독소로 작용하여 합병증의 원인이 된다. 또한 혈당강하제의 혈당강하 효과는 보통 1주일 정도밖에 지속되지 않으며 당뇨합병증의 예방효과도 거의 없다.

혈압강하제

혈압강하제는 심장과 관상동맥의 기능을 약하게 하여 허혈성 심혈관질환과 불안증을 유발하고 혈류를 떨어뜨려 자연치유력을 저하시킨다. 따라서 고혈압약을 장기간 복용하면 특히 뇌혈류를 저하시켜 우울증과 뇌경색에 걸릴 확률이 높아진다.

콜레스테롤 합성억제제

콜레스테롤은 간에서 합성된다. 콜레스테롤합성 억제약은 간의 콜레스테롤 합성효소의 생성을 억제할 뿐만 아니라 간에서 생성되는 다양한 해독효소의 합성을 억제시켜 전체 해독기능을 저하시킨다. 또한 근육부전, 당뇨병, 심장마비, 불면증, 우울증 등의 심각한 부작용이 보고되고 있다.

14

질환별 호전반응에 대한 Q&A

질환별 호전반응에 대한 궁금증

| 위장 질환 |

Q1 위암과 악성위궤양으로 세포교정영양소를 섭취하는 70대 남성입니다. 세포교정요법을 실시하자마자 바로 속이 메스껍고 3일이 지나니 가스가 차며 헛배가 부르면서 설사와 검은색 변이 나오기 시작했습니다. 배가 약간 아프고 열은 나지 않는데 암이 좋아지는 건지 걱정됩니다. 이것도 호전반응인가요?

A1 세포교정요법을 실시하여 부교감신경이 활성화되면 혈관이 열리면서 분비와 배설기능이 촉진되고 면역세포가 암세포를 제거하는 등 자연치유과정에서 위와 같은 치유반응들이 나타나게 됩니다. 보통은 약 3~7일 정도 호전반응이 지속되지만 체력과 질병의 크기에 따라서 호전반응의 세기와 기간은 달라질 수 있습니다. 건강해지는 호전반응이므로 세포교정요법을 중단하지 말고 계속 실시하도록 합니다.

Q2 만성위염과 심근경색·고혈압·당뇨병으로 세포교정영양소를 섭취하는 50대 여성입니다. 세포교정영양소를 복용하면 속이 너무 쓰리고 메스꺼운 증상이 있습니다. 하지만 복용 후 1시간 정도 지나면 속이 편안해집니다. 위염이 악화되거나 다른 염증이 생기는 것이 아닌지 걱정됩니다. 어떻게 복용해야 하는지요?

A2 대부분의 만성위염환자들은 저산증과 뮤신 위 점막 보호물질 부족증을 함께 가지고 있습니다. 이 때 천연 구연산이 풍부한 세포교정영양소를 직접 복용하면 위염세포에 직접 자극하게 되므로 일시적인 속 쓰림과 메스꺼운 증상이 나타날 수 있습니다. 손상된 위 점막의 위샘세포가 복구되

어 위산과 뮤신이 정상적으로 분비될 때까지는 세포교정영양소를 물에 희석하여 식후에 복용하도록 합니다.

| 폐 질환 |

Q1 소세포 폐암으로 세포교정영양소를 섭취하는 40대 남성입니다. 섭취한지 10일 후부터 잔기침과 누런 가래가 심해져서 병원에 가보니 폐렴 증상이 있다고 하면서 항생제과 소염제를 처방해주었습니다. 이럴 때 세포교정요법을 중지하고 병원 약을 복용해야 하나요? 아니면 같이 병용해야 하나요?

A1 세포교정요법으로 자연치유력이 상승하면 폐암세포와 독소, 그리고 폐의 노폐물을 제거하는 치유과정에서 기침과 가래가 동반됩니다. 이 때 병원에서 처방해준 대증요법제로 치유반응을 억제해선 안 됩니다. 오히려 대증요법제 대신 세포교정영양소를 증량하여 치유반응을 촉진시키는 것이 좋습니다.

| 장 질환 |

Q1 대장암으로 세포교정요법을 하는 40대 여성입니다. 세포교정영양소를 섭취하기 전에는 식사를 하면 배가 아프고 가스도 거의 나오지 않으며 변을 보는 것도 무척 힘들었습니다. 세포교정요법을 한 후로 배가 너무 아프고 대변에 선홍색 피가 섞여 나옵니다. 다만 가스는 예전보다 많이 배출되고 있습니다. 호전반응이라는 생각은 들지만 너무 아프고 피가 많이 나오는데 세포교정요법을 계속해도 될까요?

Q&A

A1 세포교정요법으로 장운동기능과 배설기능이 활발해지면 복통이 유발되고 가스가 대량 방출됩니다. 또한 출혈은 활성화된 면역세포가 대장암세포를 공격하여 제거할 때 주변 혈관이 손상되면서 나타나는 치유반응으로 나타날 수 있으며 보통 제거된 암세포와 같이 배출됩니다. 대장출혈과 가스 생성은 대장암의 자연치유에 매우 중요한 반응이므로 세포교정요법을 중지해선 안 되며 오히려 증량해서 집중 치유해야 합니다.

| 신장 질환 |

Q1 만성 당뇨병으로 발생한 망막증과 신부전증을 앓고 있는 50대 환자입니다. 세포교정영양소를 섭취한지 한 달 정도 되는데 혈당과 피로는 많이 개선되었지만 눈물이 나고, 눈이 충혈 되면서, 몸이 붓고 가려우며 피부가 붉게 부어오르는 증상이 나타납니다. 호전반응인가요? 투석해야 하는 것 아닌가요? 병원에서는 투석을 권유하고 있습니다.

A1 세포교정요법으로 혈관이 열리고 면역세포가 독소와 노폐물을 해독·배출시키고 줄기세포가 새로운 세포를 복구시키는 과정에서 눈물·충혈·부종·가려움증·발적 등의 호전반응이 나타납니다. 손상된 신장은 다른 장기에 비해서 잘 회복되지 않지만 뇌세포와 마찬가지로 불가능한 것이 아니며 줄기세포를 활성화시키는 복구요법으로 신부전과 망막증의 자연치유가 가능합니다. 병원에서 권하는 투석은 세포교정요법을 3개월 정도 실시한 후에 그 여부를 결정해도 늦지 않습니다.

| 심혈관 질환 |

Q1 심근경색·동맥경화·고혈압과 당뇨병을 30년간 앓고 있는 70대 여자입니다. 현재는 모든 약을 중지하고 세포교정영양소를 섭취하고 있습니다. 피로와 시력이 많이 좋아지고 혈압과 혈당 역시 아직은 약간 높지만 150mg/dL 미만입니다. 복용 2주 후부터 가슴과 등을 비롯한 온 몸의 통증으로 참기가 힘듭니다. 너무 아파 약국에서 진통제를 샀는데 복용해도 되나요?

A1 전신통증은 30년간 만성화된 심근경색세포와 동맥경화세포, 그리고 당뇨병세포가 제거됨과 동시에 복구되면서 나타나는 자연치유현상으로 대증요법제인 진통제로 치유반응을 막으면 안 됩니다. 다면 통증이 너무 심할 경우 예외적으로 세포교정요법제와 병용하여 부작용이 적은 진통제를 최대 3일 정도 복용하는 것은 무방합니다.

| 뇌 질환 |

Q1 만성두통과 우울증을 가진 50대 여성입니다. 20년 전 교통사고로 뇌를 다친 이후부터 만성두통·우울증·치매증상으로 10년 이상 약을 복용하고 있었습니다. 모든 약을 끊고 세포교정영양소를 복용한 후 7일째에 심한 두통과 불면증, 그리고 손 저림이 나타났다가 3일 후에 믿지 못할 만큼 말끔하게 사라졌습니다. 다 나은 건가요? 아니면 호전반응이 또 오나요?

A1 질병세포를 제거하는 1차 호전반응은 보통 7일 이내에 나타나서 2~3일 동안 지속됩니다. 만일 1차 호전반응으로 질병세포가 완전히 제거되지 않았다면 30일 이후에 약 7일간 2차 호전반응이 나타나게 됩니다.

Q&A

| 당뇨병 |

Q1 당뇨병·백내장·망막증·고혈압 등을 가진 50대 남성입니다. 세포교정영양소를 약물과 병용해서 복용한 후로 소변이 탁해지고 거품이 나타나면서 눈물과 가래가 심하게 나옵니다. 2달 후부터는 코피가 터지고 얼굴과 머리에 뽀루지가 심하게 나타나기 시작했습니다. 호전반응인가요? 호전반응이라면 약을 중지해야 하나요?

A1 세포교정요법으로 상승된 자연치유력이 독소와 노폐물을 배출시키는 과정에서 나타나는 자연스러운 생리반응이므로 대증요법제로 억제하면 안 됩니다. 다만 장기간 약물을 복용한 경우 금단현상이나 반사작용으로 혈당이 급상승할 수 있으므로 서서히 약물을 중지해야 합니다. 약물 의존성을 끊는데 필요한 기간은 약 4~12개월 정도 소요됩니다.

| 간 질환 |

Q1 간경화·지방간을 가진 50대 남성입니다. 세포교정영양소를 복용하고 2달 정도 지나면서 잇몸과 항문에서 피가 나오기 시작하더니 몸이 피곤하고 열이 나면서 눈도 빨갛게 충혈 되고 온 몸이 가렵고 빨간 반점도 나타났습니다. 세포교정요법을 계속 해야 하나요?

A1 세포교정요법으로 실시하여 간염세포·간경화세포가 제거되는 과정에서 위의 출혈·가려움증·발적·피로 등의 호전반응들이 나타납니다. 간염세포·간경화세포가 완전히 제거되어 호전반응이 더 이상 나타나지 않을 때까지 자연요법을 계속하도록 합니다.

관절 질환

Q1 류머티스 관절염 · 위궤양 · 갑상선염 등으로 20년간 소염진통제를 복용한 60대 여성입니다. 약을 중지하고 세포교정영양소를 섭취한 이후로 처음엔 통증이 너무 심해서 잠을 잘 수 없었습니다. 복용 6개월 정도 지나고부터 관절통증과 속 쓰림 증상이 거의 사라지고 가끔 붓거나 통증이 발생하는 편입니다. 세포교정영양소를 계속 복용해야 하나요? 용량을 줄여도 되나요?

A1 통증이 간혹 발생한다는 것은 아직 질병세포가 제거되지 않았다는 의미입니다. 세포교정영양소를 증상이 약해진 만큼 복용량을 줄여서 섭취하시면 됩니다.

피부 질환

Q1 악성 아토피 피부염으로 15년간 스테로이드제를 복용한 20대 남성입니다. 모든 스테로이드 연고와 약을 끊고 세포교정영양소를 섭취하고 있습니다. 섭취한 후 30일 정도 되니 가렵고 얼굴 전체가 진물이 나고 마르기를 반복하면서 얼굴피부가 다 벗겨졌습니다. 60일 정도 되니 다시 얼굴 전체가 이전처럼 다 벗겨지고 있습니다. 치유가 되는 호전반응이란 확신은 들지만 몇 번이나 얼굴피부가 벗겨져야 완전히 치유가 되나요?

A1 15년간 스테로이드제를 사용했다면 이미 피부 속에는 대량의 스테로이드호르몬이 축적되어 있다고 봅니다. 세포교정요법으로 혈관이 열리고 면역력이 강해지면 피부 속의 독소인 스테로이드와 아토피세포들을 색출하여 피부 안팎으로 배출시키는 작용이 나타나게 됩니다. 이런 과정에서 얼굴 전체가 진물이 나며 마르고 벗겨지는 치유현상을 경험할 수 있습니다. 악성아

토피환자의 대량의 스테로이드독소와 아토피세포를 완전히 제거하기 위해서는 보통 18개월에서 24개월 정도 소요됩니다. 이 기간 동안 보통 5~6회 정도의 치유반응이 나타나게 됩니다.

| 자궁 질환 |

Q1 자궁내막염, 생리불순, 자궁근종이 있는 40대 초반의 여성입니다. 평소에 복용하던 에스트로겐과 경구용 피임약을 중지하고 세포교정영양소를 섭취한 지 30일 후 생리가 아닌 자궁출혈과 더불어 아랫배가 심하게 아프고 손바닥에 습진이 생기면서 어지럼증과 가려움증이 동시에 나타났습니다. 호전반응이 맞나요? 출혈은 왜 생기며 빈혈이 되진 않나요?

A1 에스트로겐과 경구용 피임약은 우리 몸의 자연치유반응을 강력하여 억제하는 합성호르몬입니다. 이런 합성호르몬들은 자궁과 난소, 유방 등 생식관련세포를 손상시키는 독소로 작용합니다. 위 반응들은 세포교정요법으로 면역력과 혈류력이 강화되어 질병세포를 제거하는 과정에서 나타나는 호전반응입니다.

혈관이 확장되어 독소와 노폐물을 제거하면서 출혈과 손바닥발진, 현기증이 나타나는 것입니다. 호전반응에서 나타나는 출혈은 노폐물을 배설시키는 정상적인 출혈이기 때문에 압박 등에 의한 대량출혈이 아니면 빈혈은 생기지 않습니다.

15

세포교정 및 호전반응 체험사례

체 험 사 례

01. 루프스

> ✱ 나이 및 성별 : 60세 / 여

- 병력 / 증상
  - 10년전 루프스 진단 후 병원치료중이며, 호전과 재발 반복 만성화
  - 구강궤양, 입술궤양
- 병원처방
  - 스테로이드 연고, 스테로이드, 항히스타민 처방으로 10년간 치료
- 세포교정영양소 처방
  - 활성형 안토시아닌 • 활성형 필수지방산 • 활성형 뉴클레오티드
  - 활성형 비타민
- 복용기간
  - 3개월

- 결과

복용 1개월 후 증상의 50%가 사라지고 2개월 후 70%, 3개월 후 100% 사라짐

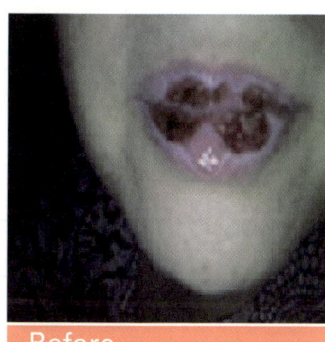
Before

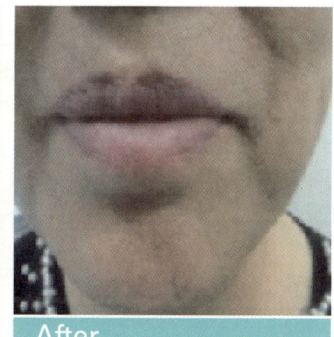
After

02. 암

✱ 나이 및 성별 : 70세 / 남

- 병력 / 증상
  - 지방대학병원에서 위암2기 진단
  - 서울종합병원에서 3주 후 수술예정
- 병원처방
- 세포교정영양소 처방   • 활성형 안토시아닌 • 활성형 필수지방산
- 복용기간   • 3주

- 결과

복용 3주 후 위내시경 결과 80~90%가 사라짐

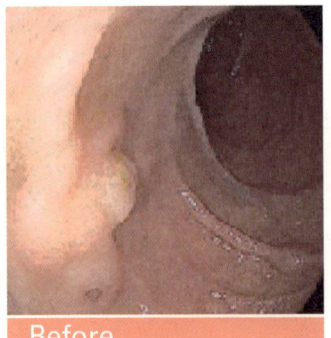
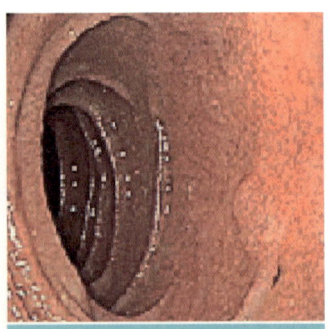

> 체 험 사 례

03. 정맥류

✱ 나이 및 성별 : 60세 / 남

- 병력 / 증상
  - 우측 하지정맥류, 손 떨림 증상
  - 알코올해독효소부족으로 술 거의 못하심
- 병원처방
- 세포교정영양소 처방 • 활성형 안토시아닌 • 활성형 필수지방산 • 활성형 콜라겐
  - 활성형 미네랄
- 복용기간
  - 8개월

- 결과

  정맥류 80~90% 호전, 손 떨림 사라짐. 소주 2병 이상 주량증가

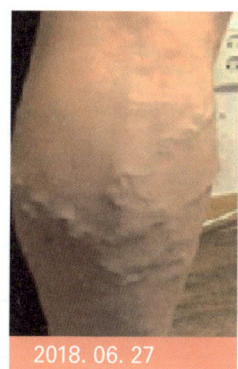
2018. 06. 27

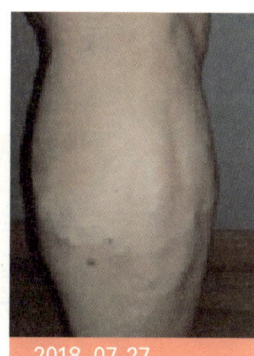
2018. 07. 27

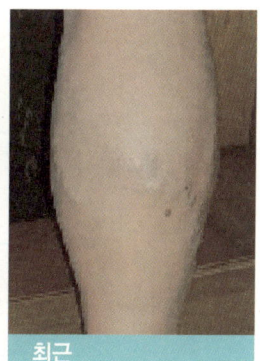
최근

04. 양성종양

✱ 나이 및 성별 : 50대 / 여

- 병력 / 증상
  - 10년 전 허벅지에 발생한 골프공 크기의 종양, 좌골신경통, 수족 저림
- 병원치료
  - 마취약 부작용으로 수술불가
- 세포교정영양소 처방
  - 활성형 안토시아닌 ・ 활성형 필수지방산
- 복용기간
  - 4개월

- 결과

먹고 바르고 10일 만에 종양이 떨어짐. 3개월 후 통증과 저림 증상 사라짐

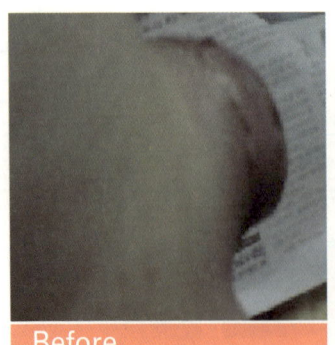
Before

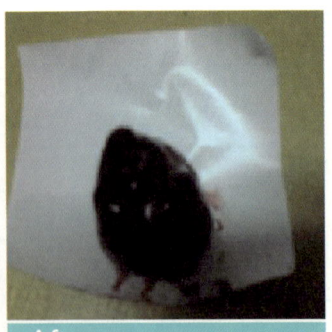
After

05. 멜라노시스

✱ 나이 및 성별 : 50세 / 여

- 병력 / 증상 • 1년 전 요통으로 한의원에서 치료 후 멜라노시스(색소과다 침착증), 두드러기 발생
- 병원치료 • 약물과 레이저치료 효과 보지 못함
- 세포교정영양소 처방 • 활성형 안토시아닌 • 활성형 필수지방산 • 활성형 뉴클레오티드
  • 활성형 미네랄
- 복용기간 • 8개월

■ 결과

복용 2주 후부터 안면색소가 엷어지고 두드러기 사라짐. 복용 4개월 후부터 거의 정상으로 회복됨. 요통, 두드러기, 피로증상 역시 완전히 사라짐

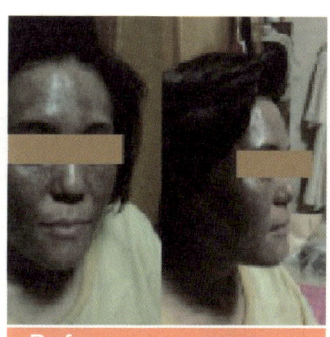
Before

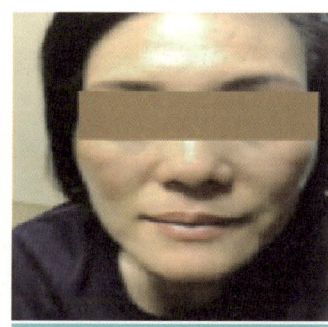
After

06. 습진

✲ 나이 및 성별 : 55세 / 여

- 병력 / 증상   • 만성습진으로 50세에 진단
                • 홍반, 가려움, 발진, 만성피로, 두통, 소화불량
- 병원처방   • 스테로이드 연고, 스테로이드, 항히스타민 처방으로 6년간 치료
- 세포교정영양소 처방   • 활성형 안토시아닌 • 활성형 필수지방산
- 복용기간   • 4개월

■ 결과

복용 1달 후 두통과 소화불량이 사라짐. 복용 2달 후 습진이 호전되면서 복용 4개월 후 완치

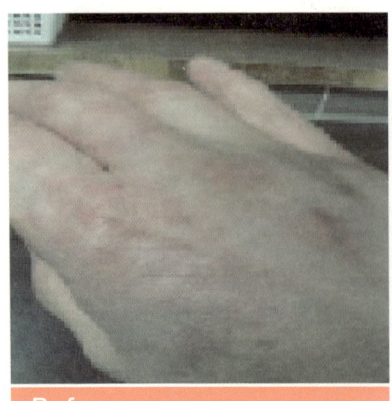
Before

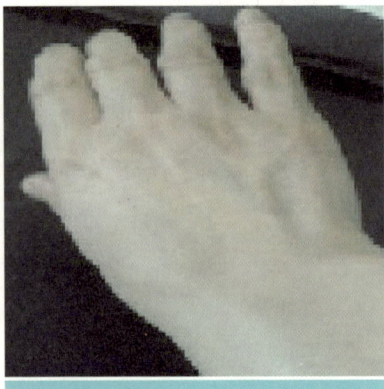
After

체 험 사 례

07. 아토피 천식

✱ **나이 및 성별 : 26세 / 여**

- ■ 병력 / 증상
  - 4세 천식 진단, 5세 아토피 진단 및 탈장 수술
  - 입술주위, 얼굴, 손 등 전신 피부염, 짓무름, 심한 비듬, 소화기능 저하
- ■ 병원처방
  - 스테로이드 연고, 스테로이드, 항히스타민 처방으로 20년간 치료
- ■ 세포교정영양소 처방
  - 활성형 안토시아닌 • 활성형 필수지방산 • 활성형 뉴클레오티드
  - 활성형 베타글루칸
- ■ 복용기간
  - 4개월

■ 결과

    세포교정영양소를 섭취하면서 간혹 2~3차례 호전반응으로 소양증, 발진, 홍반증상이 생길 때만 페니라인제제인 다이오진으로 가라앉힘. 복용 4개월 후 병원 약 도움 없이 입술주위, 얼굴, 손, 짓무름, 비듬, 천식 증상 등이 거의 대부분 사라짐. 피부색이 정상으로 돌아오고 소화기능도 정상으로 회복됨. 증상이 없어진 후 후성 유전체 개선 목적으로 4개월 더 복용함.

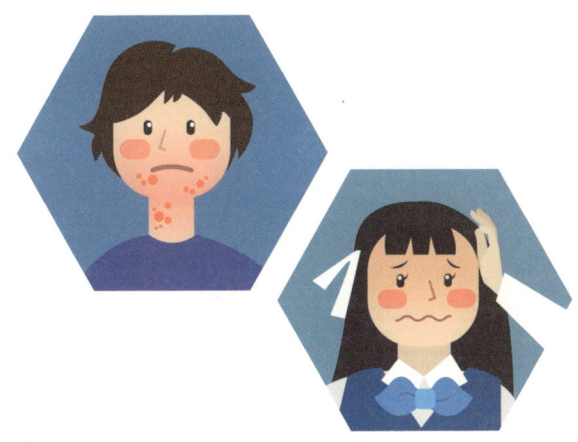

08. 류머티즘

✱ 나이 및 성별 : 58세 / 여

- 병력 / 증상
  - 10년 전 발병으로 병원 약으로 치료 중.
  - 안면 근육 마비, 실룩거림, 홍조, 전신 관절통, 근육통, 보행 곤란, 식욕부진, 무기력
- 병원처방
  - 소염진통제, 스테로이드, 면역억제제
- 세포교정영양소 처방
  - 활성형 안토시아닌 • 활성형 필수지방산 • 활성형 뉴클레오티드
  - 활성형 콜라겐 • 활성형 미네랄
- 복용기간
  - 4개월

■ 결과

복용 1개월 후 근육마비와 실룩거림이 완전히 사라졌으며 복용 2개월 후 근육통과 관절통이 80% 사라지고 4개월 후 관절통과 근육통이 100% 사라짐. 현재 정상적인 보행이 가능하고 혈색과 피부가 좋아짐.

09. 류머티즘, 퇴행성관절염

✱ 나이 및 성별 : 57세 / 여

- 병력 / 증상
  - 15년 전 발병, 소화불량, 위염, 전신 관절통, 피로
- 병원처방
  - 소염진통제, 면역억제제, 연골주사
- 세포교정영양소 처방
  - 활성형 안토시아닌 • 활성형 필수지방산 • 활성형 콜라겐
  - 활성형 미네랄
- 복용기간
  - 2개월

■ 결과

약 복용을 중지하고 복용 2개월 후 전신 통증 대부분이 사라짐. 피로감과 소화불량이 완전히 사라짐.

체험사례

10. 류머티즘, 퇴행성관절염

✱ 나이 및 성별 : 51세 / 여

- 병력 / 증상
  - 10년 전 발병으로 병원 약으로 치료 중.
  - 소화불량, 고혈압, 전신 관절통, 발바닥 통증, 손이 오그라드는 증상
- 병원처방
  - 소염진통제, 통증주사
- 세포교정영양소 처방
  - 활성형 안토시아닌 • 활성형 필수지방산 • 활성형 콜라겐
  - 활성형 미네랄
- 복용기간
  - 4개월

■ 결과

손이 완전히 펴지고 혈압이 정상으로 돌아옴. 서 있는 것이 불가능했으나 뛰어다닐 수 있을 만큼 회복

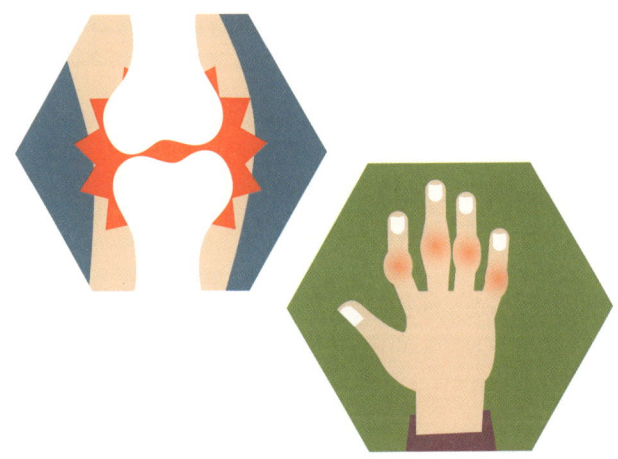

11. 갑상선기능 항진증(그레이브스병)

✱ 나이 및 성별 : 55세 / 여

- 병력 / 증상
  - 메티마졸 2년간 복용
  - 만성피로, 더위를 많이 탐, 다한증, 체중감소
- 병원처방
- 세포교정영양소 처방   · 활성형 안토시아닌 · 활성형 필수지방산 · 활성형 비타민
  · 활성형 미네랄
- 복용기간   · 120일

- 결과

치료후 90일에 메티마졸을 중지, 증상 호전, 치료 120일만에 갑상선호르몬이 정상 수치, 체중 회복, 피로회복, 다한증이 사라짐.

12. 갑상선기능 저하증 (하시모토병)

✱ 성명, 나이 및 성별 : 이** / 68세 / 여

- 병력 / 증상
  - 신지로이드 5년간 복용
  - 만성피로, 관절염, 비염, 천식
- 병원처방
- 세포교정영양소 처방   · 활성형 안토시아닌 · 활성형 필수지방산 · 활성형 뉴클레오티드
  · 활성형 미네랄
- 복용기간   · 6개월

- 결과

치료 후 4개월 만에 신지로이드 복용 중지. 갑상선호르몬 정상 수치, 관절염, 비염, 천식 증상이 대부분 사라짐

체험사례

13. 크론병

❋ 나이 및 성별 : 25세 / 남

- 병력 / 증상 • 불면, 복통, 설사, 체중감소, 혈변
- 병원처방 • 스테로이드, 소염진통제, 면역억제제
- 세포교정영양소 처방 • 활성형 안토시아닌 • 활성형 필수지방산 • 활성형 프리바이오틱스
  • 활성형 포스트엔자임 • 활성형 미네랄
- 복용기간 • 4개월

■ 결과

치료 후 2달 만에 증상이 호전되어 병원치료 중지. 치료 후 4개월 후 복통, 설사, 혈변이 사라지고 체중 정상으로 회복

14. 파킨슨병

❋ 나이 및 성별 : 62세 / 여

- 병력 / 증상 • 2년 전 파킨슨 진단
  • 진전, 서동, 강직, 통증
- 병원처방 • 도파민, 신경영양제, 소염진통제, 근육이완제
- 세포교정영양소 처방 • 활성형 안토시아닌 • 활성형 필수지방산 • 활성형 뉴클레오티드
  • 활성형 미네랄
- 복용기간 • 4개월

■ 결과

2년 전 연산동 신경과 병원에서 파킨슨 진단을 받았습니다. 어떤 충격을 받았느냐고 의사 선생님께서 물으셨어요. "어느 날 아침에 전화 한 통을 받고 큰 충격을 받았지요."라고 말하자 "갑자기 큰 스트레스를 받으면 이런 질병이 옵니다. 마음을 편히 가지십시오"라며 의사 선생님이 말씀하셨습니다.

그때부터 할 수 있는 것은 다 해 보았습니다. 지인인 백석구 선생님을 만났습니다.

"당뇨로 고생하고 있는 걸 아는데 근데 왠일입니까? 얼굴이 너무 좋아졌어요. 뭘 잡수셨습니까?"하니 세포교정 제품을 먹고부터 좋아졌다고 하셨습니다. 그 후에 서울 양재에서 세포교정 세미나를 들어보니 더욱 더 확신이 들었습니다. 동래에서 그 분을 다시 만났을 때 얼굴이 너무나 좋아진 것을 보고 그때부터 세포교정제품을 먹기 시작했습니다.

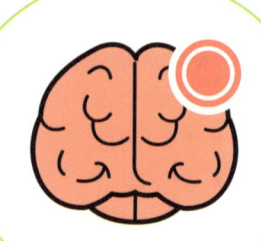

처음에 양을 적게 먹으니 별다른 변화가 없어서 일요일부터 양을 많이 늘렸더니 다음날 새벽에 난리가 났습니다. 화장실에 급히 가보니 앉을 틈도 없이 폭탄같이 쑥 쏟아졌습니다. 장에 쌓인 노폐물이 배출되기 시작한 것입니다. 그때부터 파킨슨 증세가 더 심해졌습니다. 매일매일 더 떨리고 어깨부터 발끝까지 신경이 당겨 오른쪽 한 눈이 누워도 고통, 앉아도 고통이 심했습니다. 한 자리에 잠깐도 가만히 있을 수가 없었습니다. 그때 기적이 일어났습니다. 매일 얼굴 떨리는 것이 진행이 안 되고 조금씩 좋아지는 것입니다. 이제는 다리와 팔이 덜 당기고 많이 좋아지기 시작했습니다. 글씨도 잘 못 썼는데 지금은 잘 씁니다.

15. 뇌신경 손상, 안면대상포진

✽ **나이 및 성별 : 60세 / 여**

- **병력 / 증상**
  - 4년 전 대상포진으로 신경 손상
  - 안면포진, 구안와사, 반신마비
- **병원처방**
  - 혈압강하제, 혈전용해제, 항바이러스제, 항생제, 진통소염제, 스테로이드
- **세포교정영양소 처방** • 활성형 안토시아닌 • 활성형 필수지방산 • 활성형 미네랄
- **복용기간**
  - 4개월

체 험 사 례

■ 결과

　　15년을 건강식품회사에서 일하면서 몸에 좋은 것을 많이 먹었습니다. 해외도 안간 곳 없이 많은 곳을 돌아다니며 몸에 좋다는 것들을 먹어왔습니다.

　　하지만 15년 동안 좋은 것만 먹었는데도 4년 전에 얼굴 전체에 대상포진 증상이 왔습니다. 바이러스가 들어오면서 인중이 오른쪽으로 돌아갔습니다. 한쪽 눈도 거의 반이 감겼습니다. 일하던 곳에서도 더 이상 일을 못하게 되었습니다. 4년 동안 일도 못하고 쉬면서 매일 약을 지어다 먹은 금액이 8천만 원이나 들 정도였습니다.

　　하지만 왼쪽으로 풍이 오기 시작했습니다. 그 후로 고민이 많았습니다. 어떻게 해야 살 수 있을지……. 그러던 중 4개월 전에 세포교정제품을 접하게 되었습니다. 밑져봐야 본전이라는 생각을 하고 먹기 시작했습니다.

　　먹기 시작하면서 면역력이 높아지면서 건강해졌습니다. 지금 4개월째 먹고 있는데 왼쪽 전체에 왔던 풍이 사라지고 인중으로 붙었던 입도 서서히 정상으로 되돌아오기 시작했습니다. 정말 신기할 정도입니다. 이것을 본 가족들도 같이 먹고 있습니다. 이렇게 세포교정제품으로 인해 저희 가족은 잔병 없이 건강해졌습니다.

16. 당뇨

✱ 나이 및 성별 : 53세 / 여

- 병력 / 증상
  - 5년 전 당뇨병으로 경구용 혈당강하제 복용
  - 만성피로, 공복혈당 220, 체중감소, 눈이 침침함
- 병원처방
  - 경구용 혈당강하제
- 세포교정영양소 처방 • 활성형 안토시아닌 • 활성형 필수지방산 • 활성형 미네랄
- 복용기간
  - 4개월

■ 결과

　　5년 전 당뇨 진단을 받고 계속해서 병원에서 경구용 혈당강하제를 처방받아 복용하고 있었습니다. 처방약은 빼놓지 않고 복용했는데도 피로감이 심해지면서 눈이 침침하고 체중이 5kg 가량 감소해 병원에서 혈당 체크를 한 결과, 공복 혈당이 220mg/dL이 나왔습니다. 담당의사 소견으로는 당뇨약에 내약성이 생기면 약이 잘 듣지 않을 수가 있다면서 다

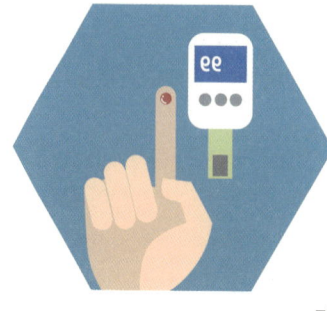

른 약을 추가로 처방해 주었지만 증상은 그다지 개선되지 않았습니다.

병원에서는 인슐린 주사가 남은 유일한 방법이라고 설명을 해줬지만 인슐린 주사를 한 번 맞으면 계속 맞아야 된다고 해서 일단 먹는 약과 운동요법을 해보기로 했습니다.

평소 잘 아는 친구에게 인슐린 주사를 맞아야 할 것 같다고 했더니 그 친구가 활성형 안토시아닌과 활성형 필수지방산을 소개해 주면서 아로니아에서 추출한 안토시아닌이라는 색소성분이 당뇨에 특효라면서 적극 권장했습니다. 평소에 믿을만한 친구였기에 활성형 안토시아닌과 활성형 필수지방산을 바로 복용하기 시작했습니다. 너무 신기하게도 복용한 지 하루 만에 피로감과 눈의 침침함이 사라지기 시작했습니다. 복용한 지 15일째에 체중은 2kg 늘었으며 공복혈당 140mg/dL으로 떨어졌습니다. 물론 피로감과 침침함은 거의 사라졌습니다. 거짓말처럼 복용한 지 한 달도 안 되어 체중은 원래대로 돌아왔으며 공복혈당은 110mg/dL으로 정상이 되었습니다. 활성형 안토시아닌과 활성형 필수지방산 복용한 것 외에 특별하게 다르게 행한 것이 없기 때문에 이렇게 몸이 좋아진 것은 100퍼센트 세포교정 영양소 덕분이라고 생각하며 앞으로도 계속해서 복용할 생각입니다.

17. 당뇨, 고혈압

✱ 나이 및 성별 : 60대 / 여

- 병력 / 증상
  - 뇌출혈로 수술, 우울증, 관절염, 고혈압, 당뇨
  - 공복혈당 수치 220mg/dL, 수축기 혈압 180mmHg
- 병원처방
  - 혈압강하제, 혈당강하제, 스타틴, 아스피린, 소염진통제
- 세포교정영양소 처방 • 활성형 안토시아닌 • 활성형 필수지방산
- 복용기간
  - 3개월

- 결과

15년 전 혈압도 별로 없고 당뇨만 약간 있었는데 뇌출혈로 병원에서 수술받고 반신이

마비되었습니다. 당시 먹던 약을 15년간 복용하면서 합병증으로 우울증, 관절염, 고혈압, 당뇨 등이 점점 더 심해져만 갔습니다.

그러던 어느 날 친구의 소개로 알게 된 활성형 안토시아닌과 활성형 필수지방산 3개월간 복용하여 혈압과 혈당이 정상으로 돌아왔고, 피부와 혈색도 좋아지면서 우울증도 말끔히 사라졌습니다. 몸과 마음이 건강해지고 15년간 복용하던 약을 중지하게 된 것이 제일 기분 좋은 일입니다.

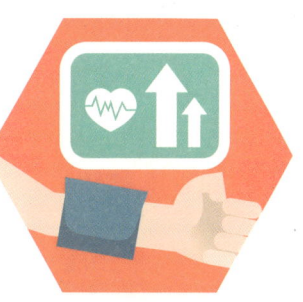

체 험 사 례

18. 당뇨합병증

✱ 나이 및 성별 : 50대 / 남

- 병력 / 증상
  - 20년간 당뇨약 복용, 20kg 체중 감소
  - 손발 저림, 시력 저하, 구토, 변비, 현기증, 안구 건조증, 백내장, 녹내장, 망막박리증
- 병원처방
  - 혈당강하제, 혈압강하제, 콜레스테롤 억제제, 아스피린
- 세포교정영양소 처방
  - 활성형 안토시아닌 • 활성형 필수지방산 • 활성형 미네랄
  - 활성형 프리바이오틱스
- 복용기간
  - 6개월

■ 결과

저는 수원에 사는 50대 초반의 남성입니다. 20여 년 전에 당뇨병 확진을 받고 병원치료를 받아왔습니다. 당시에는 몸무게가 76kg 정도였는데 시간이 지나면서 10kg이상 줄어들었고, 약 5년 전에는 여러 가지 사정으로 10개월간 혼자 지내게 되면서 업무 과중과 심한 스트레스 때문에 체중이 47kg까지 줄게 되었습니다. 그리고 만성 고혈압과 당뇨합병증으로 손발이 저리고 다리에 쥐가 나며 시력까지 저하되어 병원을 더 자주 찾게 되었습니다.

병원을 자주 찾다 보니 많은 약을 복용하게 되면서 구토, 변비, 어지럼증 등 고통 속에서

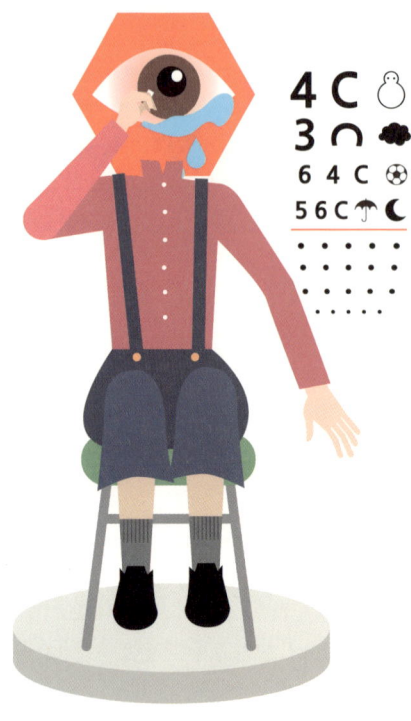

지내왔습니다. 특히 시력은 날이 갈수록 떨어져서 의사의 권유대로 여러 치료를 받다가 2010년 3월에 수술까지 받게 되었습니다.

안구 건조증, 백내장, 녹내장, 망막박리증의 병명을 갖고 있던 저는 시력 회복대신 실명을 최대한 늦추기 위한 수술을 받게 된 거죠. 그러나 수술 한 달 후 퇴원할 때에는 이미 왼쪽 눈은 보이지 않았고 오른쪽 눈만 겨우 1m 이내의 사물을 구분할 수 있을 정도였습니다. 내 문제가 아닐 것 같던 장애가 어느덧 나의 현실이 되어 있었습니다. 도저히 인정할 수가 없었습니다. 앞을 보지 못한다는 절망감은 저를 더욱 실의에 빠지게 했고, 사업마저 더 이상 운영할 수가 없어 집에서 하루하루를 견뎌내는 일상이었습니다.

그때 아내가 권해 아침, 저녁으로 눈에 좋은 것이라면서 먹기 시작한 것이 세포교정제품이었습니다. 처음에는 무엇인지도 모르고 먹었는데 한 달쯤 지나서 눈물이 나오고 가래가 나오기 시작했습니다. 마시는 양을 조금씩 늘리기 시작했습니다. 하지만 코피가 나오고 머리, 얼굴 등에 뽀루지가 나고 호전반응이 심하게 나타났습니다. 그렇게 제품을 복용한 지 3개월쯤 지났을 때 어느 날 아침 눈을 떠 습관적으로 창문을 보니 건너편 아파트의 윤곽이 보이고 벽에 쓰인 동 표시 숫자가 눈에 들어왔습니다. 그 기쁨은 말로 표현할 수가 없었습니다. 가슴 벅찬 감격이었습니다. 이후로 더욱 더 제품을 찾아서 먹게 되었고 시력이 조금씩 계속 좋아짐을 느낄 수 있었습니다.

지금은 많이 좋아진 상태여서 당뇨, 고혈압 약을 복용하지 않고 눈에는 안약만을 넣고 있습니다. 최근에 혼자 엘리베이터를 탔는데 엘리베이터의 숫자판이 보여 너무 기뻤습니다. 볼 수 있다는 것이 저에게는 너무나 큰 기쁨이었습니다. 요즘은 제가 직접 체험한 것을 다른 분들께도 알려드리고 싶은 사명감이 느껴집니다.

체 험 사 례

19. 고혈압, 심근경색, 뇌경색

✱ **나이 및 성별** : 55세 / 여

- **병력 / 증상**
  - 6년간 고혈압, 심근경색약 복용 중
  - 최근 뇌경색 진단, 손 저림, 현기증, 심장통, 흉통
- **병원처방** ・ 혈압강하제, 콜레스테롤억제제, 아스피린, 혈전용해제
- **세포교정영양소 처방** ・ 활성형 안토시아닌 ・ 활성형 필수지방산 ・ 활성형 미네랄
- **복용기간** ・ 4개월

■ **결과**

고혈압, 심근경색으로 병원에서 혈압약, 혈전용해제 등을 6년간 복용하고 있었습니다. 최근에 왼쪽 팔이 저리면서 어지럽고 글씨가 제대로 써지지 않아서 검사한 결과, 뇌경색 진단을 받았습니다. 또한 하루에 한 번 정도 심장이 찢어질 것 같은 통증을 경험하곤 했습니다. 친구의 소개로 알게 된 세포교정제품을 복용한 지 2주 후에 어지러움과 손 저림 증상이 사라졌으며, 복용 6주 만에 혈압이 정상으로 돌아왔습니다. 뿐만 아니라 세포교정제품을 복용한 후로 단 한 번도 심장 통증을 경험하지 않고 있습니다. 먹기 전에는 반신반의 했지만 이제는 세포교정효과를 100퍼센트 확신하고 있습니다.

20. 고혈압, 시력약화, 혈관염, 축농증

✱ **나이 및 성별** : 60세 / 여

- **병력 / 증상**
  - 혈압약 10년째 복용 중
  - 시력저하, 고혈압, 불면증
- **병원처방** ・ 혈압강하제, 콜레스테롤 억제제, 아스피린
- **세포교정영양소 처방** ・ 활성형 안토시아닌 ・ 활성형 필수지방산 ・ 활성형 미네랄
- **복용기간** ・ 3개월

■ 결과

　　세포교정 제품을 복용한 지는 3개월 정도 되었습니다. 저는 유전적으로 혈압이 있어 혈압약을 10년째 먹어왔습니다. 하지만 지난달에 끊었습니다. 세포교정 제품을 먹고 혈압수치가 정상으로 돌아왔기 때문입니다. 노화로 인해 시력도 나빴는데 많이 좋아졌습니다. 작은 글씨가 잘 안보였는데 이제는 바늘구멍에 실을 꿸 정도로 시력이 좋아졌습니다.

　　제 지인 중 한 분은 혈액에 염증이 생기는 희귀병을 앓고 있습니다. 그래서 조그만 상처만 나도 상처가 커지고 심해지면서 잘 낫지 않습니다. 이런 희귀병을 30년 동안 안고 살아온 사람입니다. 그 분에게 지난달에 활성형 안토시아닌을 드렸습니다. 한 달 정도 드시더니 몇 년이 지나도 낫지 않던 상처에서 새 살이 올라오기 시작했습니다. 그리고 코에 축농증이 있어서 활성형 안토시아닌을 코에 넣었더니 염증냄새가 없어지고 축농증이 완화되었다고 합니다. 인터넷 사이트에 희귀병 환자들의 모임이 있다고 하는데 활성형 안토시아닌을 먹고 병이 완화되면 모임에 있는 분들에게도 전해드리고 싶다네요.

21. 뇌경색, 고혈압, 전립선, 발 저림

✱ 나이 및 성별 : 77세 / 남

- 병력 / 증상 　・뇌경색 발병 3년, 고혈압, 수족 저림
- 병원처방   　・혈압강하제, 콜레스테롤 억제제, 아스피린
- 세포교정영양소 처방　・활성형 안토시아닌 ・활성형 필수지방산 ・활성형 뉴클레오티드
　　　　　　　　・활성형 미네랄
- 복용기간   　・5개월

■ 결과

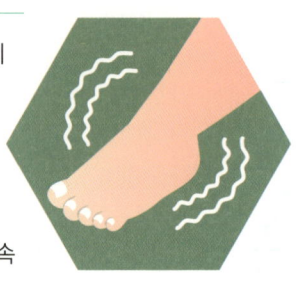

　　3년 전 뇌경색이 발병하여 지난 3년간 병원치료를 받는 중 지인으로부터 세포교정제품을 소개받아 5개월째 복용중인 사람입니다. 처음으로 이 제품들을 섭취한 후 병원에서 검사한 결과 의사로부터 혈액이 진해졌다고 하면서 당장 중단하라는 권고를 받았습니다. 연구소에 문의하니 자연식물이라 부작용이 없는 물질이며 혈액이 맑아지는 호전반응이니까 걱정하지 말고 계속

체 험 사 례

섭취하라는 말을 듣고 병원검진을 2개월 동안 가지 않고 2달 동안 열심히 먹었습니다.
   복용 한 달 후 소변이 시원하게 나오면서 신뢰가 생겨서 더 열심히 챙겨먹게 되었습니다. 2달 후에 병원 검사 결과, 혈액이 깨끗해졌다는 통보와 함께 뇌경색으로 인해 어눌했던 언어가 예전 수준으로 회복됨을 경험하고 혈압도 170/125mmHg에서 130/95mmHg 수준으로 노인으로서는 믿기지 않을 정도로 좋게 유지하고 있으며 수면 중 발 저림 현상도 거의 완치수준으로 회복되었습니다. 평생 병으로 알고 있었던 뇌경색, 고혈압, 전립선 등이 호전되어 늘 행복하고 감사하고 있으며 알지 못하는 많은 사람들에게 저의 경험이 잘 전달되어 국민건강에 이바지했으면 하면서 체험사례를 올립니다.

22. 폐암

✱ 나이 및 성별 : 60대 / 남

- 병력 / 증상 　　•체중감소, 객혈, 피로, 구토, 탈모, 흉통
- 병원처방 　　•수술 불가, 항암치료, 방사선치료
- 세포교정영양소 처방 　•활성형 안토시아닌 •활성형 필수지방산 •활성형 미네랄
- 복용기간 　　•12개월

- 결과

   갑자기 몸이 피로하고 체중이 감소하면서 피와 가래가 나와서 집 근처 병원에서 엑스레이 검사를 한 결과 종양이 발견되었습니다. 종합병원에서 CT촬영 등 정밀검사를 한 결과, 진행성 폐암이라는 진단을 받았습니다. 그러나 이미 주변 장기로 암세포가 전이되어 외과적 수술이 불가능하다고 했습니다. 그래서 화학요법과 방사선치료를 함께 받았습니다. 그러나 항암제로 인한 구토, 탈모, 피로감, 흉통 등 심한 부작용이 나타났고 방사선치료도 거의 효과가 없었습니다. 얼굴은 생기가 없어졌고 더불어 희망도 사라졌습니다. 차라리 집에서 요양을 하는 것이 낫겠다는 판단을 해 퇴원을 결정했습니다. 병원에서는 더 이상 할 일이 없었기 때문입니다.
   집으로 돌아와 암에 효과가 있는 건강식품을 알아보던 중 선배로부터 연락이 왔습니다. 차병원에서도 권장할 정도로 효과가 뛰어난 세포교정제품이 있는데 한 번 복용해 보라는 내용이었습니다. 제품에 함유된 식물영양소 중에 암에 유효한 성분이 다량 함유되어 있다

는 말이었습니다. 왠지 꼭 이것을 먹어야만 살 수 있을 것 같은 생각이 들어서 바로 제품을 구매해 복용하기 시작했습니다. 선배의 권유대로 세포교정제품을 복용한 지 2주 만에 얼굴에 생기가 돌고 식욕도 생기기 시작했습니다. 빠졌던 머리카락도 다시 나기 시작했고 흉통도 서서히 사라졌습니다. 복용한 지 4주 정도가 지나자 외출을 할 수 있었고 운영하던 가게에 나가 다시 일을 시작할 수 있었습니다. 복용 6주 후에 병원에서 엑스레이와 종양 마커 등의 검사를 한 결과, 확실히 암의 진행이 중지되고 암세포의 크기가 매우 작아졌다는 사실을 확인했습니다.

이후로 등산과 운동 등으로 몸을 단련하며 가게 일을 한 지 벌써 1년이 되어갑니다. 지금은 제가 삶과 죽음의 갈림길에 섰던 것이 믿기지 않을 만큼 건강하게 살고 있습니다. 제게 생명의 기적을 준 세포교정제품을 평생 복용한다면 암의 재발 또한 막을 수 있을 거라고 믿고 있습니다.

23. 대장암, 위암

✱ 나이 및 성별 : 60대 / 여

- 병력 / 증상   • 소화 불량, 식욕 부진, 체중 감소, 구토, 검푸른 얼굴색
- 병원처방   • 수술 불가, 항암치료 보류
- 세포교정영양소 처방   • 활성형 안토시아닌 • 활성형 필수지방산
- 복용기간   • 6개월

- 결과

종합병원에서 말기 대장암과 위암을 판정 받고 체력과 나이, 병의 진행상태로 보아 외과적 수술은 어려웠으며, 항암치료와 방사선치료가 좋겠다는 병원 측의 권유가 있었지만 두렵기도 하고 제 몸이 항암치료를 견딜 수 있을까 걱정되어 입원을 포기했습니다. 당시 병원 측 의견으로는 2개월 정도 살 수 있다는 소견이었습니다. 입원을 포기한 다음 날부터 친구의 소개로 알게 된 세포교정제품을 복용하기 시작했습니다.

2주가 지나면서부터 식욕이 생기고 피부에 생기가 돌고 검푸르던 얼굴색이 붉은 색으로 바뀌며 구토가 사라지더군요. 병원에서 말했던 시한부 2개월이 지나자 몸은 더욱 건강해져서 식사량도 정상으로 돌아왔고 혼자 등산과 산책을 할 수도 있었습니다. 그리고 현재까지

체 험 사 례

재발없이 건강하게 잘 지내고 있습니다. 꺼져가는 삶에 새로운 생명을 선물해 준 세포교정 제품과 자연에 진심으로 감사하며 살고 있습니다.

24. 유방암

* 나이 및 성별 : 60대 / 여

- 병력 / 증상 · 유방암 2기, 당뇨, 오십견, 시력 약화, 피로, 우울증
- 병원처방 · 수술, 항암치료, 방사선치료
- 세포교정영양소 처방 · 활성형 안토시아닌 · 활성형 필수지방산 · 활성형 비타민
  · 활성형 미네랄
- 복용기간 · 24개월

■ 결과

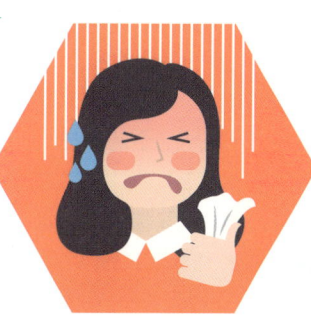

39세 때부터 당뇨라는 지병을 갖고 20년이 넘게 당뇨약을 복용했습니다. 신경을 많이 쓰는 직장에서 근무를 했기 때문에 여러 지병이 있었습니다. 오십견이 양 어깨에 찾아와 심한 통증으로 밤이면 잠을 잘 수 없을 정도였습니다. 팔과 어깨의 통증으로 몇 년 동안 심한 고통을 겪으면서 대학병원 통증클리닉에서 주사도 맞아 보고 한의원에서 침과 쑥 뜸 치료도 받아봤지만 별다른 효과를 보지 못했습니다. 그리고 당뇨약을 오랫동안 복용하다 보니 오후만 되면 눈에 안개가 낀 것처럼 시야가 잘 보이지 않고 몸 전체가 피로에 흠뻑 젖어 삶의 의욕을 잃고 심한 우울증에 시달렸습니다.

그러던 어느 날 제게 또 다른 시련이 찾아왔습니다. 오른쪽 가슴에서 딱딱한 몽우리가 발견되어 병원에서 검사를 해보니 유방암 2기라고 하네요. 수술을 받고 8번의 항암치료와 한 달 반 동안 매일 방사선치료를 받았습니다. 제 모습은 정말 말이 아니었습니다. 힘겹게 생활을 하고 있을 무렵 제일 아끼고 사랑하는 후배에게 세포교정제품을 전달받고 복용을 시작했습니다.

복용 후 15일이 지나면서 치유반응이 시작되었습니다. 후배가 느낀 것과 똑같이 자고 일

어나면 눈을 뜰 수 없을 정도로 눈곱이 끼었습니다. 감기몸살처럼 몸이 아프기 시작하더니 가래와 기침으로 밤을 지새워야 했습니다. 사람 몸속에 이렇게 많은 노폐물이 있을까 싶을 정도로 많은 노폐물들이 나왔습니다. 제일 많이 아프던 어깨와 팔이 더 심하게 아팠으며 손등이 부어 손을 움켜쥘 수도 없었습니다. 엄지손가락이 굽혀지지 않아 글씨를 쓸 수도 없을 정도였지요. 정말 심한 치유반응을 겪었지만 그때마다 후배의 독려로 견딜 수 있었습니다. 그러다 보니 벌써 세포교정제품을 복용한 지 2년이 되었습니다. 지금은 책을 읽을 때 안경을 끼지 않아도 될 만큼 눈의 피로가 나아졌으며 정신과 육체 모두가 깨끗해진 느낌입니다. 수술 후 복용하던 약물을 일체 먹지 않으며 특히 장복하던 당뇨약도 이제는 복용하지 않아도 생활에 지장이 없습니다. 어깨와 팔도 좋아져서 운동도 할 수 있고 손등의 붓기도 빠지고 손가락도 마음껏 글씨를 쓸 수 있습니다. 저처럼 많은 분들이 세포교정과 인연을 맺어 질병의 고통에서 해방되길 기원합니다.

25. 고혈압, 관절염, 하지정맥류

✱ 나이 및 성별 : 60대 / 여

- 병력 / 증상　　　• 관절통, 전신통증, 무릎부종, 고혈압
- 병원처방　　　　• 혈압강하제, 소염진통제
- 세포교정영양소 처방　• 활성형 안토시아닌 • 활성형 필수지방산 • 활성형 미네랄
- 복용기간　　　　• 4개월

■ 결과

　세포교정 제품을 9월부터 먹었습니다. 보이는 것에 비해 몸이 많이 허약하고 아픈 곳이 많았습니다. 관절이 나빠서 외출하고 집에 돌아오면 무릎이 부어서 잘 걷지도 못하고 앉지도 못하는 고통에 시달렸습니다. 이 제품을 먹고 나서는 언제 그랬냐는 듯이 아팠던 무릎 통증이 싹 사라졌습니다.

　남편은 해병대 출신으로 베트남을 다녀와서 고엽제 후유증으로 많이 힘들어 하고 있었습니다. 그런 남편에게 이 제품을 권했더니 처음에는 화를 냈습니다. 그래도 좋은 거니 먹어보라고 했고, 먹기 시작하면서 더 증상이 심해지는 듯 했습니다. 며칠간 잠을 못 자고 가려움도 심해지더니 어느 순간 가려움증이 씻은 듯이 사라졌습니다. 그래서 저와 남편은 더

열심히 챙겨 먹었습니다. 둘 다 혈압이 높아서 혈압약을 매일 먹었는데 지금은 혈압약을 끊은 지 3개월이 지났습니다. 그리고 저는 하지정맥도 있었는데 어느새 사라졌습니다.

26. 위암 말기, 당뇨

* 나이 및 성별 : 50대 / 남

- 병력 / 증상   • 대장 파열, 위암 수술, 체중 감소, 피로, 우울증
- 병원처방   • 위암 수술
- 세포교정영양소 처방 • 활성형 안토시아닌 • 활성형 필수지방산 • 활성형 미네랄
- 복용기간   • 6개월

■ 결과

　위암말기 판정을 받고 위를 95% 절제한 후 대장 파열로 대수술을 2번씩이나 하고 몸무게가 38kg이나 빠졌습니다. 수술 전 당뇨가 있었고 사타구니에 호두만한 크기의 혹이 자라면서 피로와 스트레스를 심하게 느끼고 걸음걸이도 아주 불편했습니다. 무엇보다 우울증과 대인기피증이 가장 심각했습니다. 늘 죽고 싶어서 '어떻게 죽을까' 하고 많이 생각해 왔습니다.

　그러던 중 지인의 소개로 세포교정제품을 만났습니다. '바로 이것이 나를 살릴 수 있다'라는 마음으로 바로 먹기 시작했습니다. 복용한 지 3일째부터 몸에서 이상한 반응이 나타나기 시작했습니다. 겁이 났지만 호전반응이라 생각하고 긍정적인 생각과 감사하는 마음으로 계속 복용했습니다. 방귀, 속 쓰림, 가려움증, 설사, 감기증상, 부종, 두통 등의 여러 호전반응이 나타났습니다.

　소변을 보면 거품이 많이 생겼는데 어느 날부터 거품이 없는 맑은색 소변을 보고 혈당체크를 한 결과 혈당수치가 정상이 되어 지금은 당뇨약을 먹지 않고 있습니다. 사타구니 혹도 작아져 걸음걸이가 좋아지고 팔다리도 아프지 않아 이제는 활동하는데 전혀 어려움이 없습니다. 숨 차는 것도 사라지고 얼

굴색이 좋아져 건강이 회복되었다고 주위 사람들이 모두들 기쁜 마음으로 축하해 주고 있습니다.

이제는 마음껏 다니며 세포교정제품 홍보 활동도 하고 일도 열심히 하고 있습니다. 하늘에서 인간에게 내린 지구상의 최고의 선물이라 생각하고 늘 감사하고 고맙게 여기며 살고자 합니다. 저뿐만 아니라 아픈 많은 사람들에게 자연치유의 위대함을 알려주셔서 진심으로 감사드립니다.

27. 고혈압, 요로결석

* 나이 및 성별 : 50대 / 남

- 병력 / 증상 • 중풍, 요로결석
- 병원처방 • 혈압강하제
- 세포교정영양소 처방 • 활성형 안토시아닌 • 활성형 필수지방산 • 활성형 미네랄
- 복용기간 • 6개월

■ 결과

저는 사람들을 치료하는 일을 합니다. 그런데 5년 전 중풍이 왔습니다. 그리고 혈압약을 3년째 복용하고 있습니다. 어느 날 허리가 너무 아프고 소변을 보러 화장실을 갔는데 안 나오는 것이었습니다. 병원진단 결과 요로결석이었습니다.

그 당시 어떤 환자분이 저에게 치료를 받고 몸 상태가 좋아지셨다며 답례로 세포교정제품을 선물로 주셔서 20일을 거르지 않고 먹었습니다. 세포교정을 한 지 20일 만에 요로결석도 없어지고 혈액순환도 잘 되며 혈압도 조절이 되었고 하루하루 몸이 좋아지는 것을 느꼈습니다. 그 후로는 저에게 치료를 받으러 오시는 분들에게 세포교정을 권합니다. 어떤 환자분은 피를 뽑을 때마다 피가 안 나왔는데 세포교정 며칠 후에 다시 피를 뽑자 전과는 다르게 한 컵씩 나왔습니다.

세포교정을 한 후 점점 좋아지시는 분들을 보며 보람을 느끼고 있습니다.

체 험 사 례

28. 관절염, 탈모, 시력 약화

✱ 나이 및 성별 : 50대 / 여

- 병력 / 증상   • 관절통, 눈이 침침
- 병원처방   • 소염진통제
- 세포교정영양소 처방   • 활성형 안토시아닌 • 활성형 필수지방산 • 활성형 미네랄
- 복용기간   • 4개월

- 결과

　무릎통증이 심하고 눈이 침침했습니다. 친구의 권유로 세포교정제품을 아침, 저녁으로 복용했더니 20일쯤 후부터 통증이 사라졌습니다. 현재 약 4개월째 복용중인데 무릎통증이 말끔히 사라졌고 피로감도 사라졌습니다. 게다가 심한 탈모도 개선되었고 시력까지 밝아진 것을 느낍니다. 건강을 위해 천연물질인 세포교정제품을 권해주신 분께 진심으로 감사드립니다.

29. 대장암

✱ 나이 및 성별 : 30대 / 여

- 병력 / 증상   • 위암, 대장암 전이
- 병원처방   • 수술, 항암치료, 방사선치료
- 세포교정영양소 처방   • 활성형 안토시아닌 • 활성형 필수지방산 • 활성형 뉴클레오티드
                  • 활성형 미네랄
- 복용기간   • 4개월

- 결과

　초등학교 3학년 아들과 6살 딸아이를 둔 평범한 주부입니다. 3년 전 제 몸에 암이 있다는 사실을 알고 수술을 했습니다. 다행히 위암 초기라 완치율이 높다고 해서 모두들 안도하였습니다. 재발방지 차원으로 힘든 항암치료와 방사선치료도 견뎌냈습니다. 그러나 꼼꼼

한 정기검진을 했음에도 불구하고 3년 후에 변에 이상이 있어 내시경을 해보니 이미 암세포가 대장으로 전이가 되었더군요. 하늘이 무너지는 것 같았고 전이라는 사실에 절망해 많이 울었습니다. 그러나 저는 넋놓고 울 시간이 없었습니다.

　아이들이 아직 엄마 손이 한창 필요한 때이니 얼른 치료를 받아 나아야겠다는 생각을 했습니다. 그래서 수술 후에 전주에 있는 한방요양병원을 찾아가게 되었습니다. 그 곳은 산속에 있어 공기가 좋았고 무엇보다도 암을 앓고 있는 사람들이 함께 있어 정보교환도 할 수 있었습니다. 그런데 두 달 정도 지나자 음식만 먹으면 배에 통증이 생기고 가스도 나오지 않고 그렇게 자주 보던 변이 나오지 않았습니다. 시간이 지날수록 배의 통증은 더욱 심해졌습니다. 서울로 올라와 응급실에 입원을 했더니 복막의 암 때문에 장폐색증이 왔는데 치료법이 없으니 진통제를 맞으며 계속 굶으며 지켜보아야 한다고 했습니다.

　정말 답답하고 '내가 암 때문에 굶어 죽을 수도 있겠구나'하는 생각이 드니 너무나도 무서웠습니다. 그래도 아이들을 떠올리니 도저히 이대로 죽을 수는 없다는 생각이 들었습니다. 그래서 가족의 소개로 세포교정제품을 복용하기 시작했습니다. 배가 아파서 물조차 삼키기 힘들었지만 진통제를 맞아가며 꾹 참고 열심히 먹었습니다. 암을 고친다는 식품들이 너무 많아 쉽게 결정하지 못하고 있었거든요. 그러나 암성 통증이 있고나서 부터는 규칙적으로 양을 늘려가며 복용했습니다. 열흘 정도 지나니까 가스가 조금 나오더니 변이 나왔습니다. 너무 기뻐 병원 복도를 링거를 끌고 열 바퀴나 더 돌았습니다. 다음 날에도 여전히 가스가 잘 나오고 배의 통증도 차츰 없어졌습니다.

　한 달 후 CT를 찍어 보니 없어지고 병원에서도 많이 좋아졌다고 했습니다. 물론 식사량도 늘었고요. 식사를 하게 되니 항암치료를 할 수 있게 되어서 7차까지 항암치료를 받았습니다. 그러나 본래 항암치료는 암세포를 죽이지만 내 몸에 있는 정상세포도 죽이는 단점이 있어 면역력 저하를 불러 옵니다. 내 스스로 암을 이길 수 있는 힘을 더 잃어버리는 것 같아 지금은 항암치료를 중단하고 세포교정제품만 열심히 먹으면서 내 몸의 면역세포를 더 튼튼하게 만들고 있습니다. 규칙적인 운동과 긍정적인 사고는 기본이고요. 아프고 나서부터 지금까지 제 옆에서 헌신적으로 간호를 해주신 친정어머니도 세포교정제품을 소개해 주신 분께 감사드리고 있습니다.

　암으로 고통 받고 있는 환자뿐 아니라 그 가족 모두 예방차원으로 세포교정제품을 복용하시면 좋겠다는 생각입니다.

체 험 사 례

30. 아토피 피부염

✱ 나이 및 성별 : 20대 / 남

- 병력 / 증상 • 아토피 피부염
- 병원처방 • 스테로이드, 항히스타민
- 세포교정영양소 처방 • 활성형 안토시아닌 • 활성형 필수지방산 • 활성형 뉴클레오티드
  • 활성형 미네랄
- 복용기간 • 12개월

■ 결과

　　우리 아이는 초등학교 4학년 때부터 아토피성 피부염이 생겼습니다. 시간이 지날수록 점점 심해지면서 심하게 긁으면 등이 핏물로 범벅이 되어 제대로 잠을 잘 수 없을 정도였지요. 얼굴에도 온통 아토피가 생겨 유명하다는 병원과 한의원에서 치료를 받아봤지만 약을 복용할 때만 잠시 나아지다가 다시 더 악화되곤 했어요. 외출을 할 때는 꼭 모자를 눌러쓰고 마스크로 온통 얼굴을 가린 채 외출을 해야 할 정도였습니다. 팔과 다리가 접히는 부분은 더욱 심해 갈라진 논바닥처럼 피부가 변하고 갈라진 피부사이로 핏물이 엉겼습니다.

　　만지면 부서져 버릴 것 같은 피부에서 윤기라고는 전혀 찾아볼 수가 없었습니다. 심한 경우엔 온몸에 붉은 반점이 생기고 모두 곪아버리는 바람에 2차 감염이 되어 두 번씩이나 입원을 했습니다. 20대의 젊은 나이에 멋 한 번 부려보지 못하고 여름이 되면 윗옷에 핏자국이 번지며 가려워서 두 손으로 두드리는 소리에 밤잠을 못자는 아이를 볼 때마다 가슴이 먹먹해진 수많은 날들…….

　　어느 날 지인의 소개로 장봉근 약사님을 만나 세포교정요법의 설명을 듣고 난 후, 며칠 뒤 제 아들과 약사님과의 첫 만남에서 18개월에서 24개월 정도 세포교정요법으로 치료하면 반드시 완치할 수 있다는 말씀을 들었습니다. 그 이후로 약사님이 직접 만들어 주신 세포교정요법에 따라 꾸준히 제품을 섭취했습니다.

　　약 한 달이 되면서 온 얼굴에 진물이 생기고 마르고 또 생기기를 반복하면서 얼굴 피부가 다 벗겨지자 덜컥 겁이 나서 포기하고 다시 병원에 가고 싶었는데 약사님께서 자연치유되는 좋은 반응이니까 긍정적인 생각을 가지고 참고 견뎌야 한다고 말씀하셨습니다. 이와 같은 치유반응이 몇 번 반복되면서 점차적 육안으로도 확인할 수 있을 정도로 좋아지기 시

작하고 가려움의 고통도 점점 사라졌습니다.

장봉근 약사님이 말씀하신대로 마침내 지난 10년간 온 몸의 피부 전체가 아토피였던 우리 아들의 피부가 이제는 그 어디서도 아토피의 흔적을 찾을 수 없을 정도로 완전히 다 나았습니다. 암보다 더 무서운 것이 아토피라고 생각합니다.

그렇게 고치기 힘든 악성 아토피를 고쳤다는 생각을 하면 꿈만 같습니다. 악몽과 같았던 지난 날, 지인으로 인해 만났던 장봉근 약사님의 말씀에 믿음과 선택을 하게 해주신 하느님께 감사드리며 저와 아들은 세포교정제품을 통해 악성 아토피를 고쳐주시고 새 삶과 희망을 주신 장봉근 약사님께 진심으로 감사드립니다.

아토피로 고생하시는 모든 분들에게 저와 제 아들의 체험담을 꼭 보여드리고 아토피 치료에 도움이 되고자 하는 마음으로 체험수기를 올려봅니다. 오늘도 세포교정으로 새 삶을 살게 된 제 아들의 환한 웃음과 기뻐하는 모습을 볼 때마다 꿈만 같습니다.

31. 뇌부전, 혈관부전

✱ 나이 및 성별 : 63세 / 남

- 병력 / 증상　　・관절통, 눈이 침침, 심근경색, 뇌경색, 뇌출혈
- 병원처방　　　・혈압강하제, 스타틴, 아스피린
- 세포교정영양소 처방　・활성형 안토시아닌 ・활성형 필수지방산 ・활성형 뉴클레오티드
　　　　　　　　・활성형 미네랄
- 복용기간　　　・9개월

■ 결과

7년 전 화장실에서 야구방망이로 내리침을 당한 것 같이 퍽하고 쓰러진 후 똑같은 현상이 나타나 쓰러져 태국의 병원으로 갔습니다. 뇌수술을 당장 해야 한다고 했으나 태국 현지의 열악한 의료환경을 알고 있었기에 수술을 거부하고 한국에 돌아와서 우연하게 세포교정제품을 만났습니다. 심장에는 이미 15년 전 스탠트가 3개 박혀 있었고 오른쪽 다리혈관이 막혀 썩어 들어가니 절단을 해야 한다는 청천벽력같은 진단이 내려져 있었고 하지정맥은 뱀이 또아리를 틀어놓은 것 같이 심하게 정맥류가 진행되고 있었던 상태였습니다.

병원에서 MRA검사 결과 양다리 11번과 12번 등뼈사이가 부러져 있다는 결과가 나왔고

체 험 사 례

"어떻게 이런 사람을 해외에서 제 발로 걷게 해 데리고 올 수가 있었냐?"며 당장 입원수속을 하여 수술예약을 하라는 의사의 진단이 있었지만 상의해 보겠다고 집으로 와서 그때부터 세포교정제품을 열심히 섭취했습니다.

새까만 변이 매일 나왔고 체중은 2달에 10kg 빠지면서 혈압이 정상으로 돌아왔고 하지정맥은 반 이상이 없어졌고 오른쪽 혈관이 막혀 새까맣던 것이 무릎 밑에까지 내려가면서 혈관색도 점점 옅어져 빨간색으로 변해갔습니다. 9개월이 지난 지금은 아주 정상적인 상태로 좋아졌습니다. 아직 다리는 조금 끌고 있지만 주위 분들 말씀이 "새 신랑이 되었다"라고 합니다.

32. 관절염, 연골 파열

✱ 나이 및 성별 : 77세 / 여

- 병력 / 증상　　• 반월성 연골 파열
- 병원처방　　　• 소염진통제, 위장약, 간장약
- 세포교정영양소 처방　• 활성형 안토시아닌 • 활성형 필수지방산 • 활성형 뉴클레오티드
　　　　　　　　• 활성형 미네랄
- 복용기간　　　• 4개월

■ 결과

2년 전부터 다리가 아팠습니다. 다리를 절고 다닐 정도였습니다. 어느 날 구두를 신고 뛸 일이 있었는데 통증이 너무 심했습니다.

정형외과에서 반월성 연골파열이라는 진단을 받았습니다. 유명하다는 정형외과는 다 다녀봤는데 인공수술을 해야 된다고 하였습니다. 그러다 지인의 소개로 세포교정제품을 접하게 되었습니다. 처음에는 소화가 안 되어 속이 안 좋았는데 점점 익숙해졌습니다. 복용한 지 5일까지 더 아팠지만 호전반응이라고 생각하고 계속해서 복용했습니다.

1개월 정도 복용 후 통증이 사라졌습니다. 저는 간과 위가 나빠서 병원을 자주 다녔는데 세포교정을 받고 나서 식사를 잘하고 위도 좋아져 이제는 병원약을 먹지 않아도 아픈 곳이 없어 너무 행복합니다.

33. 골다공증, 척추 손상, 견관절염

✱ 나이 및 성별 : 73세 / 여

- 병력 / 증상 • 골다공증, 척추 손상, 어깨 염증
- 병원처방   • 소염진통제
- 세포교정영양소 처방 • 활성형 안토시아닌 • 활성형 필수지방산 • 활성형 콜라겐
        • 활성형 미네랄 • 활성형 칼슘
- 복용기간   • 6개월

■ 결과

　15년 전에 교통사고를 당하고 계단에서 두 번 넘어져서 척추를 다쳤습니다. 그리고 골다공증이 심합니다. 계단에서 넘어지면서 복숭아뼈도 부서졌습니다. 1년 반이나 지났는데도 나아지지 않았습니다. 그래서 매일 지팡이를 짚고 다녔습니다.
　그러다 지인의 소개로 세포교정제품을 접하게 되었습니다. 며칠 전에 어깨 수술을 한 딸과 같이 먹었습니다. 먹은 지 3일이 지나서 벽을 잡고 일어났는데 자연스레 일어서졌습니다. 처음 이틀까지만 해도 몸이 안 좋았지만 3일이 지나면서 몸이 좋아지기 시작했습니다. 같이 먹던 딸은 소변이 갈색으로 나오면서 몸이 좋아진 것 같다고 했습니다. 그리고 매일 거르지 않고 챙겨 먹고 있습니다. 지금은 저와 딸 모두 아픈 곳이 없습니다.

34. 무릎관절염, 폐렴

✱ 나이 및 성별 : 55세 / 여

- 병력 / 증상 • 무릎관절염, 폐렴
- 병원처방   • 소염진통제

체 험 사 례

- 세포교정영양소 처방 　•활성형 안토시아닌 •활성형 필수지방산 •활성형 콜라겐
　　　　　　　　　　•활성형 미네랄
- 복용기간　　　　　•6개월

- 결과

　왼쪽 무릎에 생긴 퇴행성관절염으로 고생을 많이 했습니다. 계단을 올라갈 순 있었지만 내려갈 땐 굉장히 심한 고통으로 손잡이를 잡고도 제대로 못 내려갈 정도였습니다. 가족들을 수술을 하라고 했는데 저는 자연요법으로 고쳐야겠다는 생각에 자여 식품들을 찾아서 먹었습니다. 하지만 좋아지지 않았습니다. 그러다 세포교정제품을 알게 되어 먹기 시작했고 관절염이 씻은 듯이 싹 나았습니다. 믿겨지지 않아 정말 다 나은 건지 일시적인 현상인지 알고 싶어 3시간 코스인 지리산을 등반하였습니다. 올라갈 때는 걱정이 없었는데 '내려올 때 힘들지 않을까'라는 생각이 들었습니다. 하지만 내려올 때도 가뿐하게 내려왔습니다. 세포교정제품이 최고의 건강식품이라는 것을 깨달았습니다.

　한 달 전 서울에서 일하는 딸에게 전화가 왔습니다. 감기가 오래 되었는데 낫지 않고 기침도 심해져서 병원에 갔는데 폐렴이라고 했습니다. 그런 딸을 집으로 불러 면역력을 키우려고 제가 먹던 제품을 같이 먹었습니다. 3일 동안 병원에서 처방해준 약 대신에 세포교정제품을 꼬박꼬박 먹이고 병원을 다시 찾아가 엑스레이를 찍었습니다. 의사가 3일 전에 찍은 엑스레이와 비교해 보더니 좋아졌다며 염증이 굉장히 많이 완화되었다고 했습니다. 그리고는 서울로 다시 올라가는 딸에게 제품을 주었습니다. 며칠 후 전화를 하니 감기가 다 나았다며 기침도 안하고 몸이 좋아졌다고 합니다. 자연요법이 우리 몸에 훨씬 좋다는 것을 다시 한 번 느꼈습니다.

35. 관절염

✻ 나이 및 성별 : 60세 / 여

- 병력 / 증상　　　•관절염
- 병원처방　　　　•소염진통제
- 세포교정영양소 처방　•활성형 안토시아닌 •활성형 필수지방산 •활성형 콜라겐
　　　　　　　　　　•활성형 미네랄

■ 결과

고객분 중 60대 여자 분이 무릎연골이 닳아서 걷는 것이 힘들었는데 세포교정제품을 복용하고 나서 일주일 만에 무릎의 통증이 없어져 등산까지 하시게 되었습니다. 몇 차례 호전반응으로 몸이 전체적으로 좋아지면서 이제는 열혈 팬이 되어 홍보대사 역할을 열심히 하고 있습니다.

36. 허리 협착증, 무릎통증, 위염

✱ 나이 및 성별 : 50대 / 여

- 병력 / 증상　　・허리 협착증, 무릎통증, 위염
- 병원처방　　　・소염진통제
- 세포교정영양소 처방　・활성형 안토시아닌 ・활성형 필수지방산 ・활성형 콜라겐
　　　　　　　　・활성형 미네랄

■ 결과

저는 어머님들의 사랑을 듬뿍 받는 노래강사였습니다. 노래의 즐거움을 통해 함께 나누며 신나고 행복하게 온 열정을 쏟으며 지냈습니다. 노래를 하면 행복했지만 건강이 따라주지 않으니 계속 할 수가 없었습니다. 허리 협착증이 생겨서 늘 물리치료와 침을 맞았지만 잘 낫지 않았고 무리하면 바로 통증이 유발되었습니다. 신경이 예민하고 피곤해지면 심한 무릎통증과 질염, 그리고 여드름 등으로 얼굴 상태가 말이 아니었습니다. 여자로서 정말 힘들었습니다.

그러던 중 친한 언니가 노래강사를 그만 두고 오래토록 건강을 지키며 마음 편하게 살아보자고 건강사업을 권유하여 작년에 '건강백세시대'라는 간판을 걸고 방배동에서 사업을 시작했습니다. 획기적인 건강식품을 만나지 못하던 중 정신이 번쩍 들게 하는 세포교정식품을 만나게 되었습니다. 처음에는 혹시나 또 '그저 그런 제품'일까봐 외면하려 했지만 일단 한번 먹어보고 결정하자라는 맘을 먹고 세포교정식품을 먹기 시작했습니다. 일주일 만에 놀랍게도 제 몸에 있던 지저분한 어혈자국이 사라지기 시작하더니 만성적으로 아팠던 배가 점점 나아지고 3주 정도 먹으니 심한 무릎통증과 허리통증이 말끔하게 사라졌습니다. 함께 일하는 언니가 제 안색이 훤해졌다고 놀라워하고 최근에 제 주변사람들도 저를 보며

체 험 사 례

많이 예뻐졌다고 칭찬을 합니다. 저 역시 하루가 다르게 생기가 도는 것을 느낍니다.
저의 경험을 통해 세포교정이 몸이 아픈 많은 분들에게 건강을 선물할거라 확신합니다.

37. 고관절염

✽ 나이 및 성별 : 50대 / 여

- 병력 / 증상 · 고관절염
- 병원처방 · 소염진통제
- 세포교정영양소 처방 · 활성형 안토시아닌 · 활성형 필수지방산 · 활성형 콜라겐
  · 활성형 미네랄

■ 결과

관절로 20년 넘게 고생한 사람입니다. 통증이 너무 심해 관절전문병원에서 고관절인대 상태가 심각하니 서둘러 수술을 할 것을 권유받았습니다. 병이 더 진행되면 허리, 무릎까지 악화될 것이라는 이야기도 들었습니다. 당장은 수술을 할 수 없는 상황이라 우선 약을 복용하기로 했습니다. 병원약을 먹던 중 동생의 권유로 세포교정제품을 알게 되었습니다. 이 제품을 먹는 날부터 기존에 복용하던 약을 중지했는데 지금은 관절상태가 아주 좋아져 수술을 하지 않아도 되겠다는 자신감이 생겼습니다. 하루하루 삶이 너무 즐겁습니다.

38. 관절염, 오십견, 방광염

✽ 나이 및 성별 : 50대 / 여

- 병력 / 증상 · 관절염, 오십견, 방광염
- 병원처방 · 소염진통제, 항생제
- OCNT(맞춤형 세포교정영양요법) 처방
  · 활성형 안토시아닌 · 활성형 필수지방산 · 활성형 미네랄

■ 결과

3년 전쯤 갱년기가 찾아왔습니다. 면역력이 떨어지면서 우울증을 비롯한 관절, 오십견, 허리통증 등 눈만 뜨면 아프다는 소리를 달고 살면서도 이렇게 늙어가는 과정으로만 생각했습니다. 특히 습관성 방광염으로 인해 많은 고통을 겪어왔습니다.

단 한번이라도 방광염을 경험해 보신 분들은 얼마나 고통스러운 것을 알고 계실 겁니다. 너무나 고통스러워 병원을 가면 바이러스 운운하며 약과 주사처방만 해주었습니다.

그러던 어느 날 지인으로부터 세포교정요법을 소개받고 방광염뿐만 아니라 몸이 전체적으로 좋아진다는 소리에 반신반의하며 먹기 시작했습니다. 먹은 지 20일쯤 지나서 생리찌꺼기가 남아 염증으로 있던 것이 마구 나오기 시작했습니다. 정말 놀라운 일이었습니다. 그리고 그 이후부터는 심했던 통증들이 정말 말끔하게 사라졌습니다.

세포교정제품을 먹으면서 노이로제가 걸릴 만큼 고질병이었던 방광염을 비롯해 오십견, 관절, 허리통증이 치유되면서 행복한 시간과 함께 열심히 살고 있습니다.

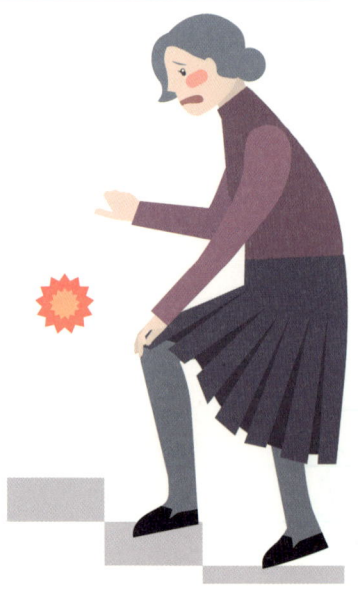

39. 관절염, 편두통, 이명, 생리불순

✱ 나이 및 성별 : 50대 / 여

- 병력 / 증상   • 관절염, 편두통, 이명, 생리불순
- 병원 치료   • 소염진통제, 항생제
- 세포교정영양소 처방 • 활성형 안토시아닌 • 활성형 필수지방산 • 활성형 콜라겐
  • 활성형 미네랄

체 험 사 례

■ 결과

저혈압, 고지혈증, 어깨 눌림, 등 눌림, 어지러움, 이명 현상, 퇴행성관절염, 하지정맥, 눈밑 떨림, 심한 두통, 뒷목 뻐근함, 생리불순, 다크서클, 발뒤꿈치 통증, 저체온 증상 등이 있어 아침에 일어나는 것이 고통스러웠습니다. 심한 발뒤꿈치의 통증은 걸음걸이를 바꿀 정도였고 오후 4시만 되면 이미 에너지가 소진되어 지쳐버렸습니다. 건강한 것이 단 하나 있다면 늘 꿈이 있었고 긍정적인 가치관을 가진 것이었습니다.

세포교정을 하는 동안 묵직한 두통, 가려움증, 거품 나는 소변, 잦은 방귀, 온몸을 돌아다니며 찾아오는 감전되는 것 같은 찌릿함 등 여러 호전반응을 겪으면서 하나하나 치유가 일어나기 시작했습니다. 한 달쯤 지났을 때 뒤꿈치 통증이 없어지기 시작했고 몸이 가벼워졌습니다. 심한 편두통이 사라지고 4개월 후엔 이명현상, 어지러움이 사라졌고 전반적으로 아픈 곳이 줄었습니다. 놀라운 것은 3개월 후 불규칙했던 생리주기가 28일로 맞춰지고 생리통이 많이 없어졌습니다. 6개월쯤 후에는 자유자재로 고개를 돌리게 되었고 무릎 앞 꼭지가 아파 내려오지 못했던 계단도 내려오게 되었습니다. 몸이 따뜻해져서 내복 없이 처음으로 겨울을 보내기도 했습니다. 최선을 다해 하루를 지내도 피곤하지 않고 지치지 않으며 어릴 때부터 따라다니던 어지러움과 이명현상도 말끔히 사라졌습니다. 제가 경험한 세포교정제품은 그 어떤 건강식품과도 비교할 수 없을 정도로 효과가 탁월한 제품이라고 생각됩니다.

주변 사람들이 어떤 치유가 그렇게 강하게 일어났냐고 물을 때 늘 이렇게 대답합니다. "내 몸 속에 있는 피, 그 피가 완전히 바뀌었어요!"

40. 편두통, 관절염, 피부건강

✱ 나이 및 성별 : 50대 / 여

- 병력 / 증상   • 관절염, 편두통
- 병원치료   • 소염진통제
- 세포교정영양소 처방   • 활성형 안토시아닌 • 활성형 필수지방산 • 활성형 콜라겐
                  • 활성형 미네랄

■ 결과

　세포교정제품을 복용한 후로 여러 가지 반응들이 나타났습니다. 먼저 관절염을 앓고 있던 상황에서 '통증 완화 통증'이 번갈아 나타나다가 이제는 통증을 거의 느끼지 못할 정도로 좋아졌습니다. 또한 왼쪽 편두통이 심했는데 지금은 말끔히 사라졌으며 몇 년 전부터 밤에 숙면을 취할 수 없을 만큼 화장실을 자주 다녔던 상황이 바뀌어 이젠 한 번만 가는 현실이 참으로 좋습니다. 요새는 눈에 다래끼 증세가 며칠 간격으로 나타나고 있는데 가렵고 붓기는 하지만 곪지 않는 것이 신기합니다. 그리고 체험 중 가장 큰 변화는 피부에 온 것 같습니다. 종전에 피부에 탄력이 없어서 쳐져 보였는데 지금은 보톡스를 맞은 것처럼 탱탱해졌습니다. 한 동안 피부에 심하게 열이 나면서 당기는 느낌을 받은 후부터 달라진 것 같습니다.

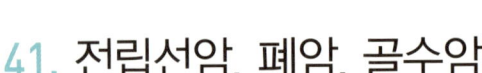

　저를 아는 모든 사람들이 피부 칭찬을 합니다. 심지어 길 가는 사람들도 피부를 칭찬 합니다. 단골 목욕탕에서 피부미인이라는 별명을 지어줄 정도로 피부가 좋아졌습니다.

41. 전립선암, 폐암, 골수암

✽ 나이 및 성별 : ?세 / 남

- 병력 / 증상　　• 전립선암
- 병원처방　　　• 항암치료
- 세포교정영양소 처방　• 활성형 안토시아닌　• 활성형 필수지방산　• 활성형 콜라겐
　　　　　　　　　• 활성형 미네랄

■ 결과

　대구에서 자연치유법과 기공, 단전호흡, 명상 등을 지도하면서 암 환자와 불치병 환자들을 자연치유와 대체요법으로 돕고 있습니다. 세포교정에 대한 정보를 접하고 마침 전립선암 말기에 골수와 폐에까지 암이 전이되어 병원에서는 더 이상 치료가 힘든 환자에게 복용을 시키고 있습니다.

　전립선암은 특히 밤에 소변의 장애가 많이 일어나는 질환입니다. 환자분 역시 하룻밤이

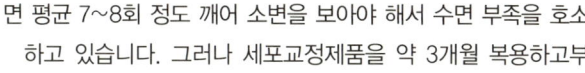

면 평균 7~8회 정도 깨어 소변을 보아야 해서 수면 부족을 호소하고 있습니다. 그러나 세포교정제품을 약 3개월 복용하고부터는 새벽 2시 이후 아침까지 소변을 보지 않고 숙면을 취할 수 있게 되었습니다. 그리고 소변보는 과정이 너무 편해졌다고 좋아하십니다.

연구자료 등을 보면 안토시아닌 성분이 우리 인체 내에서 여러 가지 역할을 하는데 항산화 능력과 심혈관 질환에 탁월한 능력이 있다고 합니다. 여러 가지 비타민과 미네랄이 생명활동에 많은 도움이 된다고 확신하기에 제가 지도 관리하는 환자에게 자신 있게 복용을 권하고 있는데 결과가 제 예상보다 좋습니다. 보통은 하루 2~3회 복용하도록 권하지만 본인은 하루 5회를 복용하도록 지도를 하였습니다. 약은 아니지만 지구상에 몇 안 되는 완전한 식품이라고 생각합니다.

42. 치매

✱ 나이 및 성별 : 60대 / 여

- 병력 / 증상 　　• 알츠하이머 치매
- 병원처방 　　　• 오메가3
- 세포교정영양소 처방 • 활성형 안토시아닌 • 활성형 필수지방산 • 활성형 콜라겐
　　　　　　　　• 활성형 미네랄

- 결과

2년 전 시어머니께서 병원검사 결과 알츠하이머 치매 판정을 받았습니다. 병원약과 건강보조식품인 동물성 오메가3를 복용하고 있었지만 치매증상은 날로 심해졌습니다.

당시 친분이 있던 대학병원 의사의 소개로 세포교정제품을 알게 되었습니다. 남편과 상의해 제품을 복용하기로 결정했으며 병원약과 같이 제품을 복용한 지 1개월 후 개선되기 시작하더니 3개월 후 기억력, 행동, 언어, 지각능력 등이 대부분 좋아져서 소개해 준 담당 의사도 세포교정의 효과에 놀라워하고 있습니다. 지금은 시어머니와 제가 세포교정요법의 홍보대사가 되어 치매가 있는 분들에게 소개를 하고 있습니다.

43. 관절염, 만성 두통

✱ 나이 및 성별 : 50세 / 여

- 병력 / 증상 　・관절염, 만성 두통
- 병원처방 　・진통소염제
- 세포교정영양소 처방　・활성형 안토시아닌 ・활성형 필수지방산 ・활성형 콜라겐
　　　　　　　　　　・활성형 미네랄

- 결과

　스트레스성 만성 두통으로 10년 이상 통증이 있을 때마다 진통제 복용을 하였습니다. 늘 비상용 두통약이 가방 속에 들어 있었습니다. 또 1년 전 우측 무릎 관절염 수술도 받았습니다. 그런데 2개월 전부터 무릎이 다시 붓고 아프기 시작했습니다. 여러 가지 스트레스를 받으면 여지없이 찾아오는 두통에 눈까지 빠질 듯이 아팠습니다. 그러던 중 친한 권사님으로부터 세포교정제품을 전해 듣고 복용하게 되었습니다. 처음에는 방귀가 나오기 시작하더니 2주쯤 지나면서 무릎이 다시 아파오기 시작하였습니다. 저녁때는 퉁퉁 부어올라 절뚝거렸고 계단을 오르내릴 땐 더욱 아팠습니다. 심지어 잘 때도 너무 아파 병원에 다시 찾았더니 수술을 한 번 더 해야 된다고 하였습니다.
　제품을 복용한 지 3주째부터 그렇게 많이 부었던 무릎의 붓기가 거의 다 빠졌고 통증도 많이 완화되었습니다. 알고 보니 그렇게 아팠던 것이 호전반응이었습니다. 통증이 심해져서 먹는 양을 줄였었는데 더 먹어야 된다는 말을 이제야 알겠습니다. 위암수술을 받은 친구에게도 세포교정제품을 전해 주었는데 손발 저림이 덜하다고 합니다. 비염으로 몇 년을 고생하던 분도 10일만에 거의 막혔던 코가 뚫렸다고 하며 지압으로 교정치료를 하시는 분이 혈액검사기계로 세포교정제품을 복용하기 30분 전에 혈액검사를 하고 30분 후에 다시 검사를 하였더니 혈액이 너무 깨끗해졌다고 놀라워 하셨습니다.
　이렇게 다양한 효과가 신속하게 나타나는 세포교정제품이 진정한 건강지킴이가 될 것이라 믿습니다.

체 험 사 례

44. 퇴행성관절염, 고혈압

✱ 나이 및 성별 : 60대 / ?

- 병력 / 증상   • 관절염, 고혈압
- 병원처방   • 진통소염제, 혈압약
- 세포교정영양소 처방 • 활성형 안토시아닌 • 활성형 필수지방산 • 활성형 콜라겐
                   • 활성형 미네랄

- 결과

　몇 년 전부터 퇴행성관절염으로 무릎이 아파 잠을 못자 힘들었습니다. 1년 반 정도 한의원에서 침과 부항치료를 받고 정형외과에서도 주사와 물리치료를 받으며 식생활 개선 등을 병행했지만 체중만 7~8kg 빠지는 게 전부였습니다.
　그 후 세포교정제품을 6개월 정도 복용했는데 평소 혈압이 193mmHg에서 120mmHg으로 낮아져 정상이 되었고 무릎의 퇴행성관절염도 사라져 편안한 잠을 이룰 수 있게 되었습니다.
　얼마 전 정형외과에서 엑스레이 촬영을 해보았는데 원장선생님께서 연골이 재생되고 있다면서 신기해하며 무엇을 먹어 이렇게 관리를 잘 했느냐고 놀라워했습니다. 세포교정제품은 제게 행운의 제품입니다.

45. 만성두통, 수족 저림

✱ 나이 및 성별 : 50대 / 여

- 병력 / 증상   • 만성두통, 수족 저림
- 병원처방   • 소염진통제
- 세포교정영양소 처방 • 활성형 안토시아닌 • 활성형 필수지방산 • 활성형 미네랄

- 결과

　10년 전부터 머리가 심하게 아프고 심할 때에는 뒷목이 뻣뻣하고 토할 것 같은 경우가 종종 있었습니다. 견디지 못할 땐 진통제도 많이 복용했습니다. 주변 약국의 약사님들이

증세가 뇌종양일지 모르니 병원에 가서 검진을 받아보라고까지 하셨습니다. 무섭고 두려운 마음으로 병원에서 검사를 한 결과 뇌종양은 아니었습니다. 뚜렷한 진단 없이 약만 지어서 돌아왔습니다. 그 후 통증에 좋다는 건강식품을 많이 먹었는데 별 효과를 보지 못했습니다. 신경을 많이 쓰면 머리가 더 아팠고 뒷목이 뻣뻣했습니다. 이러다가 '중풍이 오지 않을까' 걱정을 많이 했습니다. 혈액순환이 원활치 않아서 그런가 하고 한의원에서 약도 지어 먹었지만 별 효과가 없었습니다.

저의 이러한 증상을 알고 있던 친구가 세포를 건강하게 하는 제품이라고 머리 아픈 데 좋을 거라며 잘 챙겨먹으라고 했습니다. 처음엔 '설마'하는 마음으로 그냥 먹기 시작했는데 신기하게도 3일째부터 머리 아픈 증상이 싹 사라졌습니다. 그래서 머리가 '안 아픈 날인가 보다' 했는데 그 다음 날도 그 다음 날도 아픈 증상이 없었습니다. 그러다가 10일 후 저녁에 심하게 머리가 아프고 나 후 지금까지 그렇게 심하게 아픈 증상은 없습니다.

세포교정제품을 먹기 전에는 저녁이면 항상 피곤하고 잠자리에 들 때면 손발이 저리고 발바닥이 화끈거렸는데 그런 증상도 많이 없어졌습니다. 지금은 몸이 가벼워지고 머리가 상쾌해져서 기분이 매우 좋습니다. 아침, 저녁으로 열심히 챙겨 먹고 있습니다.

46. 전신염증, 탈모, 디스크, 관절염, 안구건조증, 전립선염, 아토피성 피부염

✽ 나이 및 성별 : 40대 / 남

- 병력 / 증상 ・전신염증, 탈모, 디스크, 관절염, 안구건조증, 전립선염, 아토피성 피부염
- 병원처방 ・병원약 다수
- 세포교정영양소 처방 ・활성형 안토시아닌 ・활성형 필수지방산 ・활성형 뉴클레오티드 ・활성형 콜라겐 ・활성형 미네랄

■ 결과

자동차서비스업을 17년째 하고 있습니다. 서비스업의 성격상 평소 스트레스를 많이 받습니다. 10년 전에 교통사고로 목, 허리를 많이 다친 이후로 잔병을 너무 많이 달고 삽니다. 탈

체 험 사 례

모부터 시작해서 안구 건조증, 디스크, 피부병, 무릎관절 심지어는 정력도 약합니다. 그러던 중 세포교정제품을 소개받고 먹기 시작했습니다. 몸에 좋다고 해서 먹기 시작했는데 처음에는 감기증상과 가려움증 증도 오고 대변까지 심하게 보더니 어느 순간 몸이 건강해지는 것 일단 피곤함이 없어졌고 그 다음 팔, 다리, 발목 쑤시고 아픈 것 나았습니다. 피부병으로 긁고 나면 피가 날 정도였는데 어느 순간부터 긁지 않습니다. 전립선염 때문에 소변도 잘 나오지 않았는데 요즘엔 소변도 잘 보고 있습니다. 지금껏 많은 건강식품을 먹어봤는데 세포교정제품만큼 특이한 상황은 경험하지 못했습니다. 신기할 만큼 효과가 빠르고 몸이 건강해지는 것을 스스로 느끼게 됩니다. 지금은 저희 아들에게도 조금씩 먹이고 있습니다.

47. 만성통증

✱ 나이 및 성별 : 50대 / ?

- 병력 / 증상   • 만성통증
- 병원처방   • 진통소염제
- 세포교정영양소 처방 • 활성형 안토시아닌 • 활성형 필수지방산 • 활성형 미네랄

■ 결과

어려서부터 건강하지 못해 여러 번의 수술 경험이 있으며 전신이 아파 고생을 하고 있었는데 우연하게 지인으로부터 세포교정제품을 소개받았습니다. 강력한 해독작용과 항산화작용이 뛰어나 몸에 있는 노폐물이 몸 밖으로 배출되면 통증이 사라진다는 말을 듣고 한 달 정도 복용했습니다. 그러자 땀을 많이 흘리면서 얼굴과 팔 등에 깨알같이 작고 검푸른 것들이 생겨났습니다. 처음엔 대수롭지 않게 생각했으나 점점 양이 많아지고 냄새도 심해졌습니다. 그러나 이것이 곧 몸 속 깊이 있는 모세혈관과 세포독소가 몸 밖으로 배출되는 현상임을 알게 되었습니다.

복용한 지 두 달 정도 지나면서 몸에 생겼던 점들은 깨끗하게 사라지고 평생을 괴롭혔던 만성통증이 없어지면서 몸이 한결 부드러워진 걸 느끼게 되었습니다. 장이 안 좋아서 늘상 가늘고 검게 보았던 변도 정상이 되었습니다.

48. 갑상선암, 후두암

* 나이 및 성별 : 김윤희 / 서울 / 50대 / 여

2007년 갑상선암이 발생해 수술을 했으나 암세포가 후두로 까지 전이되었습니다. 재수술을 권유 받았으나 포기한 상태였죠. 숨을 쉬는 것조차 힘들었던 2010년 9월말, 지인으로부터 암예방에 좋다는 세포교정영양소를 받았습니다. 그러나 건강식품을 신뢰하지 않던 저는 세포교정영양소를 미뤄놓았다가 약 한 달 뒤부터 복용하게 되었습니다. 처음 받은 양의 반쯤 먹으니 호전반응이 오기 시작했습니다.

손, 발, 온몸이 가렵기 시작하더니 피로가 오고 손등에 혈관도 불거졌습니다. 일주일정도 지나니까 아침에 눈을 뜨면 피로가 많이 없어진 것이 느껴졌습니다. 손등에 불거진 혈관도 사라졌습니다. 현재는 호전반응을 이겨내고 플라자 상점 직원으로 출근하고 있습니다. 늘 세포교정영양소에 감사하며 살고 있습니다.

49. 양성종양

* 이미순 / 서울 / 50대 / 여

약 10년 전 혈전이 뭉친 것처럼 점과 비슷한 것이 뒤쪽 허벅지와 엉덩이 가운데 시커멓게 생겼습니다. 병원에 가지 않고 없애 보려고 점처럼 생긴 부분에 나쁜 피를 빼내는 부항을 시도했습니다. 이후 잠깐 좋아지는가 싶더니 다시 생기더군요. 이번에는 이명래 고약을 붙여보았습니다. 바늘로 구멍을 내어 붙이고 나니, 점처럼 생긴 부분에 물집이 잡힌 듯 부풀어 올랐다가 터지기를 반복한 후 다 나은 것처럼 보였습니다. 그런데 다시 부풀어 올랐던 부분이 터지지 않고 딱딱하게 자리를 잡게 되었습니다. 일상생활에 지장이 있는 상태로 몇 년을 지냈습니다.

골프공보다 크게 자리잡은 혹 때문에 치마만 입어야 했고, 매번 앉을 때마다 불편함과 아픔이 동반되는 상태였습니다. 그러던 때 세포교정영양소 정보를 듣게 되어

체험사례

장봉근 약사님을 만났고, 몸 내부에 생긴 종양이 치유되었다면 외부의 종양도 치유될 수 있다는 생각을 하게 되었습니다. 세포교정영양소를 먹은 지 5일 뒤부터, 먹기도 하고 매일 화장솜에 듬뿍 묻혀 혹 부위에 감싸듯 밴드로 24시간 고정시켜놓았습니다. 열흘쯤 뒤부터 혹에서 출혈이 시작되고 이틀 후부터 조그만 혈전 덩어리가 나오기 시작하기를 며칠을 반복했습니다. 혹 부위는 출혈과 혈전으로 인해 살속까지 깎여나갔고, 이내 살 속 깊이 자리잡았던 몸 내부의 종양이라고 할 수 있는 것이 몸 밖으로 빠져나왔습니다. 그 뒤 약간의 출혈이 있었지만 이내 멈추었고, 깊게 파인 상처는 열흘 정도 지난 지금 거의 아물었습니다.

지난 10여년간의 고통스러웠던 생활에서 벗어나 매우 편한 일상을 보낼 수 있게 된 거죠. 우연한 기회에 찾아온 세포교정영양소와의 만남 덕분에 거짓말 같은 체험을 하게 되었습니다.

50. 당뇨, 고혈압, 비만

✱ 나이 및 성별 : 전지현 / 용인 / 70세 / 여

현재 70세입니다. 어려서부터 허약한 체질로 태어나 결혼 전에는 체중이 40킬로그램을 넘지 않고 추위를 너무 많이 타서 5월까지 스웨터와 두툼한 바지를 벗지 못하고 10월부터 다시 스웨터와 바지를 착용하고 다녔습니다.

결혼 후에는 임신중독증으로 고생하고, 과식과 폭식, 출산을 거듭하면서 체중이 30킬로그램이나 늘었습니다. 몸이 무겁다 보니 다리 관절이 아프고 고관절에 염증이 생겼고, 급성췌장염과 급성신장염 등의 병이 찾아왔습니다.

그래도 혈압과 당뇨가 있다는 것은 몰랐습니다. 어느 날 쓰러지면서 몸을 움직일 수가 없고 말도 어눌해지면서 한 발자국도 걸을 수 없었습니다. 혈압이 230이나 되고 당뇨, 혈압, 고지혈, 동맥경화, 심근경색이라는 병들과 동거

를 시작하게 되었지요. 그렇게 약 30년간 혈압, 당뇨약을 복용하였습니다. 약물중독으로 인해 간에 엄청난 피로를 느끼면서 뒷 가슴이 칼로 에이는 것처럼 아팠습니다. 몸이 무겁고 만사가 귀찮고 괴로워 차라리 잠자듯 죽었으면 좋겠다는 생각도 했습니다. 그 즈음 친지로부터 세포교정영양소를 선물로 받아서 먹기 시작했는데 2주 후부터 치유증상이 나타나기 시작했습니다. 몸이 아픈 곳들이 너무 많아서 견딜 수가 없었습니다.

  장봉근 약사님과 상담해보니 몸에 이로운 치유반응이니 진통제를 복용하지 말고 세포교정요법을 실시하라고 하셔서 그대로 실천하였습니다. 그런데 어느 날 통증이 사라지면서 30년 가까이 복용했던 혈압약과 당뇨약을 먹지 않고 있습니다. 현재 혈당과 혈압은 정상보다는 약간 위지만 피로감도 사라지고 컨디션은 매우 좋습니다. 섭취한 지 3개월이 되어가는데 피부색도 좋아지고 체중도 10킬로그램 정도 **빠졌습니다**.

  자연치유라는 것이 지금까지 양약에 매달리던 저에게는 생소한 말이지만 혈압약과 혈당약을 먹지 않고 있는데도 좋은 컨디션을 유지하며 불안하거나 걱정되지 않습니다. 세포교정영양소를 지속적으로 섭취하며 자연치유에 대한 믿음을 갖고 실천하여 노후를 건강하게 살고 싶습니다.

51. 고혈압, 동맥경화, 뇌경색, 당뇨병

* 나이 및 성별 : 이숙재 / 서울 / 60대 / 남

  35년 동안 고혈압 약을 꾸준히 복용하던 중, 합병증으로 2년전에 뇌경색 판정을 받았습니다. 뇌경색이 15군데나 생겨 수술도 할 수 없는 상황이었고, 6개월에 한 번씩 정기적으로 검진을 받아야 했습니다. 혈압이 오르면 매일 쓰러지기를 몇 번이나 반복하고, 하루도 고혈압약이 없이는 생활 할 수 없었고, 혈압이 오르면 혼자서 부항으로 일시적으로 혈액순환이 될 수 있도록 처치해야 했습니다. 민간요법으로 고

체 험 사 례

혈압과 뇌경색에 좋다는 약초는 모두 구해 먹으며 혈압약에 의지하는 나날을 보내고 있었습니다. 그러던 2010년 4월 11일, 손녀로부터 세포교정영양소를 선물받았습니다. 심혈관질환에 좋다고 해서 그날부터 복용하던 모든 약을 중단하고 하루에 30ml씩 섭취하기 시작하였습니다.

복용한 지 이틀 후에 호전반응으로 심한 감기몸살을 앓았습니다. 세포교정요법에 대해서 알고 있어서 이런 반응이 호전반응이라는 걸 알고, 그럴수록 약을 복용하지 않고 오히려 세포교정영양소를 더 섭취하였습니다. 현재 약 4개월 정도 꾸준히 세포교정영양소를 복용하고 있고, 고혈압약을 전혀 먹지 않은 채 건강하고 즐거운 생활을 하고 있습니다.

52. 당뇨, 녹내장, 백내장, 망막증, 고혈압

✽ 나이 및 성별 : 권오직 / 수원 / 50대 / 남

수원에 사는 50대 초반의 남성입니다. 20여 년 전에 당뇨병 확진을 받고 병원치료를 받아왔습니다. 당시에는 몸무게가 76킬로그램 정도였는데 시간이 지나면서 10킬로그램 이상 줄어 들었고, 약 5년 전에는 여러 가지 사정으로 10개월간 혼자 지내게 되면서 업무 과중과 심한 스트레스 때문에 체중이 47킬로그램까지 줄게 되었습니다. 그리고 만성 고혈압과 당뇨 합병증으로 손발이 저리고 다리에 쥐가 나며 시력이 저하되어 병원을 더 자주 찾게 되었습니다.

병원을 자주 찾다 보니 많은 약을 복용하게 되고, 그러다 보니 구토, 변비, 어지러움증 등 고통 속에서 지내왔습니다. 특히 시력은 날이 갈수록 떨어져서 의사의 권유대로 여러 치료를 받다가 2010년 3월에는 수술까지 받게 되었습니다. 안구건조증, 백내장, 당뇨성녹내장, 망막박리증의 병명을 갖고 있던 저는 시력 회복보다는 실명을 최대한 늦추기 위한 수술을 받게 됐습니다. 그러나 수술 한 달 후 퇴원할 때에는 이미 왼쪽 눈은 보이지 않았고 오른쪽 눈만 겨우 1미터 이내의 사물을 구분할 수 있을 정도였습니다. 내 문제가 아닐 것 같던 장애가 어느덧 나의 현실이 되어있었습

니다. 도저히 인정할 수가 없더군요. 앞을 보지 못한다는 절망감은 저를 더욱 실의에 빠지게 했고, 사업마저 더이상 운영할 수 없어 집에서 하루하루를 견뎌내는 일상이었습니다. 그때 아내가 권해 아침 저녁으로 눈에 좋은 것이라면서 먹기 시작한 것이 세포교정영양소였습니다.

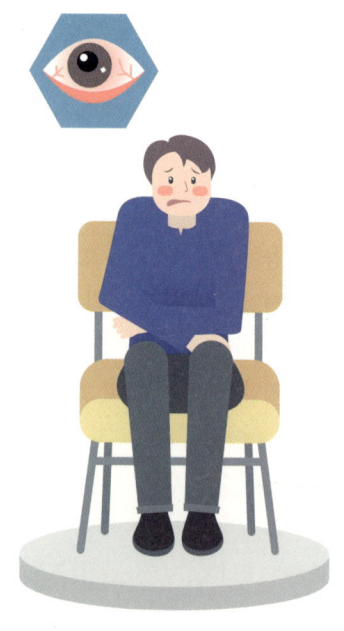

처음에는 무엇인지도 모르고 먹었는데 한달쯤 지나니 눈물이 나오고 가래가 나오기 시작했습니다. 먹기 시작한 지 두 달쯤 되었을 때 제가 먹는 것이 세포교정영양소라는 것을 알게 되었고 그 후에는 제가 직접 챙겨서 먹었습니다. 마시는 양도 약간씩 늘리기 시작했습니다. 하지만 코피가 나오고 머리, 얼굴 등에 뾰루지가 나고 호전반응이 심하게 나타났습니다.

그렇게 세포교정영양소를 마신 지 3개월쯤 지났을 때, 어느 날 아침 눈을 떠 습관적으로 창문을 보니 뿌옇던 창틀이 선명하게 보이더군요. 너무 놀라 벌떡 일어나 창가로 가서 밖을 보니 건너편 아파트의 윤곽이 보이고 벽에 쓰인 동 표시 숫자가 눈에 들어왔습니다. 그 기쁨은 말로 표현할 수가 없었습니다. 가슴 벅찬 감격이었습니다. 이후로 더욱 더 세포교정영양소를 찾아서 먹게 되었고 시력이 조금씩 계속 좋아짐을 느낄 수 있었습니다. 지금은 많이 좋아진 상태여서 당뇨, 고혈압약을 복용하지 않으면서 눈에는 안약만을 넣고 있습니다. 최근에는 혼자 엘리베이터를 타야 하는 경우가 있었는데, 엘리베이터의 숫자판이 보여 너무 기뻤습니다. 누구나 쉽게 할 수 있는 것이라 생각되지만 저에게는 너무나 큰 기쁨이었습니다.

요즘은 제가 직접 체험한 세포교정영양소를 다른 분들께도 알려야겠다는 사명감을 느낍니다. 저는 이제 세포교정영양소 마니아가 되었습니다.

53. 악성 아토피성피부염

※ 나이 및 성별 : 김재진 / 대전 / 24세 / 남

우리 아이는 초등학교 4학년 때부터 아토피성피부염이 생겼습니다. 시간이 지날수록 점점 심해지면서 등을 심하게 긁으면 등이 핏물로 범벅이 되어 제대로 잠을 잘 수도 없을 정도였습니다. 얼굴에도 온통 아토피가 생겨 유명하다는 병원과 한의원에서 치료를 받아봤지만 약을 복용할 때만 잠시 나아지다가 다시 더 악화되곤 했어요. 외출을 할 때는 꼭 모자를 눌러쓰고 마스크로 온통 얼굴을 가린 채 외출을 해야 할 정도였습니다.

팔과 다리가 접히는 부분은 더욱 심해, 갈라진 논바닥처럼 피부가 변하고 갈라진 피부 사이로 핏물이 엉겼습니다. 만지면 부서져버릴 것 같은 피부에서 윤기라고는 전혀 찾아볼 수 없었습니다. 심한 경우엔 온몸에 붉은 반점이 생기고 모두 곪아 버리는 바람에 2차 감염이 되어 두 번씩이나 입원을 했습니다. 20대의 젊은 나이에 멋 한번 부려보지 못하고, 여름이 되면 윗옷에 핏자욱이 번져 보이고 가려워서 두 손으로 두드리는 소리에 밤잠을 못 자는 아이를 볼 때마다 가슴이 먹먹해진 수 많은 날들….

어느 날 지인의 소개로 장봉근 약사님을 만나 세포교정영양소의 설명을 듣고 난 후, 며칠 뒤 제 아들과 약사님과의 첫 만남에서 18개월에서 24개월 정도 세포교정영양소 세포교정요법으로 치료하면 반드시 완치할 수 있다는 말씀을 들었습니다. 그 이후로 약사님이 직접 만들어주신 아토피 세포교정요법에 따라 꾸준히 세포교정영양소를 섭취했습니다. 약 한 달이 되면서 온 얼굴에 진물이 생기고 마르고 또 생기기를 반복하면서 얼굴 피부가 다 벗겨지자 덜컥 겁이 나서 포기하고 다시 병원에 가고 싶었는데 약사님께서 자연치유되는 좋은 반응이니까 긍정적인 생각을 가지고 참고 견뎌야 한다고 말씀하셨습니다. 이와 같은 치유반응이 몇 번 반복되면서 점차적으로 육안으로도 확인할 수 있을 정도로 좋아지기 시작하고, 가려움의 고통도 점점 사라졌습니다. 장봉근약사 님이 말씀하신대로 마침내 지난 10년간 온 몸의 피부 전체가 아토피였던 우리 아들의 피부가 이제는 그 어디서도 아토피의 흔적을 찾을 수 없을 정도로 완전히 다 나았습니다.

암보다 더 무서운 것이 아토피라고 생각합니다. 그렇게 고치기 힘든 악성 아토피를 고쳤다는 생각을 하면 꿈만 같습니다. 악몽과 같았던 지난 날, 지인으로 인해 만났던 장봉근약사님의 말씀에 믿음과 선택을 하게 해주신 하느님께 감사드리며, 저와 아들은 세포교정영양소와 노유파를 통해 악성 아토피를 고쳐주시고 새 삶과 희망을 주신 장봉근약사님에게 진심으로 감사드립니다. 아토피로 고생하는 모든 분들에게 저와 아들의 체험담을 꼭 보여드리고 아토피 치료에 도움이 되고자 하는 마음으로 체험수기를 올려봅니다. 오늘도 세포교정영양소로 새 삶을 살게 된 제 아들의 환한 웃음과 기뻐하는 모습을 볼 때마다 꿈만 같습니다.

54. 동맥경화, 수족저림, 두통

✱ 나이 및 성별 : 김영숙 / 서울 / 59세 / 여

2년 전 가을, 위와 대장 내시경을 통해 5개의 용종을 제거하고 다음 해 또 다시 대장의 용종을 추가로 제거했습니다. 가슴에서도 혹이 발견돼 맘모톰이라는 수술로 혹을 제거했고요. 그 뒤로 몸 상태가 너무 안 좋아졌습니다.

가끔은 머릿속 회로가 엉키는 느낌, 구름이 끼어있는 느낌, 멍한 느낌 등이 여러 번 스쳐갔습니다. MRI검사를 받아야겠다는 생각을 했지만 겁이 나서 선뜻 결정할 수 없었습니다. 혹시나 하는 마음에 한달여간 한약을 복용했지만 큰 효과를 보지 못하고 손이 저린 증상까지 나타나게 되었습니다. 그러던 차에 세포교정영양소를 소개받게 되었습니다. 반신반의하는 마음으로 복용을 시작한 결과, 일주일만에 손저림 증상이 사라지고 20일 후 심한 두통이 나타났습니다. 확인해 보니 치유반응이라더군요. 3~4일 정도 지나니 머리가 맑아지면서 날아갈 듯한 기분이었습니다. 수년 전 교통사고 후 유증이 사라진 것입니다. 그런데 중요한 것은 나의 이러한 증상들이 동맥경화가 진행중이었기 때문이라는 것을 알게 됐습니다. 얼마나 놀랐던지. 치료시기를 놓였더라면 어땠을까, 생각만 해도 아찔합니다.

55. 시력 약화, 소변불리

✽ 나이 및 성별 : 김화선 / 서울시 / 강남구 / 50대 / 여

　서울에서 20년간 직장생활을 하다 최근 10년 간 개인사업을 하고 있는 50대 중반 여성입니다. 어느 날부턴가 눈이 침침해지고 소변을 자주 보게 되었고, 소변이 몹시 탁하고 오후면 일을 하기 괴로울 정도로 피곤이 몰려왔습니다. 2010년 8월 말부터 지인의 권유로 세포교정영양소를 하루에 20ml 정도 아침 저녁으로 먹게 되었습니다. 일주일 정도 먹고 난 후 더욱 눈이 침침해졌고, 소변도 더욱 탁해졌습니다. 약사님에게 이야기를 드렸더니 호전반응이라며 꾸준히 복용할 것을 권하더군요. 3개월이 지난 현재는 작은 글씨도 볼 수 있을 정도로 눈이 밝아졌고, 소변 횟수와 색깔이 정상으로 돌아왔습니다. 다른 약을 복용하지 않고도 이런 결과를 얻었다는 것이 신기할 뿐입니다.

56. 사용 전·후 사진 비교

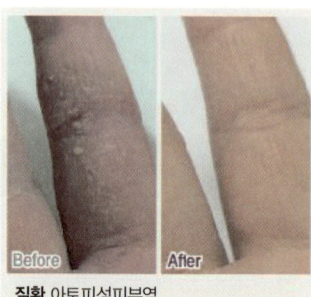

질환 아토피성피부염
성별/나이 여 / 30세
임상기간 1달

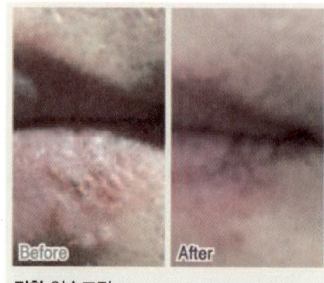

질환 입술포진
성별/나이 남 / 44세
임상기간 2일

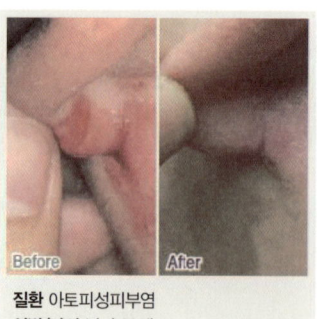

질환 아토피성피부염
성별/나이 남 / 26세
임상기간 2일

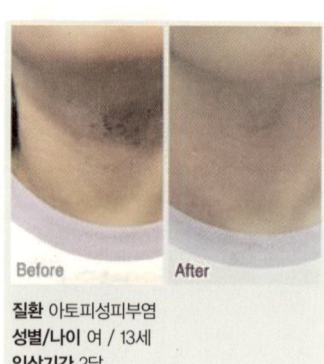

질환 아토피성피부염
성별/나이 여 / 13세
임상기간 2달

체 험 사 례

국소용 세포교정 영양소 사용례

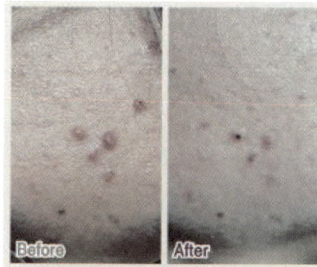

질환 여드름, 모공각화증
성별/나이 남 / 17세
임상기간 1주

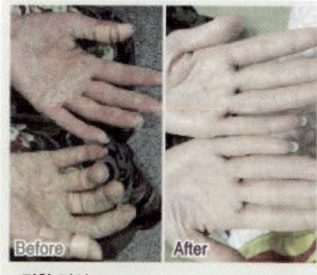

질환 건선
성별/나이 여 / 48세
임상기간 1달

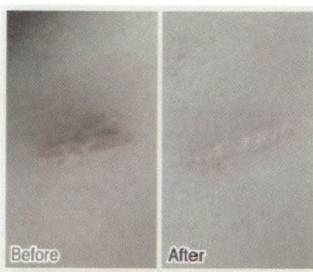

질환 수술후 상처
성별/나이 여 / 49세
임상기간 3주

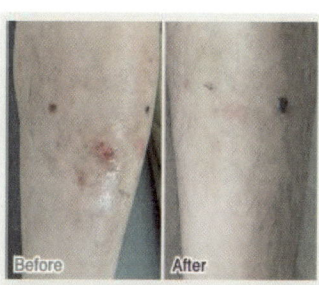

질환 알레르기습진
성별/나이 남 / 63세
임상기간 2주

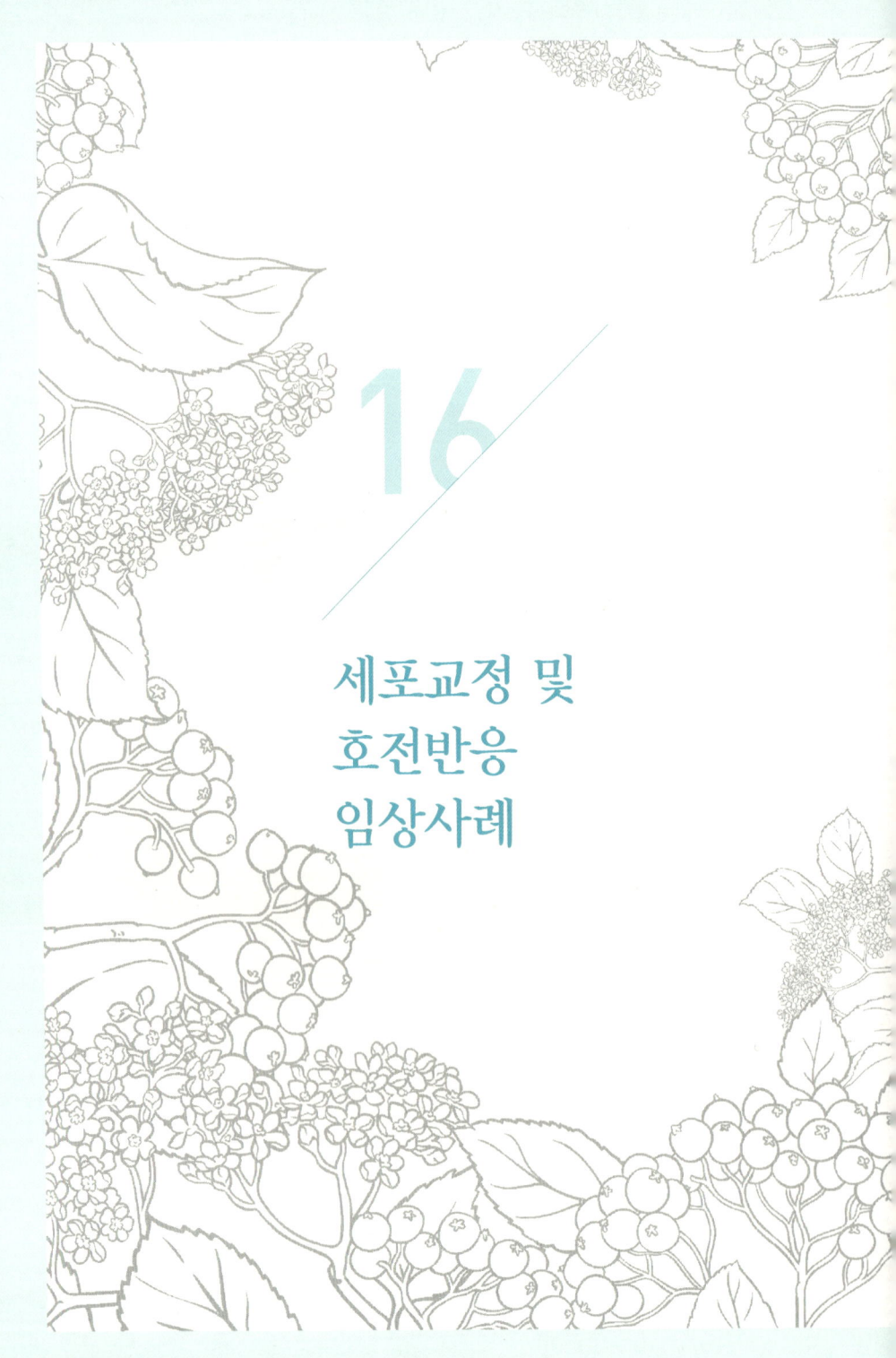

16

세포교정 및
호전반응
임상사례

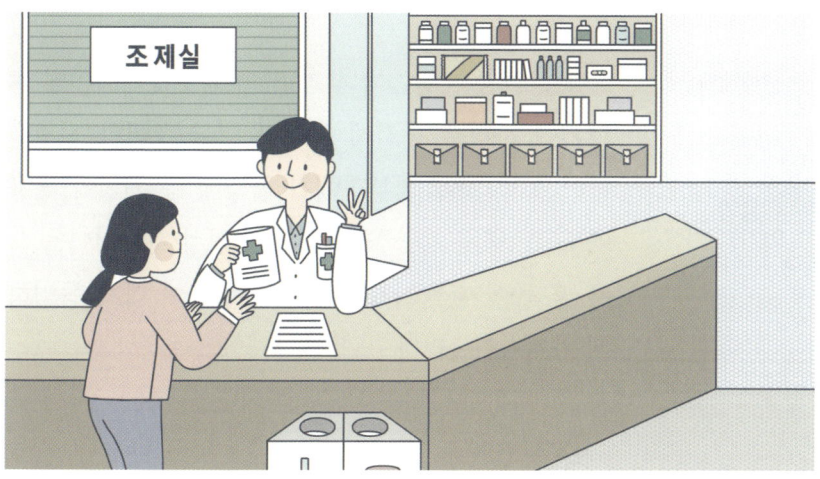

강원태백
•
푸른약국
•
전영의
약사님

허리 치료 및 발톱 무좀

저희 어머님께서 허리를 다치셔서 시술 후 활성형 미네랄, 활성형 MSM, 활성형 콜라겐을 드렸습니다. 그런데 발톱 무좀이 좋아지면서 새 발톱이 나고 힘도 난다고 말씀하시니 기뻤습니다. 활성형 포스트신바이오틱스 없이도 MSM 설포 효과가 의외였습니다.

생리통
30대/여

30대 초반 여성분께서 한약도 드시고 진통제를 센 거를 드셔도 생리통이 너무 심했는데 활성형 미네랄을 드렸더니 오셔서 극찬을 하시고 갑니다.

당뇨 환자

강원태백
·
푸른약국
·
전영의 약사님

당뇨 환자는 염증이 생기면 치료가 늦어지는데 여성분이 자녀분 상견례 앞두고 얼굴 쪽이라 신경을 많이 쓰던 차에 피부과에서 항생제 등 처방약 복용에도 불구하고 호전되지 않아 활성형 시아니딘을 사용 후 좋아져 딱지가 생기면서 아물어 다시 동일하게 가져가셨습니다.

약물 부작용
54년생/여

타미OO 드시고 부작용 나서 주사 맞고 싶으시다 하셨는데, 일단 활성형 시아니딘을 권해드리니 효과가 만족스러워서 더 가져가셨습니다.

배뇨통 · 혈뇨

30년 전 배뇨통 혈뇨가 다시 재발한 환자분이 혈뇨는 호전되었으나 잔뇨감이 여전하다며 찾아오셨습니다. 이 병원 저 병원 다니시면서 염증이 있다고 항생제 복용을 권했다고 하셨는데 여전히 증상이 남아 스트레스와 암이 아닌가 걱정하셔서 활성형 시아니딘을 권해드렸습니다. 그러나 증상이 여전하고 장이 부글부글 하다고 전화가 왔습니다. 그러다 마지막 날 극적으로 호전되어 다시 오셔서 좋아진 것 같

임상사례

다며 활성형 시아니딘을 다시 찾으셨습니다.

맥립종

맥립종으로 타 약국에서 추천한 약물로 복용으로 호전되지 않던 환자분이 지인분의 소개로 저희 약국을 방문하셨습니다. 병원에서 째야 할 정도로 염증 크기가 컸는데. 활성형 시아니딘으로 호전되었습니다.

만성 구내염
70대 후반/남

70대 후반 남성분께서 처방약을 많이 드시고 만성 구내염으로 고생하셨는데, 이것저것 드셔도 효과 없다고 좋은 것으로 추천 원하셔서 활성형 필수 지방산과 활성형 비타민/미네랄을 드렸는데 호전되었습니다.

초경 생리통
16세/여

16세 여자아이의 어머님이 오셨는데 아이가 초경으로 생리통이 심하다고 방문하셨습니다. 활성형 미네랄 처방으로 호전되었습니다. 그리고 지인의 딸도 생리통이 너무 심하고 생리가 검고 덩어리지는 걸로 보아 어혈로 판단하여 16세 여자아이에게 동일하게

> 강원태백
> ・
> 푸른약국
> ・
> **전영의**
> 약사님

세포교정영양소를 사용했습니다.

심계 및 혈압상승

평소 심계가 있고 혈압상승으로 혈압약을 복용하고 싶다고 하셨습니다. 그래서 활성형 미네랄과 활성형 시아니딘을 물에 타서 복용케 했더니 호전되셨습니다.

녹변 · 연변 처방

`7개월`

생후 7개월 아이가 녹변에 연변으로 보호자가 내방하였습니다. 활성형 포스트신바이오틱스 반 봉지 드렸는데 단 한 번의 복용으로 황금색 변으로 호전되었습니다.

연변

처남이 일주일 정도 연변이 지속되고 평소 소화도 잘 안되는 등 소음인 경향으로 판단되어 활성형 엔자임을 드렸는데 복용 후 호전되었다고 좋다고 합니다.

임상사례

구내염
`49년생`

구내염이 반복적으로 발생하는 49년생 어르신께서 병원 처방약을 많이 드시는 분이라 활성형 필수지방산, 활성형 비타민/미네랄을 드렸는데 복용 후 좋아졌다고 재방문 하셨습니다. 현재는 활성형 비타민/미네랄만 꾸준히 복용 중입니다. 사실 기존 고함량 비타민B 제품들에 비하면 활성형 비타민/미네랄은 용량이 미미한 편인데도 구내염에 효과가 있습니다.

강아지 상처

새벽에 강아지 산책시키다 깜깜한 탓에 나뭇가지에 얼굴과 이마가 찢어졌습니다. 활성형 시아니딘 밤(balm)만 바르고 긁힌 이마는 하루 만에, 조금 푹 파인 뺨은 3일 만에 아물었습니다. 시중에 파는 연고보다 효과가 좋습니다.

고혈압 · 구내염 · 설염
`59세/남`

신장에 결석이 잘 생기는 체질로 10년 전까지는 고생을 좀 했습니다. 최근 2년 사이에 극심한 스트레스로 인해 원래 그런 성격이 아니었는데 화를 잘 참지

경기 고양
·
대화약국
·
김기원
약사님

경기 고양
·
비공개
·
오은숙
약사님

경기 고양
•
비공개
•
오은숙
약사님

　도 못하고 과도한 반응을 보이고 소화도 잘 되지 않았습니다. 당시 고혈압 약만 복용하고 있었고 수치는 118~123/80~85정도로 유지하고 있었습니다. 거의 일 년 내내 극심한 구내염과 설염이 지속되어 힘들었고 혈당수치는 정상범주 내 있었지만 가족력으로 당뇨가 있고 매 끼니 식사가 좀 늦어지면 저혈당 증상 같이 힘이 없고 살짝 어지럼증이 나타나는 증상이 있었습니다.

　활성형 시아니딘, 활성형 필수지방산, 활성형 뉴클레오티드, 활성형 미네랄을 한 달간 복용했는데 통증이 한 주 정도 지속되더니 20년 이상 지속되던 구내염과 설염이 깨끗해져서 너무 신기했습니다. 그런데 복용 후부터 두통과 어지럼증, 하체 힘 빠짐 증상이 있어서 걸을 때 후들거리고 다리 근육이 뻣뻣한 느낌이 있었습니다. 혈압은 5 정도 세포교정 전보다 떨어졌는데 혈압이 높아지면 뒷목 당김 증상이 하루 종일 있고 날이 갈수록 더 심해지는 것 같았습니다. 그 즈음 수치가 102~110/57~74를 유지하고 있었는데 아마도 수치가 너무 떨어져서 그랬던 것 같습니다. 그래서 3년 정도 복용해오던 혈압약을 끊고 세포교정영양소만 복용했더니 며칠간 혈압이 10 정도 올랐지만 상기 증상들이 모두 사라져서 현재는 어떤 불편한 증상도 없이 혈압약 복용 안하고

임상사례

115~125/75~85 사이를 유지하고 있습니다. 더 지켜봐야 하겠지만 추후 혈압이 상승해서 혈압약을 줄여서 복용하게 되더라도 세포교정영양소를 병용한다면 후성 유전체 발현조절을 통해 근치가 가능하리라 믿습니다.

허리통증
50대 후반/여

25년 전부터 고질적으로 생긴 허리통증이 있어 고통이 심했습니다. 활성형 시아니딘, 활성형 필수지방산, 활성형 뉴클레오티드, 활성형 미네랄로 세포교정을 시작하고 한 달 동안은 통증의 크기 차이만 있을 뿐 계속 통증이 느껴졌는데 어느 날부터 통증을 전혀 느껴지지 않았고 예전에는 서서 허리를 숙이는 동작을 길게 못하였는데 지금은 무리 없이 좀 더 긴 시간 동안 할 수 있게 되었습니다.

15년 전 치질수술 이후 하루에도 여러 번 묽은 변과 풀어지는 대변 상태였으나 지금은 80% 정도 없어진 것 같고, 무엇보다 하루 종일 피곤함을 느끼지 못하다가 밤에 깊은 잠을 자는 것이 좋습니다.

비염 · 복부지방
20대/남

중학생 때부터 비염으로 코로 숨 쉬는 걸 힘들어

> 경기 고양
> ·
> 비공개
> ·
> 오은숙
> 약사님

했고 비염계절이면 휴지를 달고 살았는데, 세포교정 시작한지 얼마 되지 않아 코로 숨 쉬는 것이 어떤 느낌인지 처음 알게 되었고 내 숨소리가 스스로에게 들리지 않게 되었습니다. 세포교정 시작하고 한 달이 지났을 때 일상 비염이 시작되는 때였는데 그 때부터 지금까지 휴지를 거의 쓰지 않게 되어 신기합니다. 3년간 고시생으로 살며 복부에 살도 찌고 많이 피곤했는데 체중과 함께 복부지방도 많이 빠지고 무엇보다 아침에 기상할 때 몸이 무척 가볍고 피곤감도 덜 느껴지는 것 같습니다. 대변도 변비는 아니었으나 짧은 시간에 잘 보게 되었습니다. 영양제를 꼭 챙겨줘야만 먹던 성격이었는데 몸의 변화를 실감하면서 자발적으로 스스로 잘 챙겨먹으려 노력하고 있습니다.

기립성빈맥증 · 만성피로 · 쇠약감 · 소화불량증
20대/여

5년 전 엡스타인 바이러스(EV)에 의한 기립성 빈맥증(pots) 진단을 받고 나아져서 최근 2년간은 증상 없이 생활하고 있으나 그때 같이 진단받은 자가면역성 뇌병증으로 인해 현재는 만성피로감, 쇠약감, 소화불량증 등 자율신경계통의 여러 증상 등으로 사회

임 상 사 례

로는 아직 복귀하지 못한 20대 중반 여성입니다. 작년부터 소화가 안 되어 조금씩 양을 늘려서 이번 달부터는 활성형 시아니딘, 활성형 필수지방산, 활성형 커큐민을 복용하고 있습니다. 약사님으로부터 활성형 뉴클레오티드, 활성형 미네랄, 활성형 엔자임도 추천 받았지만 엔자임 성분조차도 소화가 되지 않는 상태에서 나머지 3가지는 복용치 못했습니다. 대신 몇 년 정도 복용하였던 비타민 앰풀을 늘렸고, 며칠 전부터는 활성형 프로바이오틱스를 추가하여 복용하고 있으며, 변비증상으로 2년 정도 꾸준하게 변비약을 매일 한 알씩 복용하고 있습니다. 정말 놀랍게도 몇 달만에 세포교정영양요법으로 뇌의 허혈증상, 하지불안 증상, 쇠약감, 불면, 두통, 시력저하, 손발냉증, 변비, 소화력의 개선, 빈혈관련 수치 등 다양한 증상들이 개선되어 가고 있습니다. 아직은 과도한 혈압강하 증상이 종종 일어날 때도 있지만 그때마다 복용량을 조절해나가고 있습니다.

경기 과천

•

비공개

•

김문희
약사님

어지럼증 · 통증
57세/남

1년 전 갑자기 어지럼증을 느끼면서 잠깐 기억이 끊긴 적이 있었습니다. MRI 상에는 아무 문제가 없었는데 최근 들어 계속 두통이 심했습니다. 활성형 시아니딘과 활성형 필수지방산, 활성형 미네랄을 먹고부터는 머리가 맑아지고 두통이 줄었습니다. 코골이 증상이 줄었고 잠을 편히 깊게 잘 수 있게 되었습니다.

무좀

제가 매년 여름마다 극성인 무좀 때문에 늘 고생했었는데 활성형 시아니딘을 1년 이상 먹고 있어서 그런지 올해는 전혀 올라오지 않아서 놀랐습니다.

뇌수종
76세/여

뇌수종으로 넘어져 벽에 부딪히고 병원에서 검사를 해보니 당장 수술하지 않으면 위험하다고 얘기를 들었지만 수술은 피하고 싶어서 세포교정영양요법을 시작하게 되었습니다. 활성형 시아니딘과 활성형 필수지방산 두 가지를 매일매일 7일간 복용했는데 평소 느끼던 통증들이 많이 나아짐을 느껴서 이후 지속적으로 복용하게 되었습니다. 좌측 발가락 두 개가 굳어서 발을 디딜 때마다 고통스러웠는데 발가락 굳은 부분이 거의 풀려서 통증이 사라졌습니다. 또 얼굴이 한쪽으로 기울어져 있었는데 정상으로 균

경기 광주
•
경기광주
태평양약국
•
오미숙
약사님

경기 광주
•
광주온누리
약국
•
윤성한
약사님

임상사례

형을 찾았으며 눈에 녹내장이 서서히 좋아졌습니다. 발가락 굳은 부분이 거의 풀렸습니다. 다니는 교회에서 만나는 사람들마다 얼굴에 생기가 넘치고 혈색이 좋아졌다는 말을 많이 듣게 되어 너무 기쁩니다.

건선
50세/여

3년 전부터 건선을 앓고 있어서 활성형 시아니딘과 활성형 필수지방산을 한 달 정도 복용했는데 건선이 많이 좋아지고 피부와 머리 결이 몰라보게 좋아졌습니다.

피부 두드러기
72세/여

72세 여자 중국 교포입니다. 올해 2월쯤 대상포진을 앓았는데 열대과일을 먹고 나서부터 두드러기가 생긴 후에 모든 음식을 먹으면 두드러기가 심하게 올라와 피부가 가렵고 괴로웠습니다. 특히 닭, 우유, 콩, 해산물을 일체 먹지 못했습니다. 약국에서 활성형 시아니딘 한 달분을 처방 받아 복용했는데 두드러기 증상이 많이 좋아졌습니다. 약국에 재방문하여 활성형 시아니딘과 아로니아 농축액을 추가로 구매했습니다.

경기 광주
•
광주온누리
약국
•
윤호근
약사님

아토피

오른쪽 다리 위쪽에 아토피처럼 발진이 생겼는데 꽤 오래되었고 많이 가려울 때만 스테로이드를 가끔, 그 외에는 타사 아토피 크림을 자주 발라줬었는데 치유된 적은 없었습니다. 이번에 활성형 시아니딘 밤(balm)을 바르기 시작하면서 가려움이 잡히고 서서히 연해지는 게 눈에 보입니다. 완전히 없어진다면 좋겠습니다. 이상하게도 활성형 시아니딘과 활성형 필수지방산을 꾸준히 먹을 때에도 나아진 걸 잘 못 느꼈는데 활성형 시아니딘 밤을 바르고 나서 괜찮아진 기분입니다.

경기 남양주
•
덕소대학
약국
•
이미향
약사님

생리불순 · 부종
30대 초반/여

30대 초반 여성으로 한 3년간 약사고시를 준비하면서 얼굴 쪽으로 열이 오르고 생리불순으로 생리를 6개월마다 한 번씩 하고 온몸이 통통 부었습니다. 얼굴색이 어둡고 아침에 부종으로 몸이 찌뿌둥함을 매일 느꼈다고 합니다. 약국에 처음 왔을 때, 열증에 실증으로 우선 그냥 보기에도 얼굴부종이 너무 심했습니다. 피부가 너무 건조하고 체내 모든 순환이 꽉 막혀 있어 혈액순환이 잘 되지 않는 것처럼 보였습

> 임상사례

니다. 체내 순환이 꽉 막혀있다 보니 체내 모든 세포막도 다 건조해져서 피부까지도 건조한 것으로 보였고 체내 신진대사가 원활하게 일어나지 못하는 것으로 보였습니다. 약사인 어머님의 권유로 2달 전에 효소다이어트를 해서 8kg 정도 빼고 유지 중이고 크릴오일과 프로바이오틱스, 비타민D를 복용하고 있다고 했습니다. 활성형 필수지방산을 주면서 간 활성제도 같이 주었습니다. 그 동안 복용하던 것들과 같이 복용했는데 세포교정 시작한 후로 얼굴색이 좋아지고 붓기가 조금씩 빠지기 시작했습니다. 생리불순은 아직 나아지지 않았습니다. 아침에 일어났을 때 부종과 몸의 찌뿌둥한 느낌이 좀 줄었다고 했습니다. 이후부터는 활성형 시아니딘과 활성형 미네랄을 추가로 복용하기 시작했습니다. 붓기가 거의 다 빠지고 얼굴에 윤기가 돌고, 피부 톤이 맑아져, 코끝이 유리알처럼 반짝거리니 화장도 잘 먹고 보는 사람들마다 예뻐졌다는 얘기를 했다고 합니다. 그리고 드디어 생리가 터졌습니다. 생리가 시작하고 첫 달에는 양이 너무 심하게 많고 생리통도 심해서 힘들었는데 두 번째 달부터 생리량도 줄고 생리통도 없어졌다고 합니다. 현재까지도 세포교정영양소를 꾸준히 복용하고 있습니다.

경기 부천
•
중앙약국
•
최경희 약사님

내장 · 안구건조증 · 전신피로
63세/여

　57년생 여자분으로 녹내장, 안구건조증이 심하고 고혈압, 고지혈증, 우울증, 피로, 무력감, 허리 디스크(다리 신경 손상), 다리 저림 등의 증상을 앓고 계신 환자분입니다. 무엇보다도 눈뜨기가 힘들 정도로 평소 눈이 따갑고 무력감이 심하셨습니다. 활성형 시아니딘, 활성형 필수지방산, 활성형 미네랄, 활성형 옥타코사놀을 복용하셨습니다. 복용하신 후로는 컨디션이 바닥에서 80% 이상 올라가고 혈압이 130 이하로 안 떨어졌는데 재보니 121/70이 나왔다고 합니다. 안구건조증도 심했는데, 이제는 안약을 넣지 않아도 눈이 따갑지 않다고 하십니다. 기분도 좋아지고 활력이 생겼다고 좋아하셨습니다. 다리 통증도 전보다 덜한데 조금 잠이 오는 것을 제외하고는 다른 불편함이 없다고 하셨습니다.

경기 성남
•
꽃피는 온누리약국
•
김민지 약사님

탈모 및 만성피로
60대/남

　60대 남성분께서 작년에 첫 상담 시 정수리 탈모가 생기고 많이 피로하다고 하셨습니다. 활성형 시아니딘과 활성형 필수지방산을 몇 개월째 복용하시다가 활성형 비타민/미네랄과 활성형 필수지방산으로 바꿔 드시는데 재방문해서 하시는 말씀이 원래

임상사례

경기 시흥
·
늘좋은약국
·
이송락
약사님

봄마다 꽃가루 알러지 때문에 눈도 충혈되고 너무 힘들었는데 이번 봄에는 꽃가루 알러지가 하나도 없었다고 하십니다. 정수리 탈모는 초반에 개선되다가 요즘 정체기와 함께 고관절 통증이 생겨서 활성형 필수지방산과 활성형 MSM을 추가로 드렸습니다.

대장암 말기, 간 전이
55세/여

55세 여자분께서 대장암 말기 환자이고 대장보다 간에 전이된 것이 훨씬 더 위중한 상태에서 2차 항암까지 받은 후에 오셨습니다. 수술을 할 수가 없어서 항암부터 먼저하고 나중에 수술할 예정인데, 본인이 아닌 오빠분이 동생 해준다고 AHCC에 대해 문의하다가 세포교정영양요법 상담을 하게 된 경우로 활성형 시아니딘을 권해드리고 있습니다.

6차 항암까지 끝난 상태인데 보호자 말로는, 항암이 거듭될수록 더 힘들어지지만 식사도 잘하고 크게 힘들어하진 않는다는 겁니다. 간에 커다랗게 있던 암 덩어리가 눈에 띄게 줄어들었고, 대장에 있는 암들도 눈으로 확인이 가능하게 줄어들었다고 합니다. 수치, 아마 CEA일것으로 추정합니다. 수치도 거의 정상치라고 합니다.

보호자도 이제 욕심이 나는지 꼭 수술을 해야 하는

지 묻습니다. 직장 쪽에 암이 커서 항암제로도 안 되면 인공항문까지 생각했었는데 그쪽도 많이 줄어들어서 수술 안하고 갈 수 있는지 같이 고민하고 있습니다. 지금은 보호자에게 항암제와 세포교정영양소가 시너지 효과로 별다른 부작용 없이 다 잘된 것 같으니 적어도 세포교정영양소 복용은 중단하지 말았으면 좋겠다고 말씀드렸는데 정말 잘됐으면 합니다.

그리고 매 2주 항암치료가 끝날 때마다 수치와 크기가 줄어들고 있다니 추후에는 활성형 시아니딘을 줄이고 활성평 필수지방산을 권해드릴까 생각 중입니다.

갱년기 · 방광 · 신장

여

저는 혈관상태가 좋지 않아서 20대부터 하지정맥류 증상이 있었습니다. 종아리부터 발목까지 항상 붓고 아프고 하다가 임신하고 악화되어 하지정맥류 수술을 했습니다. 둘째 낳고는 복강과 회음부까지 정맥혈관 손상으로 수시로 밑이 부풀고 빠지는 것 같은 통증에 잦은 질염, 방광염에 시달렸습니다. 그래서 복강정맥류 수술로 복강 내 손상과 늘어난 정맥혈관 수술을 2년간 2차례나 했습니다. 수술을 하고 나서 몇 달간 질과 방광 증상이 좋아지다가 다시 점점 악

경기 용인
·
광교
푸른약국
·
김선화
약사님

> 임상사례

화되었습니다. 특히 혈관이 확장되고 늘어지기 쉬운 여름에는 하지정맥류와 복강정맥류로 붓고 화끈거리고 너무 힘든 시간을 보냈습니다. 복강정맥류가 심해진 뒤부터는 칼슘제와 비타민D 섭취도 힘들어졌습니다. 칼슘과 비타민D 한 알만 섭취해도 신장결석처럼 소변이 잘 안 나오고 화끈거려서 먹을 수가 없었습니다. 골밀도가 낮은데도 섭취를 할 수 없어서 힘들었죠. 그리고 손목 쪽에도 석회화가 좀 있었습니다. 그러다가 세포교정을 시작한지 한 달도 안 되서 칼슘이나 비타민D를 1만 단위 복용해도 소변 불편한 증상이 없어졌습니다. 그래서 저 같이 산화손상이 쉽게 일어나는 만성질환자나 석회화 체질은 칼슘, 비타민D 섭취를 주의해야 합니다. 기존에는 제가 비타민D 1000단위나 칼슘 300mg만 먹어도 소변을 잘 못 보았었는데 활성형 시아니딘과 활성형 필수지방산으로 이런 걱정은 더 이상 하지 않아도 되어 좋습니다. 방광과 신장이 만성적으로 안 좋은 편이었는데 복용 며칠만에 좋아짐을 느꼈습니다. 갱년기 증상으로 우울함과 감정기복이 널뛰는 편이었는데 기분도 좋아지고 의욕도 더 생기게 되었습니다.

경기 용인
•
광교
푸른약국
•
김선화
약사님

만성피로 · 부정출혈

여

평소 저혈압에 만성피로 인데다가 최근 회사업무로 인한 과로와 스트레스로 힘들어 회사도 못 다니는 상태였습니다. 눈에 다래끼가 한 달 넘게 낫지 않는데다가 부정출혈까지 있었습니다. 활성형 시아니딘, 활성형 필수지방산, 활성형 MSM, 활성형 미네랄을 복용했습니다. 부정출혈은 4일만에 그치고 피로도 나아지고 식욕도 오르기 시작했습니다. 다래끼는 이제 막바지인 것 같습니다. 만성피로로 축 처지는 증상이 거의 없어졌고 얼굴 살과 뱃살이 많이 빠졌습니다. 생리도 정상적으로 하고 있습니다.

완경기증후군

여

온몸이 두들겨 맞은 것처럼 근육과 신경이 아프고 조금 무거운 것만 들어도 인대가 늘어나는 것처럼 통증이 유발되고 아침에 눈뜨는 게 너무도 힘들고 고통스러웠습니다. 산부인과에 증상을 얘기하고 상담하니 여성호르몬 약을 처방 받았습니다. 익히 들어온 호르몬제의 부작용이 걱정되었지만 어쩔 수 없이 복용했는데 먹기 시작한지 3일째 되는 날 가슴통증 때문에 너무 불편하고 유방암, 자궁질환에 걸리지 않을까 매우 걱정되었습니다. 일주일을 먹어도

임상사례

여러 가지 통증이 줄어들지 않았고 그냥 견뎌보자 하는 마음으로 호르몬제 복용을 중단했습니다. 그렇게 5개월을 버티고 지내는 중 지푸라기라도 잡는 심정으로 세포교정영양요법을 시작하게 되었습니다. 3달 전부터 16:8 간헐적 단식을 시작했었는데 살이 빠지기는커녕 점점 더 찌기 시작해서 몇 년 동안 유지되던 몸무게가 깨져버렸습니다. 단식후유증도 보였고 이래저래 겹쳐서 몸이 엉망이 되어가는 것을 느낄 수 있었습니다. 종합검진 소견 결과 당화혈색소 수치, 총 콜레스테롤 수치, TSH 수치가 높았습니다. 활성형 시아니딘, 활성형 필수지방산, 활성형 콜라겐, 활성형 MSM, 활성형 미네랄, 활성형 뉴클레오티드를 식전 30분에 함께 복용하기 시작했습니다. 세포교정을 시작하기 전 가장 힘들었던 증상은 오른쪽 눈꺼풀이 떨리는 증상이었는데 약을 먹어도 차도가 없었고 수면 중 손 저림, 안구건조증, 이명, 저혈압(85/65), 갑상선 결절(양쪽), 수족냉증, 붓는 증상까지 있어서 고통스러웠습니다. 세포교정을 한 달 정도 하면서 일시적으로 두통과 체력저하가 심해졌다 나아졌다를 반복했고 예전에 아팠던 곳들의 통증이 발현되고, 당이 떨어지는 느낌과 발적, 발 다리 시림, 통증 등이 있었는데 점점 통증이 줄었습니다.

경기 용인
·
광교 푸른약국
·
김선화 약사님

척추협착증 · 무릎통증

여

평소 척추협착증과 무릎통증, 다리에 쥐나는 증상으로 고통스러웠습니다. 활성형 시아니딘, 활성형 필수지방산, 활성형 미네랄, 활성형 MSM을 처음 복용하고 2주 후에 녹내장 안압 상승으로 어지러워서 쓰러졌습니다. 병원에서 1주 후에 수술하자고 했지만 1달만 늦추고 싶다고 말했습니다. 녹내장 수술 후에도 예후가 안 좋은 경우를 많이 봤기 때문에 일단 수술을 미루고 영양요법을 더 하기로 했습니다. 약사님께서도 영양요법으로도 안압을 낮춰 수술 없이 치료된 케이스가 있다고 하셨습니다. 그간 10년 동안 복용해오던 진통제와 근육이완제의 부작용으로 안압이 오른 것이라고 생각해 복용 중이던 약을 약사님 관리 하에 모두 중단시키고, 활성형 미네랄과 활성형 시아니딘의 용량을 증가해서 복용했습니다. 눈에 도움이 되는 영양소인 루테인과 아스타잔틴 제제를 추가했습니다. 한 달 후 병원에 다시 갔는데 안압이 정상으로 나와 수술하지 않아도 되겠다는 이야기를 들었습니다. 지난번에는 50까지 올라갔었는데 이제 정상범위로 내려왔습니다. 무릎과 허리 통증도 많이 나아져서 진통제도 안 먹고 있습니다.

임상사례

습진
여

4~5년 정도 된 습진으로 온 몸이 가려웠는데 한의원에서 한약을 지어 4개월 먹으니 몸은 대부분 나아졌는데 손바닥이 차도가 없어서 지인 소개로 세포교정영양요법을 시작하게 되었습니다. 평소 만성피로에 기운이 없고 허약체질에 소화도 잘 안 된다며 최소한으로 구매하고 싶다고 하여 활성형 시아니딘, 활성형 필수지방산, 활성형 옥타코사놀과 비타민D를 6일치를 주며 복용케 하였습니다. 그런데 6일만에 많이 좋아졌습니다. 약사님께 여쭤보니 피부과에 가서 스테로이드를 처방 받지 않아서 오히려 효과가 빨랐던 것 같다고 했습니다.

크론병
20대 후반/남

20대 후반 청년이 크론병으로 소화 장애와 기운이 없다고 하여, 활성형 시아니딘, 활성형 필수지방산, 활성형 엔자임, 활성형 포스트신바이오틱스를 복용케 하였습니다. 초반 명현으로 묽은 변과 거품 변으로 너무 힘드셔서 중단했다가 다시 복용하면서 변 상태가 좋아지고 지속 복용 후에는 체중이 2kg 증가하고 기운이 나서 주변에서 혈색 좋아졌다는 얘기를 듣고 좋아하셨습니다.

경기 용인
•
광교
푸른약국
•
김선화
약사님

아토피

아토피 환자에게 활성형 커큐민을 드렸는데 괜찮은 것 같습니다. 지용성 영양소 흡수에 문제가 있어 보일 때 도움 될 것 같습니다. 그리고 활성형 시아니딘과 활성형 필수지방산으로 속이 느글거리고 눈이 더 불편하다는 분의 명현 증상에 활성형 커큐민을 추가하니 속이랑 눈 불편한 것도 편해지셨다고 합니다.

수험생 에너지 증진

활성형 옥타코사놀은 수험생들과 운동선수들에게 1순위로 권하고 있는데 반응이 좋은 편입니다. 또 카페인 없이는 무기력하고 기운 없으시다는 분에게 드리니 확실히 활력이 생긴다고 합니다.

피부 레이저 시술로 인한 자극 및 안구건조증

피부 레이저 시술로 눈 쪽에 자극감이 심해서 시큰거리고 아파서 여러 안과병원을 돌며 여러 치료를 다 받아보았지만 회복되지 않아서 정신과에서 불면 증약과 신경안정제까지 처방 받아 드시게 된 여자분이 계셨습니다.

임상사례

원래 라식수술로 안구건조증도 있는 상태였는데 시술로 자극 받아 통증이 시작되었고 안과에서 치료한다고 건드릴 때마다 더 심해져서 불안, 불면, 신경과민 상태였습니다.

활성형 시아니딘, 활성형 필수지방산 드시고 호전되셨고 안구건조증 심하다고 하셔서 활성형 시아니딘을 줄이고 활성형 콜라겐을 드시면서 호전되셨습니다.

근육 통증

활성형 MSM은 통증에도 고함량을 쓰면 탁월합니다. 장기간 드시면 근육이 탄탄해지는 느낌이 있습니다. 40대 중반 남자 지인분께서 활성형 시아니딘, 활성형 필수지방산, 활성형 MSM을 드시는데 운동도 안 하는데 근육이 탄탄해져서 주변에서 운동했냐는 얘기를 들으신다고 합니다.

허리디스크

제가 지난달 허리 디스크로 정말 아침에 침대에서 일어나지 못하고 너무 아파서 눈물이 날 정도였습니다. 활성형 MSM을 먹고는 정말 감쪽같이 사라졌습

경기 용인
·
린우약국
·
강미숙 약사님

경기 용인
·
린우약국
·
강미숙 약사님

니다. 처음에 약국에서 삐끗 했을 땐 진통제랑 활성형 MSM을 조금 먹었는데 차도가 별로 없어서 용량을 증량했습니다. 급성 통증에는 고함량으로 드시는 것을 추천 드립니다. 다른 진통제는 첫날에만 한 번 먹고 한 번도 먹지 않고, 그 뒤로는 매일 활성형 MSM을 복용 중입니다.

구내염

저희 딸이 구내염이 한꺼번에 6개가 생겼었습니다. 외국에서 어학연수 중이라 먹는 거며 여러 가지가 힘든 상황에 활성형 시아니딘 밤을 챙겨 보냈던 게 신의 한 수였습니다. 보통 한번 이렇게 많이 생기면 일주일씩 고생인데 이틀 반 만에 없어졌습니다. 피부에 바르라고 보낸 거라서 딸은 입안에 바를 생각은 못하고 있었는데 생기자마자 발랐으면 더 빨리 없어졌을 것 같습니다.

경기 용인
·
셀메드 주오약국
·
백경신 약사님

파킨슨

74세/여

긴장할 때 오른손이 떨리는 증상으로 남이 알아볼 정도로 심한 파킨슨증상을 앓고 있었습니다. 활성형 시아니딘, 활성형 필수지방산, 활성형 커큐민, 활성

임상사례

형 뉴클레오티드, 활성형 미네랄을 한 달 복용했는데 떨림 증상이 많이 좋아진 것이 느껴져서 계속 복용하고 있습니다. 평소 당뇨와 우울증, 조급증, 신경예민으로 힘들었는데 당 수치도 좋아지고 우울증과 조급증도 많이 개선된 느낌이 듭니다.

체력저하 · 두통 · 비염
41세/여

출산 후 산후조리를 못하여 어깨와 몸이 붓고 체력이 많이 떨어져 힘들었습니다. 활성형 필수지방산, 활성형 시아니딘을 추천 받아 복용하고 두통과 비염 증상이 호전되었습니다.

외상성 자가면역질환
57세/남

5년 전 교통사고로 여러 번의 수술과 입·퇴원을 반복한 환자로 마약성 진통제로 컨트롤이 안 되어 그동안 많은 고통을 겪고 있었습니다. 병원에서 외상성 자가면역질환으로 진단받았고 만성 염증성 통증이 심했습니다. 활성형 시아니딘과 활성형 필수지방산을 1개월 정도 먹고 통증이 많이 개선되었습니다.

경기 파주
·
파주백화점 약국
·
백민호 약사님

비염

전화로 활성형 시아니딘 스프레이 20개 있냐는 연락을 받았습니다. 잠시 후에 차를 끌고 강남엔 없다면서 찾아왔습니다. 어떻게 이 좋은걸 알았냐고 여쭤보니 가수인데 하나 사서 목에 뿌리니 너무 시원하고 목 아픈 게 싹 사라지고 비염이 싹 나았다고 합니다. 유아도 써도 된다고 성분을 알려드렸더니 활성형 시아니딘이 기관지에 좋다는 걸 다 알고 있었습니다. 또 다른 세포교정영양소 권해달라고 하셔서 활성형 시아니딘 밤을 권해드렸더니 다섯 개를 가져가며 노래하는 친구들과 공유할거라고 합니다.

경남 창원
·
나드리약국
·
김태은 약사님

하지정맥류

여

노산에 셋째 임신 7개월 중인데 하지 정맥류가 너무 심해서 임산부에게도 안전하다는 활성형 시아니딘과 활성형 필수지방산을 복용하기 시작했습니다. 복용한지 일주일 됐는데 색깔이 너무 환해졌습니다. 혈관 나온 것은 아직 멀었지만 시간이 지나면 좋아질 것 같습니다. 계속 서 있어야 하는 직업인데다가 임신상태라 여러모로 힘들고 식사도 제대로 챙겨먹지 못하고 있는데 생각보다 빨리 반응이 와서 너무

> 임상사례

경남 창원
·
○○약국
·
**안숙영
약사님**

놀랍고 기뻤습니다.

헤르페스
`20대/남`

20대 남성으로 헤르페스에 병원 약과 연고를 발라도 효과가 별로였는데 활성형 시아니딘으로 하루만에 좋아져서 세포교정영양소를 상비로 두고 싶다며 재방문 했습니다.

모량증가 · 발톱색이 돌아옴
· 큰 점과 발 냄새 사라짐
· 체취 안남 · 피로감 덜함
`50대/남`

개선된 부분이 많은 50대 남자 택시 운전기사님께서 방문해주셨는데 몇 달째 복용 중에 이마 쪽에 검은 머리가 올라오고 뒷목 쪽에 있던 오래된 맥립종이 나았고 검었던 엄지발톱 색이 돌아왔고 얼굴에 검은 점 좀 큰 게 거의 없어지고, 발 냄새와 몸에서 나는 특유의 냄새도 안 나고 혈압도 140/90에서 120/80으로 수치가 떨어졌습니다. 보통 새벽에 퇴근할 때 피곤한데 지금은 피곤하지 않다며 싱글벙글합니다. 활성형 시아니딘, 활성형 필수지방산, 활성형 미네랄, 활성형 MSM으로 세포교정영양소를 복용하셨으며, 발목이 아픈 건 아직 덜 나았다고 하셨습니다. 긍정적인 성격 같아서 효과도 더 잘 나오는 것 같습니다. 감사합니다.

광주 동구
•
빛고을약국
•
하현아
약사님

원형 탈모
50대/여

처음에 500원 동전 크기로 발병 했습니다. 피부과 치료를 받았으나 점점 부위가 넓어져서 탈모로 유명하다는 서울ㅇㅇ병원도 다니셨습니다. 수개월 동안 병원을 다녀도 몸은 점점 망가지고 점점 심해지는 탈모에 우울, 대인기피증까지 생겼습니다.

약국에는 팔꿈치 통증으로 방문하셔서 상담하게 되었습니다. 활성형 시아니딘, 활성형 필수지방산, 활성형 MSM, 활성형 미네랄를 복용하고 탈모 부위에 활성형 시아니딘 밤을 바르게끔 처방해 드렸습니다.

한 달 후에 타사 약으로 생긴 변비가 해결되고 탈모가 확 좋아져서 머리 묶고 오셨습니다. 손가락 부종 통증도 좋아졌습니다. 세포교정영양소가 떨어질 때가 됐는데 안 오셔서 궁금했는데 소정의 선물을 주시면서 은인이라고 고마워하셨습니다. 육안으로 보기에도 빈자리가 한 군데도 없이 검은 머리카락이 숲을 이루고 있었습니다.

임상사례

갑상선암

갑상선암 진단을 받고 누워만 계시는 여자분(60대)께 선물하고 싶다며 도움 될 만한 세포교정영양소를 권해달라고 하셔서 활성형 시아니딘, 활성형 필수지방산, 활성형 미네랄을 드렸는데 선물하신 분이 한 달 후 방문하셔서 그 여자분이 다시 예전처럼 활발하게 지낼 수 있게 되었다고 선물한 자기 위상이 그 가족들에게 엄청 높아졌다고 흥분하며 소식을 주셨습니다. 활성형 시아니딘이 큰 역할을 했겠지만 활성형 필수지방산과 대사와 해독의 보조효소인 활성형 미네랄도 갑상선 쪽(자궁, 신장까지) 케어에 훌륭한 조합이 된 것 같습니다.

유방암 전이로 인한 뇌압 상승 및 뇌수술

지인이 유방암이 뇌로 전이 된 상태에서 뇌압이 높아 뇌수술을 했습니다. 혈소판 수치가 정말 낮았는데도 불구하고 지혈이 잘 됐다고 합니다. 활성형 미네랄과 활성형 콜라겐을 미리 먹어둔 덕인 듯합니다. 활성형 미네랄에 함유된 칼슘과 비타민K와 활성형 콜라겐에 함유된 콜라겐이 염증성 출혈을 막는 핵심성분입니다. 혈관 콜라겐 조직이 약해진 경우 혈소판이 부착하지 못해서 출혈이 계속될 수 있습니다. 혈소판이 콜라겐에 부착 되어야 지혈작용이 일어납니다. 혈관 내피 조직의 콜라겐이 손상되면 지혈이 되지 않아 뇌출혈의 위험성이 높아집니다. 뇌출혈에 활성형 미네랄과 활성형 콜라겐을 주성분으로 사용 추천 드립니다.

숙취해독

술 마시고 숙취 해독이 잘 안 되는 분께서 일상생활이 며칠간 안 된다기에 구 버전 활성형 시아니딘을 드렸었는데 한 통을 다 드시고 잘 모르겠다고 하시며 한 번 더 드셔보신다고 하셔서 신버전 활성형 시아니딘으로 드렸는데 숙취가 해결했다고 하십니다.

아랫배 더부룩하고 오른손 저림
53세/여

53세 여자분이 요즘 들어 아랫배가 더부룩하고 오른손이 저려서 진료를 보러 오셨던 처방전 환자입니다. 손은 심장과 폐의 기능을 잘 보여주는데 갑자기 심폐기능이 너무 안 좋아지셨나 봅니다. 폐와 대장은 동전의 양면처럼 같은 것으로 보면 됩니다. 뭔가 심폐

광주 동구
·
빛고을약국
·
하현아
약사님

임상사례

의 부담이 되는 상황이 있었거나 폐에서 스트레스 원이 잘 배출되지 않아서(환풍기, 굴뚝 역할) 대장에 문제가 생겼거나 염증이 자리 잡은 듯 보입니다.

이분이 그제서야 폐에 종양이 있어서 제거 수술을 얼마 전에 하셨다고 하셨습니다. 폐에서의 항산화작용이 잘 이루어져야 수술로 인한 세포 수준의 스트레스 상황이 깨끗해집니다.

당연히 대장의 불편함도 없어집니다. 이 모든 게 가능하게 하는 건 간에서의 해독작용입니다. 그래서 활성형 시아니딘과 활성형 미네랄을 권해 드렸습니다. 아랫배 더부룩함이 없고 손 저림도 좋아지고 무엇보다 혈액 염증 수치가 다 정상이 되어 기쁘다고 하셨습니다. 이후에 활성형 시아니딘과 활성형 미네랄, 활성형 포스트신바이오틱스도 함께 드렸습니다. 후배까지 데려오셔서 그분도 상담 받고 구매하셨는데 더 좋았던 건 이분이 약국에 들어오실 때 명현반응이(두통 소화불량) 너무 심하게 와서 3일 정도 고생하다가 의심의 눈초리를 숨기지 못하시던 70대 손님이 그 분들의 대화를 듣고 완전 태도가 돌변하여 활기차져서 돌아가셨다는 겁니다. 당뇨합병증으로 고생하는 사람이 있는데 거기에도 좋냐며 세포교정영양소의 씨앗이 여기저기에 뿌려지고 만인에게서 칭송을 받게 될 때가 더 속히 오기를 바랍니다.

갑상선암 · 갑상선 저하

실례로 갑상선암 갑상선저하로 2/3 절제하시고 자궁적출, 부정맥, 수족 얼음 냉증, 편두통, 피로감, 안면 건조로 찢어지는 고통을 호소하셔서 활성형 시아니딘 밤으로 조금 달래주었습니다. 몇 달 전 세포교정영양요법과 천연해독법을 말씀드려서 3일간 단식하며 진행했습니다. 활성형 시아니딘, 활성형 포스트신바이오틱스를 복용하시며 어마어마한 명현으로 안면 두통, 잇몸 통증, 편두통, 가스, 검은 변으로 나왔는데 축하한다고 말씀드렸다가 얻어터지는 줄 알았습니다.

해독이 되는 느낌을 가졌다며 습관적인 두통이 굉장히 옅어졌고 병을 이기도록 도와주어서 너무나 감사하다고 하셨습니다. 이런 긍정적인 반응을 처음 얻었습니다. 아직 완전하지는 않지만 조금씩 이분을 도울 실마리를 얻어서 기뻤습니다.

틱
20세/남

약사로서의 보람이 무엇보다도 가족건강을 지키는 것 아니겠습니까? 제 아들은 지금 대학교 1학년입니다. 초등학교 때부터 스트레스로 틱이 왔고 야뇨

임상사례

에 빈뇨에 비염, 아토피, 중이염, 부비동염, 요족, 대상포진, 하지부동 등 다시 태어나게 할 순 없으니 잘 고쳐 쓰자는 마음으로 살았습니다.

 늘 콧물이 흐르고 좋아지려나 싶으면 또 흐르고 세포교정영양요법 하면서 명현으로 기침이 오고 (제왕절개로 나온 태음인) 뭔가 염증을 위아래로 많이 배설시킨 느낌입니다. 경락도 가끔 받게 하는데 호흡상태가 많이 좋아졌다는 말씀도 들었습니다. 틱 때문이었을까요? 가끔 부르르 떨기, 손톱 물어뜯기도 이젠 안하게 되었습니다. 제가 늘 체크하곤 하는데 휴지통에 가득한 휴지가 없어졌습니다.

 예전엔 코털도 빨리 자라서 자주 정리했는데 그것도 뜸합니다. 정상인처럼 살고 있다는 것이 지금 돌이켜보면 정말 놀라움 자체입니다. 활성형 시아니딘, 활성형 필수지방산, 활성형 포스트신바이오틱스, 활성형 비타민으로 세포교정영양요법을 진행했습니다. 자식 걱정을 놓고 사는 것은 놀라운 축복입니다!

광주 서구
•
한샘약국
•
최 연
약사님

바이러스성 사마귀

여

 5년 정도 된 바이러스성 사마귀 같은 딱딱한 뾰루지가 지금은 80% 정도 좋아졌습니다. 활성형 시아

광주 서구
・
한샘약국
・
최 연
약사님

니딘과 활성형 필수지방산 먹은 지 한 달 반 정도 되었는데, 좋아진 건 생리통까지 없어졌습니다. 예전에는 볼록 올라온 뽀루지가 편평해지고 크기가 줄었습니다.

췌장두부암으로 인한 만성 소화불량 · 식욕부진 · 요통 · 견비통 · 과민성장증후군 등
50대 중반/여

활성형 MSM 드린 분들 중 가장 드라마틱한 효과를 보신 분이 계십니다. 이분은 드릴 때 활성형 MSM을 통해 체온 상승을 목적으로 드렸습니다. 50대 중반 여자분, 췌장두부암 수술(10년 전) 후 몇 년 전까지 타사 약제로 관리하셨습니다.

갑상선 저하증, 담즙 분비 저하로 만성 소화불량, 식욕부진, 요통, 견비통, 과민성장증후군 등 온몸이 만신창이였습니다. 그리고 영양소에 특히 민감해서 영양소 복용도 오래 못 드셨습니다. 겨울에는 속에 얼음 든 것처럼 꽉 막힌 느낌에 몸살을 호소하셨고, 곧 쓰러질 듯 기운도 없고 응급실은 다녀온 지 얼마 안 되어 또 안가겠다고 하셨습니다.

제 결론은 내부 장기에 혈류 개선이 안 되서 체온 저하로 대사기능이 떨어진 걸로 보고 (속을 따뜻하

대구 북구
•
금강약국
•
신수정
약사님

게 해줄 목적) 활성형 MSM을 처방 해드렸습니다. 오후에 드시고 3시간 후쯤 전화가 와서는 속이 뻥 뚫린 느낌과 몸살기가 좋아졌다고 하셨습니다. 그 후 꾸준히 복용하고 계십니다. 갑상선 저하도 빠르게 좋아지고, 모든 통증이 좋아졌습니다. 활성형 MSM을 컨디션에 따라 분량 조절하며 드시고 계십니다.

당뇨
남

15년 정도 당뇨약 드신 70대 환자분입니다. 병원약을 우선으로 생각하셨던 분이고 거의 병원 의사의 말이 진리라고 생각하셔서 지켜보던 차에 축농증 수술하시겠다고 하셔서 제가 수술을 조금만 미루고, 무너진 몸 속 밸런스를 채우면 축농증부터 개선될 수 있을 것이라고 말씀드렸습니다. 축농증 약을 거의 반 년이상 먹어도 차도 없으셔서 세포교정영양요법을 시작했습니다. 혈압약과 고지혈약을 조절하고, 당뇨약의 복용량을 낮추는 대신 활성형 시아니딘, 활성형 필수지방산, 활성형 미네랄, 활성형 프리바이오틱스를 드렸습니다. 시간이 많이 소요될 것을 미리 말씀드렸는데도 복용하시고 바로 혈압은 130대로, 혈당은 제일 높게는 220이 나오고 계시다고 그 많던 약을 다 줄일 수 있어 좋아하시는 걸 보니 저도 기뻤습니다. 조금 더 진행경과 보며 나머지 당뇨약도 서서히 조절하려 합니다. 초반 설사가 있으셨지만 명현이 크게는 없이 가고 있어 솔직히 참 감사한 환자분입니다. 혈당이 한 달은 그냥 잡혀서 오히려 제가 재차 확인했고 일주일 전에는 220으로 올랐다고 하십니다. 그런데 혈당에 민감한데 몸이 가볍고 감기가 평소와 다르게 금방 끝났다고 하십니다.

디스크파열

활성형 시아니딘, 활성형 필수지방산, 활성형 미네랄, 활성형 콜라겐, 활성형 MSM을 복용한지 2주 지났는데 엄지발가락 감각은 복용한지 며칠 되지 않아 돌아오고 오늘로 엉덩이가 빠질 듯이 아픈 증상이 많이 개선되었습니다. 아주 만족스럽습니다.

공황장애

<mark>40대 후반</mark>

굉장히 엘리트하신 분인데 공황장애가 있으셨습니다. 주 1회 병원에 가셨었는데 활성형 시아니딘, 활성형 필수지방산, 활성형 미네랄을 복용하시고부터 병원에서 2주에 한 번씩만 내원해도 될 것 같다는 얘기를 들으셨다고 합니다. 이전과 달리 밝은 목소리

대구 수성구

안심약국

이수영 약사님

로 대화가 가능해졌습니다.

복용하신 지 두 달 정도 되셨는데 예전에는 개미가 죽을까봐 밖에서 자전거를 못 탔었는데 지금은 문제없이 타고 다닌다고 하십니다. 신체가 건강해서 그러신지 바로 좋아지는 게 느껴졌다고 하십니다.

위염
50대/남

10년을 위장약을 달고 살았고 굉장히 예민한 데다 PPI제제를 밥 먹듯이 먹었습니다. 활성형 시아니딘, 활성형 필수지방산, 활성형 미네랄, 활성형 MSM을 먹고부터 고관절과 견관절 통증이 없어지고, 만성두통이 거의 사라지고 몸이 너무 좋아졌습니다. 예전에 병원에서 위장으로는 그만 오라는 말을 듣고 충격 받아 자포자기하는 심정으로 세포교정을 시작했는데 결과가 이렇게 좋으니 좋습니다. 그리고 살이 빠지면서 체형도 변하고 몸에 탄력도 붙은 것 같습니다. 식욕이 좋아져서 체중은 1kg 늘었는데 뱃살이 다 빠졌고 입맛이 좋아졌습니다. 고질병인 위는 아직 쓰릴 때 약을 가끔 먹는데 평소에는 괜찮은 것 같습니다.

대구 수성구
·
안심약국
·
이수영
약사님

습진 및 흉터 재생

활성형 시아니딘 밤은 습진 종류나 여드름 짜고 난 뒤 피부 재생용으로 권해드립니다. 활성형 시아니딘 밤도 조직에 찌꺼기 배출을 용이하게 해주는 것 같습니다.

종기

친구의 아들이 젊은 남자아이인데 사타구니 종기 같은 것이 벌겋게 자리 잡는다고 해서 활성형 시아니딘 밤을 권해드렸습니다. 연고는 따로 주지 않았습니다. 그런데 그 친구가 활성형 시아니딘 밤을 한 통 다 쓰고 제가 없을 때도 다시 사용하려고 왔었습니다. 이후에 제가 약국에 있을 때 다시 와서 활성형 시아니딘 밤을 사용해보니 대박이라며 세포교정영양요법이 궁금해졌다며 괜찮은 영양소 하나 추천해달라고 했습니다.

대퇴골두무혈성괴사환자

대퇴골두무혈성괴사 환자분께서 많이 좋아지셨다는 연락이 왔습니다. 7월에 찍을 MRI가 기대된다고 하셨습니다. 기존에 복용하던 약들은 안 드신지 오래되었고 환자 본인이 물리치료나 체외파충격치료를 열심히 받으면서 세포교정영양소를 꼬박꼬박 열심히 드셨습니다.

초기에 호전반응으로 격렬한 통증으로 고생을 하셨지만 잘 이겨내셨습니다. 처음에는 활성형 시아니딘과 활성형 필수지방산, 활성형 클로로필, 활성형 콜라겐, 활성형 MSM을 복용 하다가 호전반응이 오면서 활성형 MSM을 증량하고 활성형 미네랄을 넣으며 조금씩 영양소를 바꾸었습니다.

당뇨
남

부산 진구
코스코약국
유병진 약사님

저는 심장 스텐트 3개를 삽입한 사람입니다. 아무 생각 없이 병원 처방약을 5년 정도 복용하니 몸이 피곤하고 근육통, 집중력저하, 그리고 체지방과 복부지방이 증가해 체중이 8kg 정도 늘어났습니다. 체중이 증가하면서 당뇨 증상이 시작되어 1년 전부터는 체중을 줄이면서 타제품을 중단하고 심장성 혈압약의 용량을 1/2로 줄여 복용하고 진통제와 혈전용해제를 며칠에 한 번씩 먹는 방법으로 복용하고 있었습니다. OCNT 시작하면서 모든 처방약을 저 스스로 중단하였습니다. 세포교정 시작 후 일주일 정도 되었는데 컨디션이 좋아지고 있습니다. 혈압도 정상이고 숙면도 되네요. 몸속이 깨끗하게 클린 되는 다이어트가 먼저 되어서인지, 세포교정에 대한 확신과 자신감이 듭니다. 하루하루가 기적이라는 약사님 말씀이 실감납니다.

서울 강북구
·
숭인약국
·
이신우 약사님

고혈압

혈압약 복용 중이었는데 이전에는 혈압수치가 보통 130 이상이고 두 달 전에는 147까지 나왔었는데 세포교정영양요법을 시작하고 나서는 118로 정상이 되었습니다.

비알코올성 지방간

비알코올성 지방간으로 실리마린제제를 장기 복용했는데도 간수치가 잡히지 않아 걱정이었습니다. 세포교정 몇 달만에 간수치가 다 정상이 되고, 계속 높았던 LDL 수치(260정도)도 정상이 되었습니다.

자궁근종

자궁근종이 8cm 정도였고, 응급실을 자주 갔습니

다. 근종이 방광을 눌러서 소변 때문에 계속 응급실에 가야 했는데 수술할 시간이 없어 세포교정영양요법으로 활성형 시아니딘, 활성형 필수지방산, 활성형 미네랄을 처방 받아 시작했습니다.

자궁내막암 검사 시 바이러스 고위험군 53번 나왔는데 세포교정영양요법 이후에는 바이러스가 검출되지 않았습니다. 응급실을 한 번도 가지 않게 되었고 평소 화장실을 퇴근하면서 두 번씩 갔는데 이후로는 그런 일이 한 번도 없었습니다.

화폐상습진
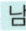
남

제가 담당했던 암환자분은 멍, 부종, 온몸 두들겨 맞는 느낌, 어지러움, 심장 뻐근함 그리고 바이러스 성포진들을 다 보였는데요. 그래도 일 년 정도 뚜벅뚜벅 세포교정영양요법을 하다 보니 정말 많은 것들이 좋아졌습니다. 자궁내막 적출 권고였지만 적출 없이 암세포가 없어지고 생활도 잘하시게 되었습니다. 안 좋은 혈관세포들 깨지면서 멍이 생기고 안 좋은 세포들이나 찌꺼기들이 체표나 말단으로 밀려나갔다가 다시 안쪽으로 들어와 다시 소변이나 대변으로 빠져나가는 것 같았습니다. 그러면서 말초에 부종도 생기곤 했는데 가끔 기간을 두고 나타나기도

> 서울 강북구
> ・
> 숭인약국
> ・
> 이신우
> 약사님

했지만 대부분 증상이 소실되는데 한 2~3주 정도 걸렸습니다.

다발성골수종94세

94세 다발성골수종 환자분 아드님이 와서 활성형 시아니딘과 활성형 필수지방산을 드셨습니다. 약국에 오셨을 때 다발성골수종과 더불어 한 달 간 볼 쪽 임파선이 부어서 해결이 안 되셨었는데 설득해서 일주일치를 드렸습니다. 활성형 시아니딘과 활성형 필수지방산을 복용하면서 증상이 완화되는걸 보고 계속 몇 개월간 드셨고 엠단백 수치가 많이 좋아지셨습니다.

심부/정맥/혈전증

병원에서 내린 진단명은 심부정맥 혈전증이 아니라 심부/정맥/혈전증이었습니다. 증상이 너무 심각해서 왼쪽 다리 혈관이 다 막히고 알러지 약도 먹었는데 약사님께서 서너번에 걸쳐 설득하셔서 활성형 시아니딘과 활성형 필수지방산, 비타민을 복용했습니다. 세포교정영양요법 후에 왼쪽 정맥 다 뚫리고 매일 먹던 알러지 약도 이제는 일주일에 한번 정도만 먹으면 될 정도가 되었습니다. 왼쪽다리 혈관 초음파로 확인했을 때 다 막혀 있었는데 지금은 대퇴부 조금 남고 다 뚫린 것을 확인했습니다.

공황장애

공황장애나 신경 쪽은 저는 정말 탁월하다 느낍니다. 탁월하다는 것이 완치의 개념까지는 좀 더 지켜봐야겠지만 제가 담당한 정신과약 드시는 환자분은 비타민 메가 요법을 쓰면 그냥 정신과 약만 드실 때보다 조금 좋아지기는 하지만 한 2년 정도 고함량 써서 좋아지는 퍼센트가 30% 정도였습니다. 그 후로는 계속 유지하는 정도이고, 사회활동도 잘 못하고, 대화가 잘 안 되는 단계에, 틱이 있고 그나마 더 나빠지지 않도록 유지하는 정도였습니다. 새로운 영양소를 알게 될 때마다 새로운 걸 드셨습니다. 당영양소부터 여러 가지를 많이 넣었는데 사회생활을 어느 정도 하되 정신과 약은 거의 늘지 않지만 틱은 매일 있는 상태에서 일주일에 한번이나 두 번 정도 원활하게 대화는 잘 안되지만 피드백 정도 있는 단계로 그리고 1년간 한 50% 정도 좋아지시는 정도셨습니다. 세포교정요법을 만나고 활성형 시아니딘, 활성형 필수지방산, 활성형 미네랄, 활성형 커큐민을 처

서울 강북구
·
숭인약국
·
이신우
약사님

음 드시고 얼마 지나지 않아 환자분이 처음으로 좋다는 말씀을 하셨습니다.

　다른 것은 드실 때 '억지로 좋다고 하시거나 그저 그래요, 먹어봐야죠, 잘 모르겠습니다'와 같은 반응이었다면 세포교정을 하고부터는 드시고 '좋다'라고 하셨습니다. 몇 년간 담당하면서 좋다고 하시는 게 처음이라 제가 너무 그 대답이 신기해서 어떤 게 좋으냐고 여쭤보니 그냥 좋다는 대답을 하셨습니다. 그렇게 드시고 한 달에 한번 정도 뵙는데 뵐 때마다 달라지셨습니다. 그간 몇 개월 동안 틱 증상은 거의 볼 수 없었고 제일 신기했던 건 대화를 나누고 주변을 참견하실 수 있게 되신 것입니다. 특히 상대의 눈을 잘 쳐다보시고 대화를 나눈다는 게 너무 신기했습니다. 아직 계속 진행 중이고 정신과약도 아직까지는 그대로 복용을 하고 계시지만 예전부터 지금까지 그간 볼 수 없었던 모습입니다.

고양이 만성신부전

　19살인 고양이를 키우고 있습니다. 신부전 진단을 받은 지 10년째로 이제 신부전 케어는 거의 일상생활이 되었습니다. 고양이와 저 둘 다 익숙해진 삶을 살아가고 있습니다. 초기부터 케어를 시작했기 때문에 처음에는 처방사료만으로 버티고 그 후에는 점점 다른 보조제들이 늘어났습니다. 15살부터는 병원에서도 이제 노화로 인해 언제든지 갑자기 안 좋아질 수도 있는 상태라는 걸 애기 해주신 상태이기 때문에 인지하고 살아가고 있지만 매번 한 번씩 갑자기 아플 때마다 준비했다고 생각했는데 준비가 안 되었더라고요. 병원에서도 지금까지 잘 살고 있는 건 고양이가 물을 좋아해서 물을 잘 먹기 때문이라고 들었습니다. 신장이 안 좋아져서 먹는 게 아니라 원래 물을 좋아해서 잘 먹는데 그래서 지금까지 버틴 거라고 합니다. 건강검진결과 신부전 말기라 초음파로는 신장이 안보이고 촉진해도 손가락 한마디 정도로 작아진 상태인데 어떻게 소변을 만들고 배출하는지 모르겠다는 얘기도 들었습니다. 그러면서 이제는 정말 마음의 준비를 해야 할 것 같다고 했습니다. 시한부 판정을 받았지만 정확하게 몇 년, 몇 개월이다라고 애기는 못한다고 노화로 인해 신장의 기능이 없어지고 있는 거라 고양이가 언제까지 버틸 수 있는지에 달렸다고 했습니다. 해줄 수 있는 건 컨디션 관리 정도이고 식욕이 저하된 상태라 강급 중이고 자발적으로 밥을 절대 안 먹습니다. 고마운 건 강급하면 그래도 잘 받아먹고 있습니다. 스스로 물도 잘 먹고요. 19살이니 사람 나이로 90~100살 정도이니 더 이상 욕심을 내면 안 된다

서울 강서구

굿모닝 이화약국

김수정 약사님

는 것도 알고 천년만년 살 수 없다는 것도 알지만 또 다른 보조제를 찾아서 먹이고 있는 중에 세포교정영양소를 알게 되었습니다. 일반사람들도 건강을 생각해서 먹기도 하지만 거의 암환자나 만성질환환자들이 먹는 제품이라고 들었습니다. 활성형 시아니딘과 활성형 필수지방산을 계속 먹이고 있습니다.

편마비
46세/남

코피를 많이 흘리면서 뇌출혈로 쓰러져 바로 응급실로 실려 가서 뇌에 관 주입해서 고인 피를 제거했으나 현재 우측 편마비가 온 상태입니다. 언어 치료로 이전 정상발음의 60% 정도만 교정이 되었고 언어나 인지상태도 60% 정도만 기능이 돌아온 상태였습니다. 우측 다리에 힘이 없어서 보조기기를 착용해야지 천천히 걸을 수 있고, 우측 팔은 들어 올리는 동작 외에는 손목과 손가락이 다 굳었습니다. 인지치료를 받고는 있었지만 더 딘 상태였는데 활성형 시아니딘, 활성형 필수지방산, 활성형 뉴클레오티드로 세포교정을 시작하고 2주만에 구구단이 바로 바로 나올 만큼 좋아졌다고 합니다. 환자분 옆에 입원해계신 다른 환자분들도 많이 똘똘해졌다면서 놀라셨다고 합니다.

만성 축농증

만성 축농증으로 이비인후과 약을 장기로 복용해도 차도가 없고, 코 점막이 항상 헐어서 통증도 심하고 심할 때는 피도 비친다는 환자분께서 한방제제를 원하셔서 활성형 시아니딘과 한방제제를 같이 드렸는데 재방문 하셔서 너무 좋다고 하십니다.

당뇨

그리고 활성형 인슐린 임상시험 환자분 결과가 정말 좋습니다. 당뇨 진단 받고 처방도 받았는데 안 드시고 바로 활성형 인슐린 복용 시작했는데 시작 전 250~300 정도였던 혈당이 한 달 복용 후 130정도로 내려갔습니다. 전문약 복용 전혀 하지 않았습니다. 세포교정영양소는 활성형 시아니딘 활성형 필수지방산, 활성형 미네랄, 활성형 옥타코사놀, 활성형 포스트신바이오틱스, 활성형 인슐린으로 유지하셨습니다. 세포교정영양요법은 활성형 인슐린이 나오기 전부터 복용 중이었는데 혈당이 크게 좋아지는 건 안보였는데 활성형 인슐린과 함께 복용하니 혈당 조절이 눈에 확 보입니다.

근육통증
30대/여

활성형 MSM 진짜 좋은 것 같습니다. 허리, 어깨, 뼈 근육 등 모든 통증에 단일 제제 추천합니다. 진통제 먹는 것보다 낫다고 생각하고 복용 권해드리면 수긍이 가나 봅니다. 30대 여자분 마사지사로 오랜 직업병 탓에 뼈, 근육이 쑤셔서 다양한 타사 약을 주는 대로 섞어 먹어도 횟수가 먹는 용량이 늘어 간다고 해서 활성형 MSM을 드리니 다시 오셔서 동료랑 나눠 먹었다며 좋다고 합니다. 방금도 요통으로 복대 사러 와서 활성형 MSM도 함께 가져가셨습니다. 진통 효과 있는 결합 조직 강화 영양제 정말 좋은 것 같습니다.

고혈압 · 비알코올성지방간 · 장상피화성 위축성 위염
50대/남

혈압약 복용한지는 14년 정도 되었고 비알코올성 지방간이 있고 신장기능이 조금 저하되어 있다고 들었습니다. 장상피화성 위축성 위염이 있어 세포교정 영양요법을 시작했는데 전반적인 지표들이 다 좋아짐을 경험하고 있습니다. 저는 장상피화성 치료를 목표로 활성형 시아니딘, 활성형 필수지방산, 활성형 미네랄을 함께 복용하고 있는데 피부가 너무 좋

서울 광진구
·
중곡
종로약국
·
임동협
약사님

아지고 만성 소양증이 있었는데 깨끗하게 없어졌습니다. 처음부터 고혈압약과 고지혈증 약을 중단한 게 아니라 세포교정을 하면서 복용량을 줄여나가다가 지금은 혈압약 복용 중단한지 1달 정도 되었습니다. 조금 불안하기는 하지만 135-85 정도 오르내립니다.

탈모

남

탈모가 많이 진행됐었는데 활성형 시아니딘으로 세포교정영양요법을 시작하고 나서 많이 좋아졌습니다. 요즘은 많이 새카맣게 됐고 양쪽 목 주위에 반점은 아니지만 거칠거칠한 피부였었는데 엄청 깨끗해졌습니다. 무좀도 한 부위가 고질적이었는데 활성형 시아니딘 바르고 나서 많이 좋아졌습니다.

항암치료후유증

56세/여

유방암 수술을 두 번 했고 방사선치료도 했는데도 불구하고 다시 뇌로 전이 되서 결국 종양이 생겨 수술했는데 그 과정에서 편마비가 생겨서 장애가 되었습니다. 얼굴이 돌아가고 발음이 어눌했었는데, 시간이 지날수록 발음이 더 나빠져서 걱정하던 중 한 달 전에 활성형 시아니딘, 활성형 필수지방산, 활성형 미네랄, 활성형 엔자임을 복용하기 시작했는데 발음이 얼마나 좋아졌는지 신기합니다. 그리고 돌아갔던 얼굴도 많이 돌아왔습니다. 현재 재활 병원에 있는데 요즘은 마비된 다리에도 자꾸 경직이 반복적으로 일어나는 걸 보니 자극이 다리에 까지 오고 있는 것 같아 계속 복용하고 있습니다. 좋은 결과가 있길 기대하고 있습니다.

서울 구로구
·
비공개
·
신달순
약사님

대상포진

세포교정영양소를 복용할 때 등과 옆구리에 대상포진이 생겼었습니다. 명현인가보다 생각하고 병원에 가지 않았습니다. 그런데 옛날에 앓았던 때보다 훨씬 가볍게 후유증도 없이 빨리 나았습니다.

혈압 · 관절 · 편두통

저는 혈압과 관절 때문에 세포교정영양소를 복용 중인데 편두통이 저절로 없어졌습니다. 세포교정영양요법 하기 전에는 2~3개월에 한 번씩은 편두통이 심하게 왔었습니다. 혈압도 많이 좋아져 거의 정상 수치가 나옵니다.

활성형 시아니딘 밤을 아침, 저녁으로 바르니 기

미도 옅어지고 칙칙했던 입술에 혈색이 돌아 거울을 자꾸만 들여다보게 됩니다. 감사합니다.

쥐젖·퇴행성관절염

남

처음에 활성형 시아니딘과 활성형 필수지방산을 12일 동안 복용하고 활성형 미네랄은 복용한지 5일 정도 되었는데 몸에 붙어있던 쥐젖이 하나 떨어졌습니다. 아침에 쓰라려서 보니까 쥐젖이 없어지고 붉은색의 작고 동그란 자국만 남아있었습니다. 반대편 겨드랑이쪽에도 쥐젖이 몇 개 있는데 이것들도 없어지길 기대하고 있습니다. 손가락 퇴행성 관절염 통증과 조조강직도 세포교정영양소를 복용하고 많이 나아졌습니다. 예전에는 약병 뚜껑도 못 열고 PTP도 못 깔 정도로 아팠었습니다. 심할 때는 젓가락질을 하는데도 통증을 느꼈습니다.

서울 노원구
·
밝은미소 약국
·
백수진 약사님

역류성 식도염

78세/여

올해 78세인 제 친정엄마께서 활성형 시아니딘과 활성형 필수지방산을 복용하십니다. 처음에는 무릎 뒤쪽이 너무 아프다고 하셔서 콜라겐을 추가로 드신 적도 있고 활성형 MSM 크림을 바르기도 했는데 무릎은 몇 달 지나고 나니 안 아프다고 하십니다. 현재

서울 서초구
·
사랑의약국
·
최미영 약사님

- 서울 서초구
- 사랑의약국
- **최미영** 약사님

는 특별하게 아프신 곳은 없지만 있으시지만 심근경색이 50대 후반부터 있으신 후 혈관질환이 오래되셔서 스텐트 4번 후에 바이패스 수술까지 하셔서 타제품을 몇 가지 드셨는데 세포교정영양요법 하시면서 타제품을 덜 드십니다. 무릎이나 손가락 관절이 주증상은 아니셨고 나이에 비해 많이 안 좋으신 건 아니었지만 이것도 추가로 좋아졌습니다. 식욕도 계속 좋으신데 팔뚝살과 뱃살은 많이 빠지시고 얼굴 붓기도 줄어서 전체적으로 날씬해지신 걸로 보입니다. 실제로는 식사량이 느셔서 몸무게가 느셨다고 하네요. 원래 식욕 좋은 소양인이시고 가래·역류성식도염으로 고생하셨는데 완전 좋아지셨습니다. 요즘 밥이 너무 맛있다고 하십니다. 며칠 전 손가락이 퉁퉁 붓고 너무 아파서 친정아버지가 온열치료기를 해주셨는데 손을 못 쓰시다가 그 다음날 일어나니 손가락 붓기가 다 빠져있고 원래 조금 불편하시던 굽은 거나 아픈 게 다 없어지고 젊을 때 손처럼 편해지셨다고 신기해하십니다.

수술회복

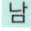
남

저희 아빠가 작년 9월 전립선암 수술 때 장폐색과 흡사한 증상이 나타나서 일주일 이상 금식하시고 정말 고통 받으셨습니다. 로봇 수술이 잘못되어 소변이 샌다고 하여 다시 개복하고 다시 금식하고 그때는 정말 걱정이 많았는데 다행히 거의 한달 만에 퇴원하셨습니다. 그 후로 청년 같던 분이 골골 맨날 앓는 소리하시고 평생 엄마 음식물쓰레기 버려주던 분이 짜증이 늘어나셔서 너무 속상했습니다. 작년 6월에 신장과 요도가 연결부위 염증으로 한쪽 신장이 망가져서 절제수술을 해야 한다고 하니 또 고생하실까 너무 걱정되었습니다. 수술 전부터 활성형 시아니딘을 복용하시게끔 하고 신장정제수술을 받았는데 회복이 너무 빠르셔서 정말 깜짝 놀랐습니다. 수술 후 일주일 만에 퇴원하시고 나서 버스 타고 백화점에 가서 회덮밥 드시는 사진을 보내셨는데 아빠가 고맙다면서 용돈도 주셨습니다.

디스크

여

예전에는 디스크가 좋아지게 하는 건 자세밖에 없다고 생각했는데요. 자세와 운동 정말 중요하지만 한계가 있더라고요. 디스크가 좋아지려면 혈류개선이 필수적인 것도 알게 됐고 석회화, 근육경화 된 것도 바꿔야 한다는 것도 알게 되었습니다. 활성형 시아니딘, 활성형 필수지방산, 활성형 콜라겐, 활성형

서울 성북구
·
아이사랑
약국
·
유○○
약사님

서울 성북구
・
아이사랑
약국
・
유○○
약사님

미네랄 먹으면서 확 좋아진 것이 느껴집니다. 지금 느낌으로는 70%로 정도 좋아진 것 같아요. 처음에는 명현으로 심각한 저림 증상과 통증이 있었고요. 지금은 아직 피곤하지만 목 컨디션은 많이 좋아진 상태입니다. 전 어깨수술을 해서 근육과 뼈를 많이 잘라낸 상태입니다. 한쪽 어깨 근육이 짧아져 있었기 때문에 한쪽 어깨 근육이 목을 잡아당겨서 구조적으로 문제가 있는 상태여서 목디스크가 심했습니다. 책을 5분 보기가 힘들었는데 지금은 잘 보고 있습니다. 주변에 목 디스크로 고생하시는 분들이 많은데 세포교정요법 적극적으로 추천합니다.

발 각질

며칠 전에 저희 약국에 식사 배달해 주시는 음식점 사장님께 활성형 시아니딘 밤을 드렸습니다. 발가락 사이사이에 껍질이 10년도 넘게 벗겨지시고 어떤 걸 바르고 피부과에 다녀도 아무 소용없다고 하셨는데 활성형 시아니딘 밤을 바르고 호전되었다고 극찬을 하셨습니다.

화상

저희 조카가 화상을 입었었는데, 활성형 시아니딘 밤을 바르고 활성형 시아니딘, 활성형 필수지방산을 복용하고 바르며 화상 흉터가 연하게 호전되고 있습니다. 화상 부위가 깊어서 전문의가 피부위축이 안 생길 수 없다고 했었는데 퇴원할 때쯤 피부위축이 조금씩 생기기 시작해서 연락이 왔습니다. 지금은 위축 생겼던 부분도 없어지고 예쁘게 재생 중이며 지금도 바르고 먹는 중입니다.

사춘기
14세/여

저희 딸이 중1이 되면서 갑자기 사춘기가 시작되려는지 예민하고 예전과 다른 딸이 되어버렸습니다. 성격이 털털한 딸이었는데 갑자기 조금만 뭐라 해도 "아~ 왜~!!"라 하고 짜증내고 그래서 저도 눈치를 보고 있었습니다. 예전에 저희 실장님 딸도 그랬다가 제가 준 영양제 먹고 아이 성격이 다시 부드러워졌다고 해서 호르몬 균형이 맞춰져서 그럴 수도 있겠다고 생각하고 넘어갔었는데 그게 생각나서 활성형 시아니딘을 먹였는데 다음날부터 아이가 다시 성격이 유해지고 털털한 아이로 돌아갔습니다. 저만 느끼는 변화가 아닌 다른 식구들도 다시 성격 좋은 아이로 바뀌었다고 합니다. 사춘기 때 예민한 아이를 두신 부모님들께 권해보셔도 좋을 듯합니다.

이석증

토할 것 같고 어지럼이 심해서 일어나지도 못하고 응급실에 실려 가셨던 분께 세포교정영양소를 평균보다 많은 용량으로 복용했더니 빠르게 좋아지셨습니다. 활성형 시아니딘, 활성형 필수지방산, 활성형 미네랄을 권해드렸는데 일주일도 안 되어 좋아지셔서 어지럽지 않아 정상적으로 생활 가능하다고 하셨습니다.

골다공증

10년 동안 골다공증 수치가 골다공증 처방약 드시고도 전혀 좋아지지 않으셨던 환자분이 다른 학회에서 좋다는 칼슘제들과 림프 순환제, 아미노산 등 기타 영양제들을 1년 반 정도 드시고도 전혀 수치가 좋아지지 않아서 애태웠던 분이 계셨습니다. 이번에 건강검진에서 많이 좋아지셨다고 칭찬받으셨다고 합니다. 저도 이번에 안 되면 이 분은 절대 안 되는 분인가 보다 하고 포기하려 했는데 활성형 시아니딘, 활성형 필수지방산, 활성형 MSM, 활성형 미네랄과 칼슘제 복용 후 개선되어 안심했습니다. 이 분은 세포교정영양소를 드시고 검사했는데 수치가 많이 좋아졌다고 하십니다.

아토피

아이가 발에 아토피가 있어서 항상 긁는데 아이 발도 많이 좋아졌다고 엄마가 말씀해주셨습니다. 활성형 시아니딘 밤 바르고 많이 좋아졌다고 본인 발도 이런데 발라도 되냐고 물어보셨습니다.

미용 목적 시아플렉스 밤 사용

서울 송파구
·
오메디약국
·
손혜리
약사님

제가 활성형 시아니딘 밤을 사용해봤는데 일반 영양크림 대신 스킨만 바른 후 얼굴 전체에 발라보니 보습 미백 모두 좋았습니다. 천연 화장품이라는 것이 무엇보다도 좋았고, 주름이나 기타 다른 것까지 천연 화장품이기 때문에 빠른 효과를 기대하지는 않습니다. 다만 약간 끈적거림이 있어서 밤에는 듬뿍, 아침에는 얇게 사용하였습니다.

현재까지도 활성형 시아니딘 밤을 얼굴에 바르는

데 보습효과는 말할 것 없이 좋고, 장시간 마스크 착용으로 인한 얼굴 피부 트러블이 현저하게 줄었습니다. 접촉성 피부염 연고를 사용하지 않아도 될 만큼 효과적입니다.

과민성 대장증후군

55세 남자분으로 비염, 축농증, 안구 건조, 가래가 누렇고 코골이가 심해서 불안 초조한 느낌이 있고 뒷목 통증과 식사 후 바로 대변을 보고 1일 3회 무른 변을 보고, 차가운 음식에 예민한 과민성 대장증후군이 있었습니다. 비위의 습열과 양허 기허가 있는 분으로 한방요법과 함께 활성형 포스트신바이오틱스를 같이 드렸습니다.

몇 달 후 변을 보는 횟수가 1일 1~2회로 줄고 변 모양도 좋아지면서 통증도 줄고 비염은 자연스럽게 개선되어 다시 방문하셨고 계속해서 드시면서 축농증까지 좋아져서 너무 좋아하시고 다음 세포교정영양요법으로 활성형 포스트신바이오틱스와 활성형 시아니딘으로 유지요법을 계획하고 있습니다.

서울 중구
•
사랑약국
•
김도연
약사님

역류성 식도염

작년 12월 역류성 식도염이 있는 젊은 여자분에게 활성형 시아니딘을 드렸더니 하루 만에 좋아졌다고 다시 방문하셔서는 최근 어머니가 위가 안 좋아서 사드리고 싶다고 오셨습니다. 좋은 영양소 감사드립니다.

울산 남구
•
두산약국
•
장윤화
약사님

사마귀

25세/여

25세 여자입니다. 손가락에 사마귀가 생긴지 5년이나 지났는데 한 달 정도 활성형 시아니딘, 활성형 필수지방산, 활성형 미네랄을 복용했는데 검지에 있던 사마귀가 사라졌습니다. 복용하는 동안 생리 증후군으로 매번 나타났던 얼굴 뾰루지와 생리통도 전혀 없었습니다.

울산 남구
•
무거현대약국
•
고연희
약사님

혈압

53세/여

소소한 치험례 올립니다. 53세 여성(155cm 60kg) 분께서 혈압이 경계 수치고 남편이 세포교정영양요법 하고 좋다고 권해서 시작하게 되었습니다.

오늘 활성형 시아니딘, 활성형 필수지방산을 기본 용량으로 드시고 오셨더니 중단되었던 생리가 다시 나오고 만나는 사람마다 얼굴이 좋아졌다고 합니다. 제가 보기엔 검붉던 얼굴 톤이 희고 맑아졌습니다. 오늘 활성형 비타민/미네랄과 활성형 필수지방산으로 영양소를 변경했습니다. 남편도 같이 복용하고 있습니다. 이게 맞게 적용한 것인지는 모르겠는데 만 7세 남아 습관성 기침에 음성 틱, 혹은 역류성 식도염 유사증상으로 보였고 공복에 위통 호소, 구취도 조금 있는 것으로 봐서 일단 활성형 포스트신바이오틱스만 드렸는데 몇 개월 하던 그 기침이 뚝 끊겼다 합니다.

요로결석

울산 동구
·
새모범약국
·
유승완
약사님

요로결석이었는데 병원 검사로도 안 나오던 결석이어서 병원에서 방광염이라고 항생제 진통제만 처방이 나와 그걸 먹고도 통증이 사라지지 않아서 결국 응급실에 실려갔으나 응급실에서도 검사결과 결석이 나오지 않았던 상황이었습니다. 그 환자분이 이전에 요로결석 경험이 있으셔서 그때랑 증상이 똑같아서 병원을 못 믿어 하셨고 그때 구 버전 활성형 시아니딘만 드시게 했는데 몇 번 안 드시고 진통제로 안 잡히던 통증도 사라지고 며칠 후에 결석이 빠져나왔습니다.

갑상선 결절

35세/여

4살짜리 아이를 둔 35세 엄마로 갑상선 결절이 있고 저하증까지는 진단 받지 않았어도 육아로 인한 수면부족 등으로 너무 피곤해 하고, 가슴 두근거림도 자주 생기는 분께 여러 가지 영양소를 챙겨 드렸다가 맛 때문에 도저히 못 드셔서 활성형 시아니딘, 활성형 필수지방산을 드렸더니 피로감, 가슴 두근거림, 야식 생각도 덜 나고 몸도 많이 좋아졌다고 말씀하시는데 최근에 부부관계를 한 번 밖에 안 가졌는데 바로 둘째를 임신하셨다고 하셨습니다. 아무래도 세포교정영양소 덕분인 것 같습니다.

퇴행성관절염

볼링을 오랫동안 해서 손가락에 퇴행성관절염이 생겨 온갖 치료를 해봤지만 효과가 없었습니다. 활성형 콜라겐을 복용했는데 거의 다 나아 다른 세포교정영양소도 복용 중입니다.

유방암

50세/여

2016년 2월 유방암 2기로 항암치료 4차까지 했습니다. 2019년 1월에 종양표지자검사(CA15-3)를 하

울산 동구
•
제일약국
•
강성현 약사님

니 수치가 높게 나와 이상하다 했는데 간으로 암이 전이가 됐습니다. 병원에서는 지방간으로 오인했습니다. 세브란스 병원에서 간암세포 5.6cm를 확인하고 2월말에 항암치료를 다시 시작했습니다. 너무 고통스러웠습니다. 약사님께 활성형 시아니딘, 활성형 필수지방산, 활성형 뉴클레오티드, 활성형 미네랄, 활성형 엔자임, 활성형 비타민을 추천 받아 복용했습니다. 복용하고 다음날에 변으로 그대로 나왔고 아침에 일어나기 힘들었습니다. 3일부터는 피곤함이 사라지고 힘이 좀 나는 것 같은 느낌이 들었습니다. 10일 뒤에 절대 호중구수치가 663에서 더 이상 올라가지 않아 병원에서 걱정을 많이 했습니다. 한 달 뒤에 절대호중구 수치는 정상이었지만 계속 같은 표적 치료제를 투여했습니다. 4개월 후에 CT검사를 했는데 암 크기가 3.98cm로 줄어든 것을 확인했습니다. 9월부터 활성형 칼슘과 마그네슘을 추가하고 아로니아 농축액도 같이 복용했습니다. 컨디션이 너무 좋아졌고 주변 친구들보다 얼굴이 더 좋아져서 주변에서 아픈 사람이라고 도저히 생각하지 못하더군요. 다른 수치들도 거의 다 정상입니다.

파킨슨
58세/여

파킨슨 환자로 2달 전에 넘어져 코에 상처가 심했습니다. 병원으로 가지 않고 약국으로 찾아가 상담받고 병원치료와 세포교정을 병행하기로 했습니다. 활성형 시아니딘과 활성형 필수지방산을 복용하고 한 달 후에 병원에 갔는데 이전에는 매달 와야 한다고 했는데 3달에 한 번씩 와도 된다고 해서 놀랐습니다. 남편도 너무 놀라워합니다. 말할 때 어눌한 것도 사라지고 이제 말도 잘합니다. 발도 잘 디딜 수 있습니다.

전신통증
60세/여

허리와 무릎관절 통증, 다리 저림, 다리 땡김, 잇몸과 머리, 목 등 거의 전신에 통증이 있었습니다. 여러 병원과 한의원 등을 가도 차도가 없었고 병원에서는 수술을 요구했습니다. 약국에서 활성형 시아니딘, 활성형 필수지방산, 활성형 미네랄, 활성형 콜라겐, 활성형 MSM을 추천 받아 복용한지 일주일 뒤에 무릎관절 통증과 다리 저림이 좋아지기 시작했습니다. 증상이 많이 좋아져서 수술하지 않아도 될 정도입니다. 현재 거의 모든 증상이 사라져 매우 기쁩니다.

만성소화불량 · 어지러움 · 근육통 · 치매초기

81세/여

40세부터 온갖 병으로 고생이 심해 몸무게가 34kg이었고 식사도 하기 힘든 상태였습니다.

하혈을 정말 많이 했고 40년 동안 화병으로 정신과 약을 계속 복용했습니다. 65세에는 자궁에 혹을 적출하고, 허리디스크가 발병했으며 73세에 교통사고로 머리출혈이 발생했고 77세에는 무혈성 괴사 수술을 했습니다. 평소 만성 소화불량, 어지러움, 근육통, 허리통증, 골다공증, 치매 초기증상을 앓고 있었습니다. 활성형 시아니딘, 활성형 필수지방산, 활성형 뉴클레오티드, 활성형 미네랄, 활성형 콜라겐, 활성형 엔자임을 추천 받아 복용하고 일주일 동안은 업다운이 심했습니다. 약의 효과가 없다고 생각이 들어 먹지 않으려 했지만 약사님께서 설득하셔서 계속 복용했습니다. 2주 후부터 효과가 눈에 띄게 나타났습니다. 치매증상이 거의 없어지고 허리통증이 없어졌으며 식욕이 좋아졌습니다.

안압 · 녹내장 · 황반변성

급성당뇨병성황반변성과 녹내장, 망막부종, 유리

인천 남동구
·
살맛나는
온누리약국
·
조기원
약사님

체 적출 등으로 어렵게 세포교정영양요법을 시작하셨습니다. 세포교정 시작한지 10일만에 안압이 정상수치로 내려가고 혈압이 안정화되고 그 이후 한 달 동안 계속 혈압이 100~70입니다. 이전에는 140~90 정도로 2년 이상 여러 차례 시도했지만 수치가 잡히지 않은 상태였습니다. 활성형 시아니딘과 활성형 필수지방산, 활성형 미네랄, 활성형 콜라겐, 활성형 커큐민, 아로니아 고농축액을 매일 복용하고 있습니다. 안압과 혈압이 정말 드라마틱하게 잡혀 부종도 개선되길 바라면서 계속 복용 중에 있습니다.

신부전증

신부전증을 앓는 저희 딸은 지금까지 조금만 피곤하면 편도선이 호두알처럼 부으면서 눈에 보일 정도의 편도결석이 생겨왔습니다. 자기 스스로가 입 냄새가 난다고 했습니다. 활성형 시아니딘과 활성형 필수지방산, 활성형 미네랄, 활성형 뉴클레오티드, 아로니아 고농축액을 먹은 후로는 그 얘기가 쏘옥 들어갔네요. 요즘은 수험생이기도 해서 활성형 프로바이오틱스와 활성형 옥타코사놀도 함께 먹인지 곧 2개월 되어 갑니다.

인천 남동구

연공약국

박준호 약사님

아이 해열

아이가 갑자기 열이 올라 약국에서 활성형 시아니딘을 처방 받아 오후 3시 넘어 한번 먹였는데 밤 12시쯤 쟀을 때는 37도, 새벽에 4시 넘어 쟀을 때는 37.9도 정도 되더라구요. 어제 7시 반에 저녁도 안 먹고 잠들어서 새벽에 깨더니 배고프다며 해독주스를 달라더라구요. 간단히 밥 먹이고 정탕이랑 활성형 시아니딘을 먹였습니다. 조금 후에 땀을 줄줄 흘리면서 열이 내리네요. 평소에도 아이가 체온이 높은 편이라 지금도 37.4도 정도 되네요. 또 오를 수도 있긴 한데 이 정도면 많이 오르지는 않을 것 같습니다. 열나면 항상 두 번째 날 밤에 피크였는데 어젯밤엔 수월히 넘어가더라구요. 누런 코도 여전하지만 많이 줄었어요. 보통 3박4일 정도 지나야 열이 내리던 아이였습니다. 시럽항생제와 가루항생제가 같이 들어갔던 거 같은데, 콧물 심해서 증상 억제제는 먹여도 된다 했는데 나중에 보니 가루에 항생제가 들어 있었나 봅니다. 항생제 되도록이면 안 먹이려고 하는 편이라 나머진 안 먹이지 않았습니다. 평상시 열감기에 걸리면 증상이 심하게 진행되는 편이어서 걱정 엄청 많이 했는데 이번엔 그냥 떨어져서 너무 좋습니다. 하루 먹고 열이 다 내려가고 콧물도 줄었답니다.

전남 목포
·
메디팜
정원약국
·
김정원
약사님

심인성 팔 떨림

첫 환자분이 잊어지지 않습니다. 부부가 드시기 시작하셨는데 자식을 보내고 힘드셔서 두 분이 술을 한 달간 드셨는데 종합병원에서 힘들다고 요양병원으로 퇴원을 하라고 하신 부부였습니다. 남편분은 눈에 황달기도 있었는데 세포교정영양요법 시작 후 얼굴 피부가 다 벗겨지셨습니다.

아내 분은 더 깜짝 놀랐습니다. 목포 종합병원에서 파킨슨 약을 2년간 복용하셔도 팔을 많이 떠셨는데 서울 종합병원 검사에서 심인성으로 팔을 떤다고 판명 받으셨습니다. 세포교정영양소 드시고 시누이분이 올케가 팔을 안 떨게 됐다며 연락이 왔습니다.

만성위염

59세/김미○ · 60년생/차이○

활성형 시아니딘을 복용하신 두 분은 만성위염으로 오랫동안 PPI 제를 장복하신 분들입니다. 활성형 시아니딘의 만성 염증 개선, 혈류 개선이 H2제제, 제산제, PPI제제의 부작용 개선에 탁월한 것 같습니다. 활성형 시아니딘을 식전에 침으로 녹여서 드시라고 설명드렸습니다.

전남 목포
·
메디팜
정원약국
·
김정원
약사님

얼굴 대상포진

얼굴에 대상포진이 생긴 목사님께서 활성형 시아니딘을 드시고 효과를 보셨다며 방글라데시로 선교 활동 가기 전 감사하다는 인사를 하시려 재방문하셨습니다.

질염

OCNT 4개월/47년생/손○○

저는 산부인과 옆에서 10년간 처방전 받아봐서 늘 같은 환자분들이 일정 시기가 지나면 또 항생제 항진균제 항바이러스제 처방을 받는 모습을 자주 보았습니다.

2019년에 74년생 손○○ 환자분이 질염의 재발로 세포교정영양소를 복용했는데, 이후에 친구분을 소개하셨습니다. 친구분은 손○○ 씨가 너무 젊어져서 세포교정영양소를 먹고 싶다고 오셨습니다. 손○○ 씨는 질염의 재발이 없어진 것보다도 지인분들이 모임에서 더 젊어졌다고 극찬했던 게 기억이 남는다고 합니다. 손○○ 씨의 소개로 오신 방○○ 씨도 불편한 점은 없는데 더 젊어지려고 세포교정영양소를 복용하고 계십니다.

당뇨 · 위염
60년생/남/홍일ㅇ

활성형 필수지방산과 활성형 비타민/미네랄, 활성형 MSM을 당뇨약 처방 받으면서부터 드시고 계신 환자분께 옆 병원에서 위장약을 처방 받으셔서 부작용 설명 드리고, 활성형 시아니딘을 침으로 녹여 드시는 방법으로 권해드렸습니다. 환자분께서 활성형 시아니딘을 복용했더니 위염이 좋아졌다고, 사모님께서 극찬을 하십니다.

비염
17세/남

고1 아들이 비염으로 잠을 잘 때 힘들어해서 코 속에 바른다고 아버지가 보습크림을 찾으셨습니다. 활성형 시아니딘 밤은 천연성분으로 코 속에 바르는 마스크라고 설명 드리며 코 안이 촉촉해서 학생이 잠도 푹 잔다고 합니다.

입술 문신 연고용
50대/여

입술 문신 하신 50대 여자 두 분께서 입술에 바르는 연고를 찾으셨습니다. 활성형 시아니딘 밤을 드리며 입술에 바르시고 입안에 들어가도 상관이 없는 천연제품이라고 설명 드리고 남으면 얼굴과 목에 발

전남 목포
·
메디팜
정원약국
·
김정원
약사님

라도 된다고 설명 드렸습니다.

변비
여

미국 하와이에 있는 지인 언니분께 활성형 포스트신바이오틱스를 국제택배로 보냈습니다. 드시고 계신 언니가 가스가 안 차고 쾌변을 보는 게 좋다고 극찬합니다.

예전에 드신 유산균 제제보다 쾌변하는 것 같다며 대만족 하십니다. 언니도 일반 유산균제 드셔도 가스 때문에 고생하셨는데 활성형 포스트신바이오틱스는 가스가 안 차니 너무 좋다고 합니다.

허리 통증 및 물리치료 환자

저는 활성형 MSM 크림은 샘플로 드리고 있습니다. 옆 병원에 허리 통증에 물리치료 받으신 70세 여자분께서 파스 붙이고 가려워서 피부염으로 고생하셨는데 제가 활성형 MSM 크림 발라드렸는데 다음 날 바로 찾으셨습니다.

꼭 활성형 MSM 크림은 샘플로 사용해 보시길 추천드립니다. 파스의 접착제 성분으로 피부염으로 파스를 못 붙이신 분들이 활성형 MSM 크림을 한 번 발라보면 시원해서 찾으시게 됩니다.

당뇨
72세/남

당뇨약을 매달 드시는 분께서 활성형 비타민/미네랄, 활성형 필수지방산, 활성형 MSM은 매달 드십니다. 당 조절이 잘되십니다.

역류성 식도염
50대 초반/남

50대 초반 흡연, 음주 많은 남자분께서 역류성 식도염, 혈압, 고지혈약 복용 중이신 분이었는데 백선(족부 고부 체부)과 구취와 체취 해결을 상담하러 오셨습니다.

세포교정영양소를 설명 해드리고 기저질환을 근본적으로 해결하는 처방으로 활성형 시아니딘과 활성형 필수지방산, 활성형 클로로필, 활성형 미네랄을 금주, 금연과 함께 권해드렸고, 실제 가져가신 영양소는 활성형 클로로필과 활성형 시아니딘을 드시고 계시는데 구취 체취는 본인과 가족들 느끼기에 90% 줄어든 것 같다고 합니다. 조만간 처음 제안 드린 대로 세포교정영양소로 진행하기로 했습니다. 현재 술은 거의 안 드시고 계시고 흡연은 1/2로 줄이셨습니다.

전남목포
·
비공개
·
임종화
약사님

접촉성피부염
56세/여

허리협착수술, 목디스크, 비만, 고혈압, 어깨석회화, 간기능 저하로 얼마 전 세포교정을 시작하고 아이스크림 먹고 입술 안쪽이 부르텄다고 했던 50세 여성분이 오늘 약국에 오셨는데 다행히도 그런 증상이 없어지고 몇 년 전부터 목둘레에 생겼던 쥐젖이 거의 사라지고, 얼굴이 깨끗해졌다고 합니다. 활성형 시아니딘, 활성형 필수지방산, 활성형 미네랄, 활성형 MSM, 아로니아 농축액을 복용하셨습니다. 올 봄에 접촉성 피부염으로 손등에 생겼던 상처도 없어지셨다고 합니다.

파킨슨

지난 5월에 파킨슨을 앓고 계신 환자분께 활성형 시아니딘과 활성형 필수지방산을 드렸습니다. 몇 주 정도 지나고 나서는 너무 좋아지셔서 약국으로 걸어 들어오시고 매일 자전거도 타신다고 하셔서 저도 환자분도 많이 놀라고 기뻤습니다.

전남 순천
・
조례큰약국
・
윤서영 약사님

체력저하
여

저는 8체질 태양인으로 채식이 맞고 화를 내면 간에 무리가 오고 업무과다와 스트레스로 힘들면 불면증과 위장기능이 떨어지는 증상이 반복적으로 나타났습니다. 30년 동안 약국에서 근무하면서 운동 부족 등의 이유로 조금씩 찐 살이 부종처럼 보이고 최근 갱년기 증상까지 와서 힘든 상황이었습니다. 활성형 시아니딘, 활성형 필수지방산, 활성형 미네랄을 복용하고 한 달 반 만에 정말 드라마틱하게 개선된 것이 느껴집니다. 40대의 원래 체질로 회복된 것 같은 변화를 느꼈고 피부가 젊어지고 얼굴도 동안처럼 화사해지고 있어 앞으로 어떻게 개선될지 너무 기대가 됩니다. 그 동안 해독, 체질개선, 면역요법 등에 관심이 많았지만 약사회무와 약국업무로 일이 많아 건강관리에 어려움이 있었는데 업무과다로 인하여 잠을 몇 시간 자고도 세포교정영양소 덕분에 피로가 덜하고 몸이 가볍습니다.

전남 순천
・
비공개
・
차명진 약사님

무릎통증
50대/남

50대 남성으로 무릎 위에 물이 계속 차고 통증이 심하며 무릎을 접을 수 없었습니다. 물을 계속 빼고 진통제를 복용했지만 차도가 없었습니다. 찜질방 가서 불을 쐬면 냄새 나는 물이 줄줄 흐르는 듯한 느낌이 들었습니다. 활성형 시아니딘, 활성형 필수지방산, 활성형 미네랄, 활성형 MSM, 활성형 콜라겐, 아로니아농축액을 복용하고 1개월 후 눈에 보일 정도로 붓기도 빠지고 통증이 줄어들어 현재 통증 완전히 사라졌습니다. 신기하게도 찜질방에서도 더 이상 무릎에서 물이 안 나오는 것 같은 느낌이 들었습니다. 더 이상 무릎에 물이 차지 않고 아직은 무릎 접을 때 힘들지만 많이 나아져서 완전 만족하고 있습니다.

화농성 여드름

제주
·
정우약국
·
뇌경란
약사님

화농성 여드름인 경우에는 한두 달 정도 일시적으로 심해졌다가 좋아지고 있습니다. 자잘 자잘하게 사춘기에 올라오는 여드름인 경우에는 활성형 시아니딘 밤을 몇 번만 발라도 금세 명현 없이 좋아집니다. 저희 딸이 지금 한창 여드름이 시작되고 있는데 안 바르면 다시 올라오길 반복하긴 하지만 꾸준히 이틀만 발라도 확 가라앉을 만큼 뛰어납니다. 전 여드름이 생기면 크게 올라오는 편이라 잘 안 가라앉지만 짜고 나서 금세 자국이 사라집니다. 이만큼 재생이 뛰어난 제품은 없는 것 같습니다. 큰 여드름이라 짜고 나도 착색이 6개월은 가는 편인데 활성형 시아니딘 밤을 바르면 한 달도 걸리지 않고 2~3주 안에 없어지는 것 같습니다. 흉터 연고보다 훨씬 빠르게 재생됩니다.

콜라겐 요청환자 및 잇몸질환

콜라겐을 찾으시는 분에게 활성형 콜라겐을 권유하면서 활성형 시아플렉스와 활성형 필수지방산을 같이 복용하면 시너지효과가 나 지금 불편한 잇몸질환에도 좋다고 설명 드렸습니다. 며칠 후에 재방문하셨을 때 예전 그 얼굴이 아니었습니다. "왜 이렇게 이뻐지셨어요." 하고 물었더니, 이 분 입이 귀에 걸리셨습니다. 저희 약국 직원도 놀란 활성형 콜라겐의 효능!

콜라겐 타 제품 비교 사례

남편이 활성형 콜라겐을 먹고 있을 때는 보는 사람마다 얼굴이 좋아졌다고 극찬을 하였는데 실험 삼아 다른 콜라겐 한 통을 먹었을 때는 보는 이마다 저번보다 얼굴이 왜 이리 안 좋냐는 말에 다시 활성형 콜라겐으로 복용하고 있습니다. 남자도 얼굴에 민감한 것 같습니다.

지성 피부

활성형 시아니딘 밤도 유분 조절 능력 있는 것 같습니다. 저는 얼굴만 기름지고 목 이하로는 심하게 건조한데 활성형 시아니딘 밤을 바르니 얼굴에 유분이 조절되어서 기름종이도 필요 없고 화장수정도 필요 없습니다. 지성 피부인 분들 중 활성형 시아니딘 밤 사용하신 분들도 다 똑같은 말 하십니다.

건성 피부에 의한 습진

다리 부위가 엄청 건조해서 생긴 습진에 활성형 시아니딘 밤을 아침, 저녁으로 며칠 바르니 습진이 사라지고 다리에만 광이 납니다.

파킨슨

파킨슨 환자인데 세포교정영양요법으로 2시 방향의 얼굴이 12시 방향으로 돌아왔고 얼굴 떨림 현상도 거의 사라졌습니다. 말도 거의 또렷하게 할 수 있고 옆에서 부축해야 걸을 수 있었는데 이제 혼자 걷기도 가능해서 어제는 고사리 꺾으러 갔다 왔습니다. 늘 감사드립니다.

제주
•
제주예스
약국
•
이상수
약사님

제주
•
희망약국
•
강선희
약사님

입술 틈

며칠 전에 남편 입술이 심하게 터서 찢어진 상태에 활성형 시아니딘 밤을 자기 전에 바르고 다음날 아침에 확인해보니 찢어졌던 상처가 아물었습니다. 남편이 신기하다며 당일 밤에 한 번 더 바르고 잤더니 거칠었던 부분까지도 거의 다 좋아졌습니다.

충북 청주
•
윤약국
•
표윤기
약사님

안면백반증
50대 중반/여

50대 중반의 안면 백반증을 앓고 있는 여자입니다. 평소 스트레스도 많고 일도 많은 편이었습니다. 세포교정을 시작한지 얼마 안 되어 백반증이 좋아지기 시작했고 몇 달 동안 활성형 시아니딘, 활성형 필수지방산, 활성형 미네랄, 아로니아 농축액을 복용했습니다.

•
비공개

손가락 떨림 · 하지정맥류
71세/남

3년 전부터 오른손 소지, 약지 두 손가락에 심한 떨림 현상이 있었습니다.

빈번한 약사회 행사에서 제일 앞에 서서 약사 윤리강령을 낭독할 때는 거의 주먹을 쥐는 듯한 고통을 감내해야 했습니다. 50년 전부터 앓고 있던 왼쪽 입가의 안면마비 증상도 평생의 걱정거리였습니다. 20년간 홀로 밤 11시까지 약국에서 일을 하다 보니 하지정맥이 심했습니다. 하루 3갑 정도 피우던 담배도 끊고 하루 1시간씩 꾸준히 운동도 했지만 큰 변화를 느낄 수 없었습니다. 평소 가깝게 지내던 동료로부터 세포교정영양소를 소개받아 활성형 시아니딘과 활성형 필수지방산을 두유와 함께 매일 5개월간 복용하였습니다. 5개월 후 줄곧 느끼던 오른손 두 손가락의 떨림은 거의 치유되어 더 이상 불편함을 느끼지 않게 되었습니다. 며칠 전 뾰족한 이쑤시개로 마비증상이 있던 입가를 자극을 줘보니 감각이 느껴졌습니다. 정맥류도 많이 개선되었습니다. 오랜 시간 동안 앓고 있던 증상들이 개선됨을 직접적으로 느끼고 난 이후로 활성형 시아니딘, 활성형 필수지방산을 4개월 정도 지속적으로 계속 복용했더니 거의 완치되었습니다. 그 동안 수술을 하지 않았던 이유는 평소 알고 지내던 3명의 약사님들의 부군께서 하지정맥류 수술을 받고 풍을 맞았거나 뇌졸중으로 고생한다는 이야기를 듣고 수술 부작용에 대해 걱정이 컸기 때문입니다. 그렇게 망설이던 중에 세포교정영양소를 운명처럼 만나게 되었습니다. 주량도 이전에는 소주 2잔만 마셔도 얼굴이 붉어지고 하품이 심해져서 잠을 자야 했는데 세포교정영양 이후에는 소주

2병 반으로 주량이 증가했습니다. 평소 수면시간이 8시간정도였던 것이 6시간으로 줄어도 피로감 없이 거뜬하게 하루 일정을 소화할 수 있게 되었습니다.

급성림프성백혈병
66세/여

2018년 5월 말 갑자기 몸에 멍이 들고 잇몸에서 출혈이 심해 강남성모병원 응급실로 직행했는데 거기서 급성림프성 백혈병을 진단을 받았습니다. 6월부터 1,2,3차 항암을 받았고 12월에는 골수이식을 하려고 했지만 3번의 항암치료로 인해 그 동안 몸이 너무 약해지고 혈소판 수치가 거의 제로 상태로 오르지 않아 결국 골수이식을 할 수 없었습니다. 2019년 봄에 우연한 계기로 세포교정영양요법을 시작했는데 처음에는 집에서도 벽을 붙잡고 걸어야 안심이 될 정도로 혼자 걷기 힘들었습니다. 기운이 없어 밥을 많이 먹으니 그로 인해 체중이 많이 늘어난 상태였습니다. 호흡이 힘들어 숨소리가 주변 사람들에게 다 들릴 정도였고 면역력이 많이 떨어져 대상포진이 생겼는데 한 달 이상 낫지 않아 밤새 가려움으로 고생을 했으며 얼굴이 많이 부어있는 상태였습니다. 일상생활이 불가할 정도로 어려움이 많았는데 세포교정영양요법을 시작하고 숨소리가 좋아졌고 몇 주 후부터는 밤에 가렵던 대상포진 증상이 많이 나아져 냉찜질을 하지 않게 되었습니다. 이후에는 교회를 갈 수 있었는데 사람들이 웬일로 화장을 다 했냐고 물어보는 등 화장하지 않은 맨 얼굴의 혈색이 그만큼 좋아졌습니다. 체중도 자연스럽게 5kg 정도 빠졌습니다. 5~6주 사이 그렇게 오르지 않던 혈소판 수치가 세포교정을 시작하고 한 달의 시간이 지나면서부터 오르기 시작해 거의 정상에 가까울 정도로 좋아졌습니다. 또 좋아진 건 예전에는 무릎이 아팠는데 지금은 통증이 느껴지지 않습니다.

당뇨
남

당뇨 때문에 활성형 시아니딘, 활성형 필수지방산, 활성형 미네랄, 활성형 프로바이오틱스를 복용하기 시작했습니다. 초반에는 며칠 동안 혈당이 확 올라갔습니다. 그 후에 조금씩 좋아지더니 어젯밤에는 구역 예배에 가서 스파게티 조금 먹고 부침개와 복숭아를 먹었는데 1시간 후에 혈당을 측정해도 130, 2시간 후 189가 나와 깜짝 놀랐습니다. 이전에는 수치가 300 가까이 나왔거든요. 요즘에 아침 공복 혈당은 120대로 나옵니다. 당뇨가 좋아지고 있는 것 같아 기쁩니다.

비공개

건선

여

저는 제가 직접 먹어본 후 정회원으로 가입하고 가족들 먹이면서 약국에서 몇 분들께 세포교정영양소를 드려보고 있습니다. 피부과 연고종류들을 15년 넘게 계속 쓰시던 45세 건선 여성분께 간절한 마음으로 활성형 시아니딘을 꼭 챙겨 드시라고 드렸는데 본인이 세포교정영양소를 검색해서 이미 여러 번 들어봤다고 하시면서 활성형 필수지방산까지 함께 복용하시고 싶다고 하셨습니다. 최근에 약국에 다시 오셔서 처음으로 팔을 살짝 보여주셨는데 이전보다 많이 좋아지신 게 눈에 보여 저 또한 기뻤습니다. 젊은 분이 치료의 기회를 잡아서 제가 더 고마웠고, 신뢰하고 만성질환자에게 줄 수 있는 영양소가 있어서 감사합니다.

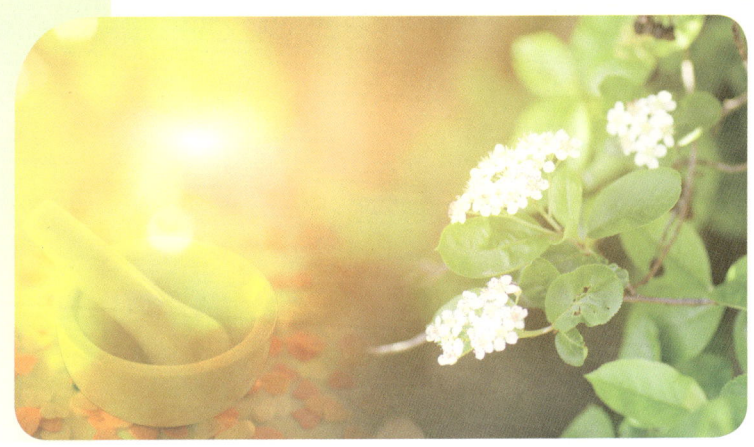

[식이요법]

1. 잡곡밥, 나물, 야채, 해조류, 생선, 발효장(청국장, 간장, 된장) 등으로 식단을 구성한다.

2. 야채로는 콩, 당근, 호박, 마늘, 양파, 산나물을 해조류로는 미역, 다시마, 김 등을 주로 섭취하며 조미료로는 천일염과 유기농원당만을 사용한다.

3. 모든 단당, 가공 및 농축된 당제품(올리고당, 설탕, 과당)을 완전하게 배제해야 하고 복합탄수화물(곡류, 야채, 과일, 나물, 해조류)과 식이섬유를 주로 섭취한다.

4. 우유, 유제품, 계란, 음료, 식용유, 커피, 과자, 아이스크림, 튀김, 구운 고기, 견과류, 땅콩은 배제한다.

5. 수돗물과 정수기물 대신 생수를 마신다. 음료나 물대신 하트베리블랙을 생수에 타서 섭취한다.

6. 샴푸, 린스, 향수, 화장품, 방향제, 탈취제 등의 화학성분은 사용하지 않는다.

7. GMO(밀가루, 옥수수, 콩)은 완전하게 배제한다. 미국산(수입산) 밀가루, 옥수수, 콩은 대부분 GMO(유전자조작농산물)이므로 라벨을 잘 확인한다.

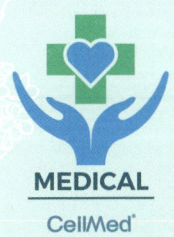

세포교정영양소
세포교정원칙

1 **모든 증상은 병의 결과일 뿐이다. (病果)**
→ 증상만 보면 안된다. 증상은 원인이 개선되면 저절로 사라집니다. 증상을 병으로 생각하는 현대의학과 양약은 증상을 억제하지만 원인을 감추고 혈류를 저하시켜 만성화의 원인이 됩니다.

2 **병의 근본적인 원인은 활성산소, 독소, 음식항원, 후성유전자로 요약된다. (病因)**
→ 세포를 직접 파괴시키는 활성산소는 스트레스와 독소에서 유발되며 독소는 산화변성 가공된 음식과 중금속, 약물, 농약 등이며 음식항원은 소화되지 않은 음식찌꺼기로 자가면역증의 주원인이며 질병 후성유전자는 스트레스와 독소 그리고 음식에 의해서 발생합니다.

3 **염증세포와 종양세포는 대부분 저산소 상태에 빠져 있다.**
→ 스트레스와 독소로 혈관이 수축되고 혈전이 생성되면 혈류가 저해되고 세포막이 손상되어 산소투과율이 저하됩니다. 이 때 저산소증이 발생하여 세포가 죽거나 암세포로 변하게 됩니다.

4 **자가면역질환을 비롯한 대부분의 염증질환은 저산증과 매우 밀접한 관련이 있다.**
→ 위산농도가 낮으면 음식분해능력이 저하되고 장내 병원성 세균의 농도가 높아지면서 장누수가 발생합니다. 손상된 장벽으로 음식항원이 들어오

면 면역세포가 과다하게 동원되면서 자가면역증을 유발하게 됩니다.

5 **만성질환의 경우 대부분 저산증과 저산소증을 가지고 있다.**
→ 만성질환의 경우 약해진 혈류로 인하여 산소가 부족해지고 전신에 걸친 세포의 기능이 떨어지면서 위산분비세포의 산분비능력이 저하되면서 저산소증과 저산증이 나타나게 됩니다.

6 **어떤 만성병이든 증상개선보다 활성산소와 독소를 제거하고 후성유전자를 교정하는 것이 기본이자 최선이며 first choice다.**
→ 증상개선이 필요할 때는 임시방편으로 처방되어야지 절대 장기간 복용해서는 안됩니다. 증상개선제를 장기간 복용할 경우 질병유전자가 많아집니다. OCNT의 기본은 세포막과 유전자를 바꾸는 것입니다. 시아와 유파는 OCNT의 성분입니다. 시아는 해독과 항산화, 유전자를 움직이게 하는 초유전자로 작용하며 유파는 세포막을 바꾸는 원료가 됩니다.

7 **셀메드 제품은 의약품이 아닌 활성형 뉴트라슈티컬이다.**
→ 셀메드는 증상개선제가 아닌 질병의 원인인 세포막과 유전자를 바꾸는 활성형 뉴트라슈티칼로 일반 뉴트라슈티컬의 4~12배의 활성을 자랑합니다. 일반 뉴트라슈티컬은 활성이 약해서 유전자와 세포막을 교정하지 못합니다.

⑧ 셀메드 제품은 생체이용률이 일반 뉴트라슈티컬의 4~12배 이상되는 활성형 뉴트라슈티칼이다.

→ 셀메드만의 독보적인 기술인 나노플렉스 기술은 양전하와 음전하를 이용한 이온결합기술과 파이파이결합기술을 융합한 식물영양소 활성화 기술로 망가진 유전자의 교정을 가능하게 한 획기적인 신기술입니다.

⑨ 세포교정영양소 주요 영양소

활성형 시아니딘 → 저산소증개선, 아답토젠, 초유전자, 면역조절자
활성형 오메가 → 저산소증개선, 세포막복구
활성형 뉴클레오티드 → 저산소증개선, 유전자복구
활성형 포스트신바이오틱스 → 장내유익균증식, 독소배출
활성형 미량미네랄 → 보조효소, 보조호르몬
활성형 유기산 → 저산증개선, 천연비타민공급

위 셀메드 제품군은 저산소증과 저산증을 해결하여 세포막과 유전자를 교정하는 OCNT의 핵심제품입니다.

⑩ 후성유전자는 정신, 환경, 식이에 의해서 항상 변화하며 다음 세대로 유전된다.

→ 후성유전자는 부모로부터 유전되며 수정단계부터 죽을 때까지 음식과 환경의 영향을 받게 됩니다. 질병 후성유전자는 부모로부터 유전되지만 활성형 과 환경에 의해서 얼마든지 바꿀 수 있습니다. 유전자를 바꿀 수

있는 음식을 epigenetic nutrient라고 하며 셀메드 제품은 후성유전자를 바꿀 수 있는 활성형 영양소로 개발된 epigenetic nutrients입니다.

11 **세포교정기간과 호전반응은 개인의 체질(유전자)과 식이에 따라 달라진다. 영양교정에 필요한 기간은 보통 4~12개월 소요되며 호전반응(명현반응,치유반응,면역반응)은 영양교정을 받는 환자들의 약 30%에서 크고 작게 나타나며 병이 적은 경우 보통 7일 내에 소실된다.**

→ 적혈구가 바뀌는 기간인 100일에서 120일이 기존 교정기간으로 통제된 식이와 환경이 필요합니다. 만성화된 기간에 따라 최대 24개월까지 교정기간이 필요한 경우도 있습니다. 호전반응은 크고 작은 면역반응으로 용량을 조절하면 최소화시킬 수 있습니다. 다만 용량을 하향조절할 경우 교정기간이 길어질 수 있습니다. 일본 한방인 고방과 후세방의 차이점은 고방은 용량을 최대로 하여 바로 효과를 볼 수 있지만 호전반응이 강하게 올 수 있으므로 후세방은 최소용량만을 사용하여 서서히 면역을 강화시키는 방법을 사용합니다.

12 **화학대증요법제는 만성난치성질환의 주원인으로 염증을 유발하여 세포수명을 단축시킨다.**

→ 대부분의 화학요법제는 활성산소를 유발하고 혈류를 차단하고 세포의 기능을 저하시키는 기전으로 질병을 만성화하고 세포를 괴사시킵니다.

⑬ 증상과 체질에 맞는 셀메드 식이요법 또는 한방요법과 병행할 때 상승효과가 나타난다.
→ 통제된 식이요법은 단기간내 교정효과를 극대화시키고 양질의 교정결과를 제공합니다. 한방요법은 열한/음양의 조절이 필요할 때 병용하면 매우 효과적입니다.

⑭ 식전 섭취를 원칙으로 하되 미네랄 제품인 티엠과 칼마는 식후에 복용하며 티엠과 칼마는 1시간 간격으로 복용한다. 칼마는 식후 오렌지 주스에 타서 복용하면 흡수력이 증가됩니다.
→ 아연, 철분 등 트레이스 미네랄은 칼슘과 마그네슘의 흡수를 저해할 수 있어 최소 1시간 간격을 두고 섭취합니다. 칼슘은 낮은 pH에서 이온화가 잘일어나 흡수가 잘되므로 pH를 낮추는 하트베리블랙이나 레몬 오렌지 쥬스와 같이 섭취하는 것이 좋습니다.

⑮ 우유와 유제품은 자가면역질환의 80%, 옥수수와 밀가루는 대사성질환의 80%, 식용유는 90%의 암과 관련이 있다
→ 우유와 유제품에 함유된 단백질과 옥수수와 밀가루에 함유된 단백질(글루텐)은 한국인의 효소로 분해되기 어렵습니다. 따라서 장누수화된 소장에서 덜 분해된 단백질이 흡수되어 혈액을 타고 전신의 콜라겐조직으로 이동하여 부작되면서 면역반응을 유도하게 됩니다. 이 반응을 자가면역증이라고 합니다.

질병 별 참고문헌

Research Bibliography

Anticancer | 항암

Atanasova-Goranova VK, Dimova PI, Pevicharova GT. Effect of food products on endogenous generation of N-nitrosamines in rats. Br J Nutr. 1997 Aug; 78(2):335-45.

Gasiorowski K, Szyba K, Brokos B, Kołaczyńska B, Jankowiak-Włodarczyk M, Oszmiański J. Antimutagenic activity of anthocyanins isolated from Aronia melanocarpa fruits. Cancer Lett. 1997 Oct 28; 119(1):37-46.

Przegl. Effect of anthocyanins from aronia melanocarpa elliot on skin angiogenesis reaction in mice. Wojsk. Med, 2002;44(2):123-127

Effect for Lung cancer | 폐암

Balansky R, Ganchev G, Iltcheva M, Kratchanova M, Denev P, Kratchanov C, Polasa K, D'Agostini F, Steele VE, De Flora Inhibition of lung tumor development by berry extracts in mice exposed to cigarette smoke. Int J Cancer. 2012 Nov 1; 131(9):1991-7.

Effect for Pancreatic cancer | 췌장암

Jankowski A, Jankowska B, Niedworok J. The influence of Aronia melanocarpa in experimental pancreatitis. Pol Merkur Lekarski. 2000 Jun; 8(48): 395-8.

Thani NA, Keshavarz S, Lwaleed BA, Cooper AJ, Rooprai HK. Cytotoxicity of gemcitabine enhanced by polyphenolics from Aronia melanocarpa in pancreatic cancer cell line AsPC-1. J ClinPathol. 2014 Nov; 67(11):949-54.

Effect for human cervical tumor cells | 자궁암

Rugină D, Sconţa Z, Leopold L, Pintea A, Bunea A, Socaciu C. Antioxidant activities of chokeberry extracts and the cytotoxic action of their anthocyanin fraction on HeLa human cervical tumor cells. J Med Food. 2012 Aug;15(8):700-6.

Effect for brain tumor | 뇌종양

Abdullah Thani NA, Sallis B, Nuttall R, Schubert FR, Ahsan M, Davies D, Purewal S, Cooper A, Rooprai HK. Induction of apoptosis and reduction of MMP gene expression in the U373 cell line by polyphenolics in Aronia melanocarpa and by curcumin. Oncol Rep. 2012 Oct;28(4):1435-42.

Effect for breast cancer and colon cancer | 유방암과 대장암

Valcheva-Kuzmanova SV, Belcheva A. Current knowledge of Aronia melanocarpa as a medicinal plant. Folia Med (Plovdiv). 2006;48(2):11-7.

Effect for breast cancer | 유방암

Kedzierska M, Olas B, Wachowicz B, Glowacki R, Bald E, Czernek U, Szydłowska-Pazera K, Potemski P, Piekarski J, Jeziorski A. Effects of the commercial extract of aronia on oxidative stress in blood platelets isolated from breast cancer patients after the surgery and various phases of the chemotherapy. Fitoterapia. 2012 Mar;83(2):310-7.

Kędzierska M, Malinowska J, Kontek B, Kołodziejczyk-Czepas J, Czernek U, Potemski P, Piekarski J, Jeziorski A, Olas Chemotherapy modulates the biological activity of breast cancer patients plasma: the protective properties of black chokeberry extract. Food ChemToxicol. 2013 Mar;53:126-32.

Yaneva MP, Botushanova AD, Grigorov LA, Kokov JL, Todorova EP,

Krachanova MG. Evaluation of the immunomodulatory activity of Aronia in combination with apple pectin in patients with breast cancer undergoing postoperative radiation therapy. Folia Med (Plovdiv). 2002;44(1-2):22-5.

Effect for colon cancer | 대장암

Bermúdez-Soto MJ, Larrosa M, Garcia-Cantalejo JM, Espín JC, Tomás-Barberan FA, García-Conesa MT. Up-regulation of tumor suppressor carcinoembryonic antigen-related cell adhesion molecule 1 in human colon cancer Caco-2 cells following repetitive exposure to dietary levels of a polyphenol-rich chokeberry juice. J NutrBiochem. 2007 Apr;18(4):259-71. Epub 2006 Jul 24.

Lala G, Malik M, Zhao C, He J, Kwon Y, Giusti MM, Magnuson BA. Anthocyanin-rich extracts inhibit multiple biomarkers of colon cancer in rats. Nutr Cancer. 2006;54(1):84-93.

Malik M, Zhao C, Schoene N, Guisti MM, Moyer MP, Magnuson BA. Anthocyanin-rich extract from Aronia meloncarpa E induces a cell cycle block in colon cancer but not normal colonic cells. Nutr Cancer. 2003;46(2):186-96.

Effect for leukemia | 백혈병

Harif T, Alhosin M, Auger C, Minker C, Kim JH, Etienne-Selloum N, Bories P, Gronemeyer H, Lobstein A, Bronner C, Fuhrmann G, Schini-Kerth VB. Aronia melanocarpa juice induces a redox-sensitive p73-related caspase 3-dependent apoptosis in human leukemia cells. PLoS One. 2012;7(3):e32526.

Anti-arteriosclerosis and antihypertensive | 동맥경화, 고혈압

Naruszewicz M, Laniewska I, Millo B, Dłuzniewski M. Combination therapy of statin with flavonoids rich extract from chokeberry fruits enhanced reduction in cardiovascular risk markers in patients after myocardial infraction (MI). Atherosclerosis. 2007 Oct; 194(2):e179-84. Epub 2007 Feb 21.

Alzheimer | 치매

Gironés-Vilaplana A, Valentão P, Andrade PB, Ferreres F, Moreno DA, García-Viguera C Phytochemical profile of a blend of black chokeberry and lemon juice with cholinesterase inhibitory effect and antioxidant potential. Food Chemistry 134(4) 15 October 2012, pp. 2090-2096

Cardiovascular system | 심혈관계질환

Duchnowicz P, Nowicka A, Koter-Michalak M, Broncel M. In vivo influence of extract from Aronia melanocarpa on the erythrocyte membranes in patients with hypercholesterolemia. Med Sci Monit 2012; 18(9): CR569-574.

Naruszewicz M, Laniewska I, Millo B, Dłuzniewski M. Combination therapy of statin with flavonoids rich extract from chokeberry fruits enhances reduction in cardiovascular risk markers in patients after mycardial infraction. Official Journal of the European Atherosclerosis Society, 194(2), 10/2007, 179-184.

Ryszawa N, Kawczyńska-Drózdz A, Pryjma J, Czesnikiewicz-Guzik M, Adamek-Guzik T, Naruszewicz M, Korbut R, Guzik TJ.Effects of novel plant antioxidants on platelet superoxide production and aggregation in atherosclerosis. J Physiol Pharmacol. 2006 Dec;57(4):611-26.

Diabetes (Hyperlipidemia, Metabolic syndrome, Hypoglycemia) | 당뇨

Jurgoński A, Juśkiewicz J, Zdućczyk Z. Ingestion of black chokeberry fruit extracts leads to intestinal and systemic changes in a rat model of prediabetes and hyperlipidemia. Plant Food Hum Nutr 2008; 4: 176-182

Simeonov SB, Botushanov NP, Karahanian EB, Pavlova MB, Husianitis HK, Troev DM. Effects of Aronia melanocarpa juice as of the dietary regimen in patients with diabetes mellitus. Folia Med (Plovdiv) 2002; 44: 20-3

Gastrointestinal tract (antioxidation, gastric mucosa) | 위장기관

Matsumoto M, Hara H, Chiji H, Kasai T. Gastroprotective effect of red pigments in black chokeberry fruit on acute gastric hemorrhagic lesions in rats. J Agric Food Chem 2004; 52: 2226-9.

Effect for Liver | 간

Krajka-Kuźniak V, Szaefer H, Ignatowicz E, Adamska T, Oszmiański J, Baer-Dubowska W. Effect of Chokeberry juice on the metabolic activation and detoxication of carcinogenic N-nitrosodiethylamine in rat liver. J Agric Food Chem. 2009 Jun 10; 57(11): 5071-7. Valcheva-Kuzmanova S, Borisova P, Galunska B, Krasnaliev I, Belcheva A. Hepatoprotective effect of the natural fruit juice from Aronia melanocarpa on carbon tetrachloride-induced acute damage in rats. Exp Toxicol Pathol 2004; 56: 195-201

Respiratory organ (Virus, bacteria) | 호흡기질환

Alexander Pampura, N Beuscher, M Smirnova, Malgorzata Horoszkiewicz, Karina Schönknecht. Clinical evaluation of the efficacy and safety of Bioaron C® in children with recurrent bacterial and viral infections of the upper respiratory tract. Planta Med 2007; 73-P_034.

Metabolism | 신진대사

Sonoda K, Aoi W, Iwata T, Li Y. Anthocyanin-rich Aronia melanocarpa extract improves body temperature maintenance in healthy women with a cold constitytion. Springerplus. 2013; 2: 626.

Inflammatory bowel disease | 염증성장질환

U Conn: Efficacy of Aronia (chokeberry) polyphenols to inhibit Th17 in vitro and in a mouse model of inflammatory bowel diseases (IBD). TMC Strategies, LLC. 2011. Available at: http://midatlanticaronia.wordpress.com/2011/11/16/u-conn-efficacy-of-aroniachokeberry-polyphenols-to-inhibit-th17-in-vitro-and-in-a-mouse-model-ofinflammatory-bowel-diseases-ibd/(accessed on 26th Feb 2020).

Endotoxin-induced uveitis | 내독소포도막염

Ohgami K, Ilieva I, Shiratori K, Koyama Y, Jin XH, Yoshida K, Kase S, Kitaichi N, Suzuki Y, Tanaka T, Ohno S. Anti-inflammatory effects of aronia extract on rat endotoxin-induced uveitis. Invest Ophthalmol Vis Sci. 2005;46(1):275-81.

Anti-inflammatory effects | 항염효과

Borissova P, Valcheva S, Belcheva A. Anti-inflammatory effect of flavonoids in the natural juice from Aronia melanocarpa, rutin and rutin-magnesium complex on an experimental model of inflammation induced by histamine and serotonin. Acta Physiol Pharmacol Bulg.1994; 20: 25-30.

D. Zapolska-Downar, D. Bryk, M. Ma ʀ ecki, K. Hajdukiewicz, D. Sitkiewicz. Aronia melanocarpa fruit extract exhibits anti-inflammatory activity in human aortic endothelial cells. Eur J Nutr. Aug 2012; 51(5): 563-572.

Han GL, Li CM, Mazza G, Yang XG. Effect of anthocyanin rich fruit extract on PGE2 produced by endothelial cells. Wei Sheng Yan Jiu. 2005;34(5):581-4.

Antioxidation | 항산화

Kähkönen Marja P, Hopia AI, Vuorela HJ, Rauha J, Pihlaja K, Kujala TS, Heinonen M. Antioxidant activity of plant extracts containing phenolic compounds. J Agric Food Chem 1999;47: 3954 -3962

Petko N. Denev, Christo G. Kratchanov, Milan Ciz, Antonin Lojek and Maria G. Kratchanova. Bioavailability and Antioxidant Activity of Black Chokeberry (Aronia melanocarpa) Polyphenols: in vitro and in vivo Evidences and Possible Mechanisms of Action: A Review. Comprehensive Reviews in Food Science and Food Safety. 2012;11(5): 471-489

Pilaczynska-Szczesniak L, Skarpanska-Steinborn A, Deskur E, Basta P,Horoszkiewicz-Hassan M. The influence of chokeberry juice supplementation on the reduction of oxidative stress resulting from an incremental rowing ergometer exercise. Int J Sport Nutr Exerc Metab 2005; 15: 48-58.

Qin B, Anderson RA. An extract of chokeberry attenuates weight gain and modulates insulin, adipogenic and inflammatory signaling pathways in epididymal adipose tissue of rats fed a fructose-rich diet. J Nutr. 2012 Aug; 108(4): 581-7.

Rajchl, A., Čížková, H., Kapci, B., Voldřich, M., Capanoglu, E., Neradová, E. Investigating the antioxidant potential of chokeberry (Aronia melanocarpa) products. Journal of Food and Nutrition

Research.2013; 52(4):219-29

Antibacteria, Antivirus Effect | 항박테리아, 항바이러스

Park S, Kim JI, Lee I, Lee S, Hwang MW, Bae JY, Heo J, Kim D, Han SZ, Park MS. Aronia melanocarpa and its components demonstrate antiviral activity against influenza viruses. Biochem Biophys Res Commun. 2013 Oct 11; 440(1):14-9.

Valcheva-Kuzmanova SV, Belcheva A. Current knowledge of Aronia melanocarpa as a medicinal plant. Folia Med (Plovdiv). 2006;48(2):11-7

Anti-anxiety (Anxiety, Exercise, Memory) | 항우울증

Valcheva-Kuzmanova S, Zhelyazkova-Savova M. Anxiolytic-like effect of Aronia melanocarpa fruit juice in rats. Methods Find Exp Clin Pharmacol. 2009 Dec;31(10):651-4.

Cadmium addiction | 카드뮴중독

Kowalczyk E, Kopff A, Fijałkowski P, Kopff M, Niedworok J, Błaszczyk J, Kedziora J, Tyślerowicz P. Effect of anthocyanins on selected biochemical parameters in rats exposed to cadmium. Acta Biochim Pol 2003; 50: 543-548.

Lead Addiction (Reduction of Oxidative Stress) | 납중독

Kowalczyk E, Jankowski A, Niedworok J, Smigielski J, Jankowska B. The effect of Aronia melanocarpa and acetylcysteine on selected after-effects of lead acetate poisoning. Pol Merkur Lekarski 2002; 12: 221-223.

Muscle Recovery | 근육회복력

Pilaczynska-Szczesniak L, Skarpanska-Steinborn A, Deskur E, Basta

P, Horoszkiewicz-Hassan M. The influence of Chokeberry juice supplementation on the reduction of oxidative stress resulting from an incremental rowing ergometer exercise. International Journal of Sport Nutrition and Exercise Metabolism, 2005 Feb;15(1):48-58.

Weight (fat, cellulite) | 체중조절

Qin B, Anderson RA. An extract of chokeberry attenuates weight gain and modulates insulin, adipogenic and inflammatory signaling pathways in epididymal adipose tissue of rats fed a fructose-rich diet. J Nutr. 2012 Aug; 108(4): 581-7.

Savikin K, MenkovićN, Zdunić G, Pljevljakušić D, Spasić S, Kardum N, Konić-Ristić A. Dietary supplementation with Polyphenol-Rich chokeberry juice improves skin morphology in cellulite. J Med Food. 2014 May; 17(5): 582-7.

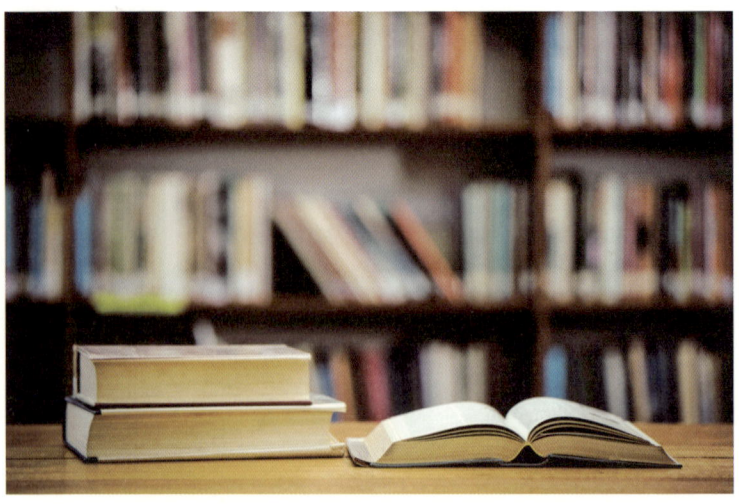

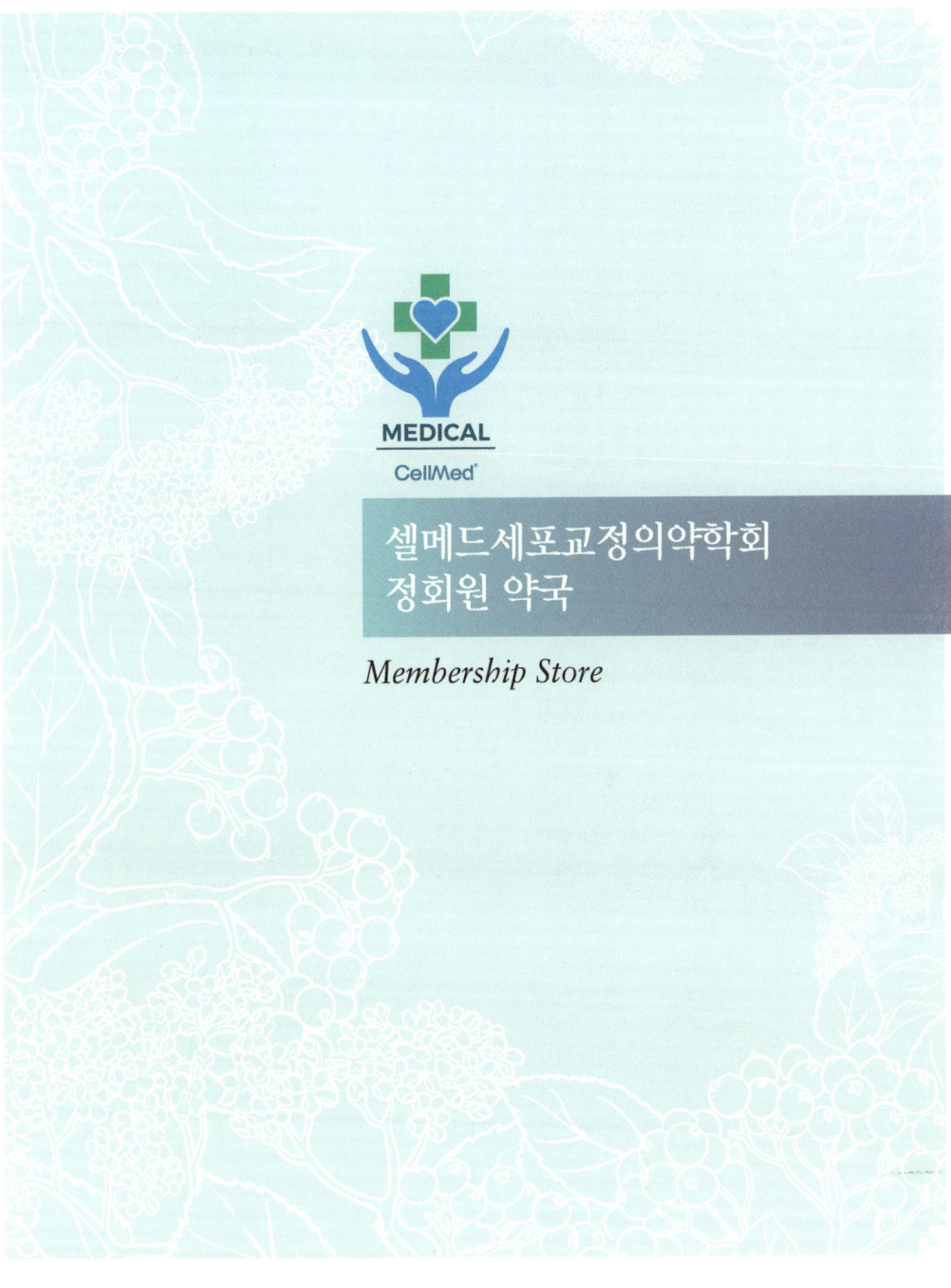

건강과행복이열리는약국/ 김종환 약사	나눔약국/ 문태은 약사
건강샘온누리약국/ 나진경 약사	나드리약국/ 김태은 약사
건강종합약국/ 권순환 약사	나인투나인대학로약국/ 이희락 약사
건강한온누리약국/ 정명선 약사	남대구약국/ 김영실 약사
건양건강약국/ 최수연 약사	남대문약국/ 윤경암 약사
건우약국/ 제갈은숙 약사	남지약국/ 김선회 약사
경기광주온누리약국/ 윤성한 약사	녹십자약국/ 김재천 약사
경기광주태평양약국/ 오미숙 약사	논산시장약국/ 최준호 약사
경기프라자약국/ 여수현 약사	논현필리아약국/ 김상찬 약사
계림약국/ 김용원 약사	농민약국/ 김은숙 약사
계산온누리약국/ 전영옥 약사	늘봄약국/ 김경숙 약사
고려약국/ 장철훈 약사	늘좋은약국/ 이송락 약사
고바우약국/ 오정환 약사	늘푸른약국(김포)/ 김명희 약사
곰온누리약국/ 조강 약사	늘푸른약국(서울강동)/ 하선주 약사
공감365온누리약국/ 송은영 약사	다나약국/ 안미숙 약사
공단약국/ 강경록 약사	다니은약국/ 김동훈 약사
광교푸른약국/ 김선화 약사	다마트약국/ 강대용 약사
광민약국/ 이명희 약사	다사랑약국/ 김기남 약사
광장약국/ 정갑영 약사	다온약국(대구)/ 예수경 약사
광종합약국/ 정해공 약사	다온약국(부산)/ 최희숙 약사
광주약국/ 강정임 약사	단골약국/ 임희원 약사
구로참조은약국/ 우영민 약사	단비약국/ 조윤영 약사
국민약국/ 박선태 약사	대경약국/ 정상수 약사
국제온누리약국/ 김필권 약사	대명약국/ 이재훈 약사
굿모닝약국/ 노용수 약사	대우당약국/ 정숙경 약사
굿모닝약국/ 정해광 약사	대원온누리약국/ 김영란 약사
굿모닝이화약국/ 김수정 약사	대창약국/ 김재성 약사
그랜드약국/ 김현미 약사	대추나무약국/ 이은순 약사
그종로온누리약국/ 이은화 약사	대학약국(대구)/ 이은명 약사
금강약국/ 신수정 약사	대학약국(전주)/ 엄정신 약사
금샘약국/ 최한태 약사	대학온누리약국/ 강진승 약사
금성약국/ 오지은 약사	대화약국/ 김기원 약사
금정당약국/ 장정숙 약사	더블유수약국/ 주희진 약사
길목옵티마약국/ 허정숙 약사	더조은약국/ 이현미 약사
길약국/ 박승록 약사	덕소대학약국/ 이미향 약사
김약국/ 김정일 약사	덕소중앙약국/ 최완용 약사
김포약국/ 박연숙 약사	도래울약국/ 최태식 약사
꽃길약국/ 배수영 약사	도미약국/ 목희균 약사
꽃피는온누리약국/ 김민지 약사	도움온누리약국/ 임성희 약사
나누리약국/ 김사경 약사	독일약국/ 이경희 약사

동경약국/ 이미정 약사	메디팜울산약국/ 박미경 약사
동구미이마트약국/ 하태현 약사	메디팜유경약국/ 유미경 약사
동남약국/ 이선기 약사	메디팜인정약국/ 정윤정 약사
동대구경북약국/ 이현정 약사	메디팜일곡큰사랑약국/ 김미성 약사
동문솔약국/ 박진영 약사	메디팜정원약국/ 김정원 약사
동산약국/ 최수진 약사	메디팜푸른약국/ 김영진 약사
동아약국/ 한지민 약사	메디팜프라자약국/ 윤연주 약사
동안약국/ 홍현옥 약사	메디팜피아노약국/ 조미옥 약사
동의당온누리약국/ 강혜진 약사	메디팜하늘약국/ 이영환 약사
동진약국/ 손정희 약사	메트로오서약국/ 이문우 약사
동천약국/ 조순희 약사	명신약국/ 박월순 약사
동화약국/ 이유미 약사	명진당약국/ 김선일 약사
두리온누리약국/ 장말숙 약사	모범약국/ 문정인 약사
두산약국/ 장윤화 약사	목포명문약국/ 김은희 약사
드림약국/ 차혜원 약사	무거현대약국/ 고연희 약사
드림팜약국/ 고경환 약사	무등산약국/ 이옥희 약사
로진메디칼약국/ 송태표 약사	무등약국/ 김동순 약사
라성약국/ 신진영 약사	문화약국/ 이준희 약사
라파약국/ 김광혁 약사	미강약국/ 김진연 약사
롯데약국/ 석영애 약사	미래로약국/ 윤길순 약사
르씨엘약국/ 강은영 약사	미래약국/ 박미애 약사
리본약국/ 심지윤 약사	미소가가득한약국/ 장윤서 약사
리치온누리약국/ 김희현 약사	미소그린약국/ 김효진 약사
린우약국/ 강미숙 약사	미원약국/ 안인숙 약사
마석으뜸약국/ 김성동 약사	민온누리약국/ 신문숙 약사
맑은샘약국/ 주영선 약사	바른온누리약국/ 이혜정 약사
맑은약국(평택)/ 양승모 약사	박세영약국/ 박미순 약사
맑은약국(광주광역시)/ 양지연 약사	박효정약국/ 박효정 약사
메가약국/ 설경숙 약사	반월약국/ 류선정 약사
메디칼약국/ 강의숙 약사	반포소망약국/ 양점순 약사
메디칼정문약국/ 김성옥 약사	밝은미소약국/ 백수진 약사
메디칼허브약국/ 박송이 약사	밝은약국(안양)/ 강보민 약사
메디팜꿀벌약국/ 양성미 약사	밝은약국(서산)/ 이선영 약사
메디팜대학약국/ 차옥란 약사	백세가약국/ 이명숙 약사
메디팜동진약국/ 신수경 약사	베스트힐링약국/ 박수민 약사
메디팜보건약국/ 정혜령 약사	별약국/ 김근철 약사
메디팜보령약국/ 김민영 약사	보당약국/ 박상수 약사
메디팜상암약국/ 김아름 약사	보리약국/ 장정인 약사
메디팜샛별약국/ 이선자 약사	보성약국/ 전춘옥 약사
메디팜세종약국/ 김강희 약사	보원약국/ 이현숙 약사

부평드림약국/ 한경선 약사	세광약국/ 임미송 약사
분당새봄약국/ 변승유 약사	세명약국(인천)/ 김연희 약사
비슬약국/ 정의기 약사	세명약국(순천)/ 이영희 약사
비온뒤숲속약국/ 장영옥 약사	세신약국/ 이창하 약사
비타민약국(남양주)/ 안성열 약사	세화약국/ 김경옥 약사
비타민약국(목포)/ 강시원 약사	센타약국/ 김윤희 약사
빛고을약국/ 하현아 약사	셀약국/ 박순향 약사
사랑약국/ 김도연 약사	소담약국(서울노원)/ 김민영 약사
사랑의약국/ 최미영 약사	소담약국(서울마포)/ 김영희 약사
살맛나는온누리약국(인천남동)/ 이경호 약사	소망약국/ 김성훈 약사
살맛나는온누리약국(인천부평)/ 조기원 약사	소초중앙약국/ 김정수 약사
삼보약국/ 김이항 약사	소화온누리약국/ 조인수 약사
삼성약국(목포)/ 박현 약사	송도바이오약국/ 조수지 약사
삼성약국(군산)/ 장동훈 약사	송현경북약국/ 배희진 약사
삼성온누리약국/ 김말규 약사	수려한약국/ 이중길 약사
삼성일신약국/ 장희애 약사	수명산약국/ 윤석윤 약사
삼호약국/ 양진자 약사	수보약국/ 조찬휘 약사
새강약국/ 강봉주 약사	수성약국/ 강형목 약사
새롬약국/ 조정인 약사	수약국(대구)/ 김영진 약사
새맑은약국/ 구경수 약사	수약국(제주)/ 이수현 약사
새모범약국/ 유승완 약사	수약국(청주)/ 민경석 약사
새목동약국/ 박종희 약사	수정약국(수원)/ 윤석찬 약사
새봄약국(양주)/ 김주영 약사	수정약국(서울중구)/ 김미화 약사
새봄약국(대구)/ 최현지 약사	숭인약국/ 양우주 약사
새빛약국/ 조지연 약사	숭인약국/ 한현진 약사
새서울약국/ 채정미 약사	숭인약국/ 이신우 약사
새우리약국/ 백영재 약사	스마일약국/ 최정원 약사
새하나약국/ 위윤미 약사	시민온누리약국/ 김형태 약사
샘약국/ 심기정 약사	시온온누리약국/ 이순복 약사
샛별약국/ 이명희 약사	시장약국(목포)/ 최승희 약사
생명샘약국/ 최미경 약사	시장약국(서천)/ 박주형 약사
서연약국/ 조서연 약사	시티약국/ 조성준 약사
서정약국/ 한수연 약사	신감초당약국/ 송애희 약사
서해약국/ 이석 약사	신대타운온누리약국/ 박기철 약사
서현약국/ 양우임 약사	신도시약국/ 하영옥 약사
석산약국/ 박은미 약사	신라약국/ 오영지 약사
성남참조은약국/ 유완진 약사	신마포약국/ 김은주 약사
성심약국(서울종로)/ 이숙진 약사	신비약국/ 양정희 약사
성심약국(순천)/ 양찬희 약사	신사수약국/ 이선림 약사
성은약국/ 박성은 약사	신세계약국/ 문기주 약사

신유명약국/ 이현희 약사	온누리조은약국/ 이영남 약사
신제주대웅약국/ 한정애 약사	온누리한솔약국/ 김만희 약사
실로암약국/ 임보은 약사	온누리현대약국/ 변수영 약사
쌍문상록수약국/ 김정애 약사	온푸른약국/ 김근혜 약사
쌍용사층약국/ 이영민 약사	올리브약국/ 양정희 약사
아우내약국/ 진헌섭 약사	옵티마건강약국/ 이치우 약사
아이사랑약국/ 유숙은 약사	옵티마나라약국/ 김혜란 약사
아중백제약국/ 백은진 약사	옵티마샘물약국/ 권명선 약사
안산약국/ 오미영 약사	옵티마유한약국/ 이옥자 약사
안세약국/ 안재숙 약사	옵티마청주제일약국/ 김선기 약사
안심약국/ 이수영 약사	옵티마푸른약국/ 김연미 약사
안약국/ 안종남 약사	외도약국/ 양영아 약사
안양성모약국/ 탁경실 약사	용봉온누리약국/ 김성심 약사
압구정엘약국/ 김정화 약사	용지온누리약국/ 김순주 약사
양업약국/ 박묘양 약사	용한약국(양평)/ 김상일 약사
에이스약국/ 이정옥 약사	용한약국(서울강서)/ 이종민 약사
에이엔씨약국/ 김동길 약사	용한약국(인천부평)/ 김수환 약사
연공약국/ 박준호 약사	우리들약국/ 고은미 약사
연성약국/ 송미숙 약사	우리사랑약국/ 김정신 약사
연수건강옵티마약국/ 최현주 약사	우리선약국/ 김선미 약사
열린약국/ 이병각 약사	우리약국(군포)/ 천능수 약사
열방약국(서울노원)/ 김훈하 약사	우리약국(경산)/ 노경애 약사
열방약국(제주)/ 이영근 약사	우리온누리약국/ 이미현 약사
영도우리약국/ 변문희 약사	우리정다운약국/ 김미진 약사
영민약국/ 김영희 약사	우리집약국/ 김대중 약사
영암약국/ 홍순용 약사	우성플러스약국/ 반미자 약사
예손약국/ 신동희 약사	운암약국/ 양광균 약사
예약국/ 신정혜 약사	운천중앙약국/ 김가희 약사
예인약국/ 하영미 약사	울산제일약국/ 강성현 약사
오렌지약국/ 이권의 약사	위례광장약국/ 강신현 약사
오메디약국/ 손혜리 약사	위시티우리약국/ 배선윤 약사
오케이약국/ 임종화 약사	유림약국(사천)/ 김보영 약사
오행당약국/ 진원택 약사	유림약국(광주광역시)/ 윤애숙 약사
옥정제일약국/ 제세훈 약사	유원약국/ 엄융진 약사
온누리드림약국/ 최희영 약사	윤약국/ 표윤기 약사
온누리류민정약국/ 류민정 약사	으뜸약국(남양주)/ 장민 약사
온누리목사골약국/ 김성순 약사	으뜸약국(인천)/ 방재환 약사
온누리성원약국/ 이지연 약사	은평이화약국/ 장지연 약사
온누리센터원약국/ 김성은 약사	은하수약국/ 김보강 약사
온누리정원약국/ 장귀연 약사	은행약국/ 안은경 약사

은혜약국/ 이은혜 약사	주사랑약국/ 황순덕 약사
은혜온누리약국/ 정태원 약사	주오약국/ 백경신 약사
이대5번출구 옵티마진룡약국/ 심현지 약사	준약국/ 최정진 약사
이도온누리약국/ 김대일 약사	중경당약국/ 고숙현 약사
이웃사랑약국/ 명석상 약사	중곡종로약국/ 임동협 약사
이화약국(부산)/ 류수현 약사	중앙약국(부천)/ 최경희 약사
이화약국(목포)/ 이경호 약사	중앙약국(천안)/ 유영일 약사
이화자연약국/ 임민형 약사	중앙온누리약국/ 이은경 약사
인동약국/ 이금형 약사	즐거운온누리약국/ 유은희 약사
인제약국/ 김은희 약사	진문약국/ 김병택 약사
인천참사랑약국/ 나미애 약사	진선약국/ 전영선 약사
일등메디칼약국/ 이수나 약사	참사랑약국/ 서경례 약사
일등약국/ 유명경 약사	참약국(안산)/ 한윤경 약사
자생약국/ 백정화 약사	참약국(서산)/ 이상태 약사
자연약국/ 임미영 약사	참온누리약국/ 이선희 약사
자연주의약국/ 김영로 약사	참자연약국/ 이영미 약사
장생약국/ 이승주 약사	참조은약국/ 윤정아 약사
장수약국(광주광역시)/ 엄향 약사	창대온누리약국/ 박동현 약사
장수약국(서울중구)/ 김인혜 약사	창희약국/ 장청하 약사
장수약국(고흥)/ 오정자 약사	천지인약국/ 최선희 약사
재성약국/ 김성숙 약사	초록약국/ 감선혜 약사
전주백제약국/ 전용근 약사	최약국(안산)/ 최진경 약사
정다운약국/ 이덕화 약사	최약국(제주)/ 최성규 약사
정다운온누리약국/ 백미옥 약사	캠퍼스메이플약국/ 안미란 약사
정성약국/ 이덕희 약사	코스코약국/ 유병진 약사
정약국/ 정승아 약사	키움약국/ 성경희 약사
정우약국/ 뇌경란 약사	탑매일약국/ 이경옥 약사
제이약국/ 임윤주 약사	태안약국/ 안숙 약사
제일대동약국/ 서정효 약사	태평양약국(사천)/ 임종안 약사
제일조은약국/ 부안리 약사	태평양약국(서울서초)/ 이호범 약사
제주예스약국/ 이상수 약사	텃밭약국/ 정은혜 약사
조례큰약국/ 윤서영 약사	토마토약국(경기광주)/ 이주엽 약사
조아약국(대구)/ 하정민 약사	토마토약국(수원)/ 민병희 약사
조아약국(김제)/ 이훈 약사	튼튼약국(고양)/ 김은정 약사
조은약국/ 이정순 약사	튼튼약국(양산)/ 오지훈 약사
종로약국/ 서정혜 약사, 최희자 약사	튼튼약국(포항)/ 이영창 약사
종로약국(용인)/정나오미	파주백화점약국/ 백민호 약사
종로프라자약국(서울양천)/ 서혜숙 약사	판다약국/ 신민우 약사
종로프라자약국(전주)/ 한상희 약사	판암미소약국/ 조길호 약사
좋은약국/ 김지현 약사	편한약국/ 김영자 약사

평화약국/ 김형철 약사	해맑은약국/ 김성희 약사
포미약국/ 윤정혜 약사	해성약국/ 배은희 약사
포천정문약국/ 황옥경 약사	해오름온누리약국/ 김계봉 약사
표선한사랑약국/ 임예원 약사	햇살약국/ 임효정 약사
푸른샘약국/ 임명숙 약사	행복가득가톨릭약국/ 이영숙 약사
푸른약국/ 전영의 약사	행복나무약국/ 정은주 약사
푸른온누리약국/ 조영희 약사	행복드림약국(고양)/ 오예서 약사
풍림약국/ 송수남 약사	행복드림약국(서울동작)/ 손효경 약사
풍암약국/ 김희영 약사	행복주는약국/ 김시연 약사
프라자약국/ 강미숙 약사	행복한약국(과천)/ 우문희 약사
플러스엔약국/ 성재희 약사	행복한약국(서울영등포)/ 김보선 약사
피영약국/ 류용무 약사	행복한약국(서울종로)/ 김지연 약사
하나로약국(고양)/ 이동재 약사	향남사랑약국/ 김빛나 약사
하나로약국(대구)/ 양현주 약사	허브약국/ 이정미 약사
하나로약국(천안)/ 김선진 약사	현대약국/ 하재천 약사
하나약국(이천)/ 이혜경 약사	현대온누리약국(창원)/ 허성주 약사
하나약국(대구)/ 서영아 약사	현대온누리약국(대구)/ 최혜윤 약사
하나약국(서울노원)/ 이은희 약사	현대파크빌약국/ 서현정 약사
하나약국(천안)/ 안맹원 약사	혜성약국(창원)/ 안숙영 약사
하늘약국(용인)/ 윤경진 약사	혜성약국(구미)/ 이혜경 약사
하늘약국(부산)/ 구본신 약사	혜은약국/ 김선실 약사
하늘약국(서울강서)/ 양혜진 약사	혜화약국/ 박대섭 약사
하대약국/ 이주연 약사	호남약국/ 신애선 약사
하얀약국(서울관악)/ 전화정 약사	호산나약국/ 김철영 약사
하얀약국(서울중구)/ 최두주 약사	호성프라자약국/ 오진국 약사
학동우리들약국/ 박미향 약사	홈케어굿모닝약국/ 임지미 약사
한마을약국/ 노수진 약사	홍약국/ 홍덕재 약사
한빛약국/ 강세옥 약사	화순종로약국/ 조종빈 약사
한사랑약국(밀양)/ 정경애 약사	황금당약국/ 황금석 약사
한사랑약국(대구)/ 이옥희 약사	황제약국/ 하성욱 약사
한사랑온누리약국/ 민원정 약사	회림온누리약국/ 정회림 약사
한샘약국/ 최연 약사	효인약국/ 박해란 약사
한샘온누리약국/ 김현영 약사	희망약국(김해)/ 김수정 약사
한솔프라자약국/ 양승철 약사	희망약국(제주)/ 강선희 약사
한숲온누리약국/ 강승억 약사	
한신온누리약국/ 박은정 약사	
한우리약국(구미)/ 김혜숙 약사	
한우리약국(대구)/ 최현철 약사	
한인희온누리약국/ 한인희 약사	
한일온누리약국/ 박민선 약사	

세포가 살면 당신도 산다

세포교정과 호전반응

CellMed®